KB275041

델타 호흡

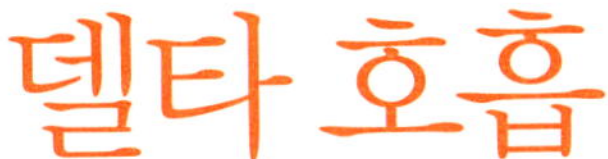

Delta breathing

델타 호흡

Delta breathing

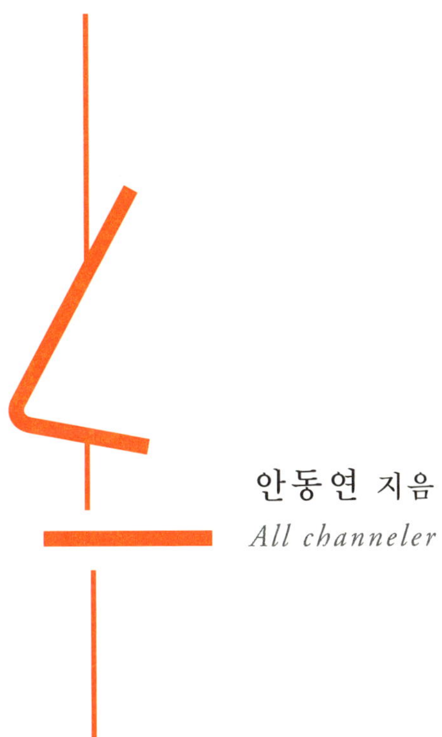

안동연 지음
All channeler

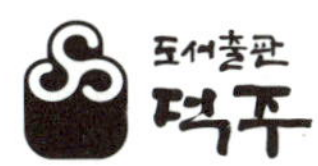

도서출판
덕주

호흡으로 여는 근원의 문

과학기술의 발전과 더불어 각 분야에서 우주의 실체에 대한 다양한 연구가 봇물 터지듯 이어지고 있다. 그동안 철학이나 종교의 영역에서 우주의 근원을 밝히려는 연구가 진행되어 왔지만 근래 들어 천문학과 양자물리학 등의 발달로 인해 깨달음의 실체, 근원에 관한 연구가 어느 정도는 가능해진 것이다.

이러한 결과를 종합해 보면 양자역학에서 밝혀지는 영점장, 이 우주에 존재하는 모든 정보의 원천적인 상태, 무한 에너지의 근원 등으로 설명되는 그곳이 바로 수행자들이 도달하고자 하는 무無와 공空의 세계이며 깨달음의 실체와 일치한다는 것을 알 수 있다.

그곳은 아무것도 없는 것처럼 보이지만 모든 것이 존재하는 곳, 무궁한 정보의 바다, 궁극의 완전성, 완벽한 지혜의 장 등 인간의 언어와 상상력을 벗어난 수준에 존재하기 때문에 어떤 단어로도 그것을 정확하게 설명하는 것이 쉽지 않다. 그 경지에 도달하고자 하는 인간의 노력은 지금까지 계속됐고, 지금도 진행 중이며 앞으로도 계속될 것이다. 그 경지에 도달하기 위하여는 무한한 시험을 거쳐야 한다. 우주는 결코 어떤 것도 동일한 수준이 되기 전에는 들여다볼 수 없도록 촘촘한 주파수의 장으로 짜여 있으며, 우리가 원하는 것과 동일한 주파수 대역에 도달한 자만이 그것을 들여다보고 접근할 수 있다. 근원無, 空, 영점장의 개념을 포함한다이란 그것과 일체화가 될 수 있는 자격을 갖춘 자에게만 접근을 허락하기 때문이다.

근원과의 일치는 완벽한 비움을 이루었을 때 가능하며 그것이 바로 수행자들이 말하는 무無와 공空이다. 근원과 동일한 수준이 되었음을 입증하는 방법은 내가 0Hz가 되는 것이다. 그것은 현재까지 나온 어떤 수행법으로도 불가능하며, 오직 호흡 수련으로만 가능하다.

근원은 주파수로 표현하면 0Hz이며 아무리 길게 표현해도 0.0000-0000Hz로밖에 설명할 수 없고 수억 조 이상의 다양한 채널로 그 정보를 전달하고 있다. 이것을 수신하기 위해서는 0.0001, 0.0002 등의 주파수가 필요하며 이 주파수에 접근한 채널러channeler; '외계인/외계 신' 또는 '지구 신'과 소통하는 것을 '채널링channeling'이라 하며, 이런 소통을 하는 사람을 '채널러'라고 한다. 우리말로 '외계인 대화자/외계 소통자'들이 기록한 내용들이 우주의 정보들이다.

그동안 내가 호흡 수련을 하면서 수신하고 기록했던 자료를 제삼자가 대리 출간한 『선계에 가고 싶다』, 『한국의 선인들』, 『천서 0.0001』, 『소설 선』, 『본성과의 대화』 등의 내용 대부분이 이 채널에서 수신한 내용들이다. 하지만 대리 작가가 충분히 이해하지 못한 상태에서 자신의 의견을 추가해서 작성하다 보니 내용 전달에 오류가 있어 독자들에게 누가 되기도 하였다.

초월적인 존재로부터 정보를 전달받는 방법을 채널링이라고 부르고 있지만 현재의 과학기술로 검증이 불가해서 신뢰할 수 없다고 생각할 수도 있다. 하지만 밝혀내지 못했을 뿐이지 존재하지 않는 것이 아님은 많은 이들의 수신자료가 공통적으로 말하고 있다.

채널링으로 받은 자료들은 영적인 공명으로만 수신할 수 있는 내용들이며 주파수의 동조는 근원에 도달하기 위한 유일한 조건이기도 하다. 근원의 경지는 더 이상 추구할 것도 미진한 것도 없는 완벽의 상태로 설명하기도 한다. 이곳의 정보를 수신하는 방법은 본래의 타고난 자질이 고차원 존재들의 선택을 받아서 이루어진 경우와 수행으로 도달한 경우의 두 가지로 나뉜다.

타고난 자질로 선택받은 경우는 인간의 의지로 도달할 수 있는 것이라기보다 채널러의 자연적인 상태가 선택된 것이므로 이 책에서 논외로 한다. 나의 경우는 호흡 수련으로 점차 낮은 주파수 대역으로 들어가면서 다양한 정보의 장을 통과하던 중 최종 단계에서 0Hz에 도달한 경우이다. 내가 도달했던 그곳이 바로 많은 이들이 깨달음의 목표로 설명하는 무無와 공空의 경지이자 영점장이었으므로 그동안 여기에 다다르고자 노력하는 분들에게 나의 경험을 알려주는 것이 도움이 될 것으로 생각하여 정리하여 전달하고자 한다.

지금까지 많은 이들이 근원의 정보를 수신하기 위해 다양한 방법을 연구해 왔지만, 내가 알기로는 인간의 몸을 가지고 있는 동안 여기에 접근할 수 있는 가장 효율적인 방법은 호흡이 유일하다. 호흡은 지금까지는 심장박동이나 소화 기능처럼 자율신경의 영역으로 생각해 왔지만, 그것을 나의 의지로 제어하면 우리의 심신을 0Hz와 동조하도록 나를 변화시킬 수 있다. 이러한 것이 가능한 이유는 호흡으로 자율신경을 조절함으로써 심신을 고도의 안정상태로 만들 수 있으며 이것으로 우리가 그토록 원하는 깨달음의 경지에 도달할 수 있기 때문이다.

그곳은 어떤 형태로도 유형화되지 않아서 밀도 높은 안개처럼 보일 수 있지만 아주 작은 하나하나의 입자들이 모두 무한한 에너지를 가진 상태이다. 어떤 현미경으로도 볼 수 없을 정도의 아주 작은 입자 하나하나에 이 우주를 만들고도 남을 만큼의 에너지를 가지고 있음은 물론이고 이 우주를 구성하고 있는 모든 영적, 물적 정보가 완벽한 상태로 들어 있다. 어떤 것도 정확한 설계도 없이 만들어지는 것은 없다. 이 정보가 바로 이 우주를 창조할 수 있는 이유이자 원인이었다.

나는 호흡 수련을 통하여 혼자 정진을 거듭하던 1990년대 초 근원의 경지에 도달하였으나 내가 아닌 또 다른 누군가가 이곳에 도달한 자료를 찾으면 좀 더 객관적으로 설명할 수 있을 것 같아 그런 자료를 찾기 위한 시간을 보내고 있었다. 그러던 차 호흡 수련이 깨달음의 세계로 인도하므로 수행자들의 운명을 완전히 변화시키는 것은 분명하지만 수행을 하지 않는 일반인들에게는 어떤 방법으로 도움을 줄 수 있는지 알아보고자 동서양의 운명론에 관한 연구를 시작하였다. 그 결과 기존의 운명론으로는 인간의 운명을 정확하게 설명하는 것이 불가능하다는 것을 확인하였다. 운명론자들의 이론으로 인간의 미래를 확인하는 것은 불가능하지만 주파수를 변경하는 것으로 자신의 길을 바꿀 수 있으며 그것이 바로 이름을 부를 때의 소리 에너지에서 나오고 있고 이 방법으로 수행자들이 많은 도움을 받을 수 있음을 알 수 있었다.

이러한 연구는 지금까지 인류가 존재한 이래 누구도 해본 적이 없는 연구로서 모든 이들이 에너지의 도움을 받아 본인이 원하는 상태로 자신을 바꿀 수 있는 실마리를 마련한 것이었다. 수많은 사람들이 지금까지 허술하기 그지없는 운명론에 너무도 많은 시간과 노력을 낭비하고 있었던 이유는 그것을 알기 위해 도달해야 하는 모든 정보가 담겨 있는 우주의 정보장에 접근하지 못하였기 때문임도 알 수 있었다. 그것을 알지 못하는 상태에서는 아무리 인간의 운명을 설명하려고 해도 혼란만

자초할 뿐 근원적인 설명이 불가능한 것이다.

이런 연구결과를 알리기 위하여 호칭에너지학회회장 故 이상희 전 과기부장관, 이름치료학회회장 김재수 박사를 창립하여 이름에너지의 과학화에 대한 연구를 하고 있던 차 그동안 계속해 온 호흡 수행의 객관화가 어느 정도는 가능하다는 확신이 들어 '일상의 숨'을 통해 나의 경험에 근거한 수련 지도를 시작하게 되었다.

이 책이 나오기까지 『델타 호흡』을 가르치며 원고를 정리하고 윤문한 김세현·기세진, 『델타 호흡』을 강의하는 최경준·김우전, '일상의 숨'을 함께하는 김웅선 원장님께 고마움을 전한다. 마지막으로 이 책이 세상에 나오게 해 준 도서출판 덕주의 이연숙 대표님께 특별한 고마움을 전하고 싶다.

깨달음의 실체에 접근하고자 했던 독자들은 이 책을 통하여 근원에 도달하는 방법을 알게 될 것이다. 이 길을 통하여 많은 이들이 그토록 원했음에도 찾을 수 없었던 마음의 고향, 근원에 다가설 수 있기를 기원해 본다.

2026. 1.
테헤란로 연구실에서
일상

도반에게 보낸 편지

호흡이란 인간의 생사를 구분하는 기준이며 만물의 근원인 우주와의 연결 방법이고, 진화의 최종 도구이다. 이런 호흡의 막강한 잠재력을 하나하나 열고 체감해 들어가면서 새삼 놀람의 연속에 적응하는 것은 쉽지 않은 일이었다. 더군다나 나도 충분히 이해하지 못하였을지 모르는 호흡을 누군가에게 이해시킨다는 것은 더더욱 어려운 일이다.

이 책을 읽는 분들이 호흡의 힘을 이해하기 전에 잠시 내가 31년 전 한 도반에게 보냈던 호흡에 관한 서신을 하나 읽어보자.

1994. 04. 22. 금
○○○께 올립니다.

일은 잘 되고 계시며 건강하신지요? 항상 생각은 하고 있으나 너무 현재의 생활이 바쁜 탓에 자주 소식을 드리지 못하고 시간이 많이 흘렀습니다.

열심히 수련하고 계시는 모습을 보며 저도 많은 도움을 드리고 싶은 마음은 있으나 저 자신도 수련 중인 상태이므로 어떤 확실한 결론을 드리기에는 아직 미흡한 부분이 많아 아쉽기만 합니다. 모두 겪어 본 상태가 아닌 입장에서 어떤 말씀을 드린다는 것이 얼마나 위험하며 오류를 범할 수 있는가 하는 생각을 많이 하고 있기 때문입니다.

수련이 하루 이틀에 어떤 결론이 나는 것도 아니며 남의 말만으로 가기에는 너무나 많은 위험이 있다는 것도 때로는 인정해야 하는 부분이 있음을 부인하기 어렵습니다. 스승을 모시고 수련한다면 여쭈어 보고나 간다고 하지만 혼자 하는 수련은 자신이 모든 것을 알아서 해결해야 하므로 무엇보다 중요한 것은 자신의 양심이라고 하겠습니다.

이런 점에서 자성自性과의 만남은 곧 수련의 결정적인 전환의 계기가 되며 이런 상태에서 다시 수련을 거듭하여 현재의 나와 본래의 나를 일치시키고자 부단히 노력하는 것은 곧 자기완성에 다가갈 수 있는 최상의 방법이 아닌가 합니다. 본래의 자신, 즉 자성自性과의 만남은 수련생의 중간목표이자 과정입니다.

따라서 가장 중요한 수련의 요체는 양심이며 기氣가 아니고, 기氣는 우리가 지난날 가졌던 양심을 찾는 열쇠로 보아야 합니다. 이 길에서 호흡呼吸은 완성의 길을 찾아 들어가는 가장 중요한 열쇠이며 또한 인도자이기도 합니다.

인간뿐만 아니라 이승의 모든 생명은 호흡이 시작되는 순간부터이며 호흡이 끝나는 순간 종료되었다는 것은 '생명이 얼마나 호흡과 직결되어 있는가'를 말해줍니다. 이렇게 중요한 호흡을 우리는 그저 육체를 지탱하는 물리적인 수단으로서만 무의식적으로 이용했으나 수련의 길에 드신 분들은 이를 의식적, 적극적으로 사용함으로써 호흡의 본래의 목적인 '생명기우리가 육신을 가지고 생활에 육체를 이용하여 영혼의 탈바꿈까지도 이룩'함으로써 본래의 나보다 향상된 위치에 도달하고자 하였습니다.

본래의 나와 현재의 나는 둘이 아니고 하나임에도 욕심으로 가득 찬 마음이 본성을 가려 실체를 보지 못하고 어두운 그늘에서 생명의 중요함을 잊은 채 그대로 흘려버린 경우가 많았음을 부인할 수 없습니다. 육신은 제대로 사용하면 더없이 소중한 도구일 수 있으나, 제대로 사용을 못 한다면 더없이 자신을 파멸시키는 악재로 작용할 뿐입니다.

이 육신을 정확히 사용하여 우리가 짊어지고 온 업을 벗어던지고 해탈을 이룩하는 방법이 곧 수련인 것입니다. 육신을 고되게만 한다고 해서 되는 것도 아니요, 편하게만 해서 되는 것도 아닙니다. 다만 우리가 번뇌를 벗을 수 있도록 적극적으로 이용함으로써, 금생에 육신을 받은 의미는 충분하다고 하겠습니다.

번뇌에서 벗어나는 방법은 호흡입니다. 정신을 숨결에 집중하여 깊고, 차분하게, 배의 아랫부분에 힘을 주면서 하는 호흡이야말로 호흡의 진수라고 하겠습니다. 다만 배의 윗부분에 힘이 가해지면 뇌압이 올라가 "기氣가 역상逆上한다"는 경우가 생기게 되니 반드시 배꼽 아랫부분에 적당히 힘을 줄 것을 요합니다.

이 호흡은 모든 분을 영원으로 인도해 주는 거의 유일한 방법이라고 할 수 있는 것 같습니다. 단순한 명상은 힘이 없는 상태이므로 추진력이 부족합니다. 호흡은 자체에서 추진력이 생기므로 얼마든지 혼자 갈 수 있습니다.

예를 들면 '가야지'라고 생각만 하는 경우와 '간다고 하면서 실제로 몸을 움직여 가는 경우'를 비교해 보면 어떤 것이 실제로 가는 것인지 알 수 있습니다. 여기에서 이 몸을 움직이는 것이 바로 호흡입니다. 몸은 기로 움직이게 되는데 이 기를 호흡으로 채우지 않고 의식으로 채우면 금방 흩어져 버리지만 호흡으로 채우면 단전에서 축기가 되어 내 것이 됩니다. 호흡은 외부의 힘과 체내의 힘을 혼합하는 기능도 가지고 있습니다. 따라서 외부의 기운을 받아들여 내 것을 만드는 것이 호흡으로는 가능하나 의식만으로는 상당히 깊은 집중이 아니고서는 어렵습니다.

상당한 집중은 수련을 많이 하지 않은 초보자가 지속하기에는 좀 무리라고 하겠습니다. 호흡으로 다져진 수련은 몸과 마음이 동시에 단련되므로 생명을 가진 우리 인간에게 반드시 필요한 것이며, 마음만으로 가는 수련과는 다른 것입니다.

공기가 맑고 경치가 좋은 장소는 단지 거기에 있는 것만으로 우리의 정신을 맑게 합니다. 원래 인간이 존재하던 곳은 빌딩 숲과 어지러운 업무 속이 아니었으며 한없이 맑고 고운 그런 곳이었습니다.

우리의 영혼이 원래 있던 그곳, 더 나아가 더 좋은 곳으로 돌아가려면 호흡 수련으로 심신을 맑게 하여야 합니다. 심신이 탁하면 다시 그 세계에 들어갈 수 없습니다. 인간은 영혼과 육신을 지님으로 인하여 모든 가능성을 동시에 지니고 있습니다. 한없이 망가질 수도, 본래의 자신을 찾을 수도 있는 양면의 가능성을 동시에 가지고 있는 것입니다. 수련은 인연이 없는 사람은 연결되지 않습니다. 인연이 되는 분은 이 수련을 할 수 있을 만큼 맑게 생활해 오신 분입니다.

수련 중에 떠오르는 모든 것들은 간직해야 할 것이 거의 없습니다. 이승의 모든 것들도 전부 버려야 할 것들인데 수련 중에 떠오르는 것들은 델타권의 정보를 제외하고는 모두 다 버려야 할 것들입니다. 어떤 환상이 떠오르더라도 모두 버리고 호흡에만 열중해야 합니다.

환상은 오류를 범할 수 있으며 호흡만이 자신을 정확히 인도할 수 있으므로 지속적으로 호흡만을 따라가면 목표 지점에 도달할 수 있으나 호흡을 놓치면 길을 모르는 곳에서 지도地圖를 잃는 것처럼 목적지를 찾아가기가 어렵습니다. 호흡은 우리에게 가야 할 방향과 현재의 위치를 가르쳐 주는 스승이기도 합니다. 따라서 정확한 호흡만으로 우리는 목적지에 도달할 수 있습니다. 모든 것을 잊고 호흡으로 들어가 보시기 바랍니다.

호흡은 모든 것을 가르쳐 드릴 것입니다.

두서없이 여러 말씀 드렸으나 가장 중요한 것은 호흡입니다. 항상 호흡을 놓치시는 일이 없도록 하시면 많은 발전이 있으실 것입니다. 호흡은 수련의 시작이자 끝이니 호흡으로 드시면 스승이 필요 없는 경지에 언젠가는 가실 수 있을 것으로 생각됩니다.

더 많은 도움이 되면 좋겠으나 알고 있는 것이 한정되어 아쉽습니다.

건강하시고 수련에 많은 진전이 있기를 빕니다.

94. 4.22 金
서울 漢南洞에서
安 彰 勳 올림

* 안창훈 – 일상 안동연의 예전 이름

* 나의 예전 이름은 석박사 학위증, 공직 근무 시 각종 표창장 등에 적혀 있다.

31년 전 도반에게 보낸 서신이다. 나는 그 때나 지금이나 오직 호흡 하나로 수행길을 가고 있다.

1

진화의 마스터키
— 호흡

호흡수련과 일반명상의 차이

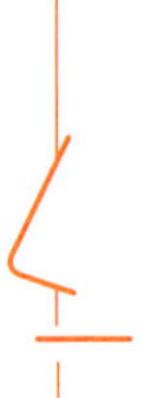

　『선계에 가고 싶다』 등을 아무리 많이 보아도 수행에 직접적인 도움이 되기는 쉽지 않다. 이유는 이 책들은 이미 기본적인 수행 단계를 넘어간 후의 이야기이기 때문이다.

　누구나 『선계에 가고 싶다』에 나와 있는 것처럼 영적 스승과 접촉해서 근원의 메시지를 받으며 수행하고 싶다고 생각할 것이다. 그 길을 원한다면 방법은 호흡밖에 없다. 호흡은 심신의 주파수를 낮춰서 초저역의 주파수를 수신할 수 있도록 만들어 주는 유일한 방법이다. 어떤 수행자도 호흡을 통하지 않고 델타권선계으로 들어가는 것은 불가능하다.

　염불, 주문, 경구, 만트라 등으로 수행하는 경우가 있으나 이런 수행법들은 세타권영적인 단계까지는 비교적 쉽게 들어갈 수 있으나 그 이상은 진행되지 않는다. 소리를 듣거나 낼 때 몸에서 계속 진동이 발생하므로 그 진동이 절대 고요의 경지인 델타권으로의 진입을 방해하기 때문이다. 그러한 상태는 영적인 존재들과 연결되고 메시지를 받으며 가르침을 받을 수는 있으나 그것이 궁극적인 깨달음의 경지는 아니다.

　대부분의 수행자들이 많이 하는 의념수련은 단전을 활용하는 수련이 아니다. 이 방법은 축기가 되어 있지 않은 상태에서 진행되므로 근원으로 가는 길이 아니며 극히 위험할 수 있다. 더구나 확인되지 않은 신비한 현상에 현혹되어 여러 저급한 영들에게 휘둘리기 쉽고 어쩌다 연결된 영적 존재와의 교류를 수행의 목적으로 오해하여 스스로 함정에 빠져들므로 자신은 물론 주변까지도 위험에 빠뜨릴 수 있다. 어설픈 수련자들이 본질을 벗어난 잔재주를 쫓다가 수련하지 않은 것만 못하게 된 이후 평생을 후회해도 복구가 안 되는 이유는 중요한 기회는 두 번 다시 오지 않기 때문이다. 그래서 일상의 숨은 한번 탈퇴한 수련생의 재가입은 절대 불가하다. 다시 가입해서 수련을 한다고 해도 그때의 오판이 계속 발목을 잡아 델타인이 되는 것을 방해할 우려가 농후하며 다른 수련생들에게도 잡념의 소지를 제공할 것이기 때문이다. 호흡 수련이 일반 명상과 결정적으로 다른 점은, 단전에 충분히 에너지를 쌓음으로써 중도에 흔들리지 않고 목표를 향해 정진할 수 있도록 중심을 잡아준다는 것이다.

이 책에서는 『선계에 가고 싶다』 등 기존 나의 수행기에 나오지 않은 실제 수행법이 많이 나온다. 이 내용들 외에 명상에 관해 과학적으로 연구한 다른 저자들의 책을 보면 수행에 도움이 될 것이다. 그중 도움이 될 만한 책들이 있기는 하나 내가 권하기는 어렵다. 아직까지 전체적으로 길을 안내할 만한 책을 찾지 못하였기 때문이다. 서양의 명상 서적이 비교적 과학적 설명에 가까운 이유는 동양과 서양의 문화적 차이에 기인하는 것으로 보인다. 산업혁명을 거치면서 과학기술에 근거한 체계적 연구 문화를 가진 서양과 직관에 의존하는 동양의 차이가 이런 결과를 가져왔다. 직관은 속도는 빠르되 수행 길을 올바로 찾는 것이 쉽지 않다. 그렇기에 지속적으로 다양한 자료를 통해 방향을 잡고 실력을 향상시켜야 한다. 호흡 수련은 몸과 마음이 함께 하는 방식이므로 반드시 건강 상태를 유지하는 생활 속 실천을 병행해야 한다.

'일상의 숨'에서 사용하는 용어들

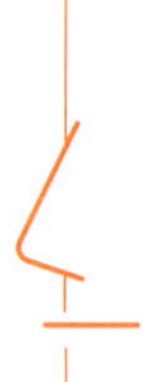

일상의 숨에는 선생이 없다. 모든 수련생이 각자가 자신의 선생이고 안내자는 길을 알려주기만 한다. 각자는 모두 예비적인 완성인이므로 방법만 알려주면 충분히 깨달음에 도달할 수 있을 것이기 때문이다.

근원 : 무無와 공空으로 설명하는 만물의 시발점이자 모든 정보가 완벽한 원형으로 존재하는 곳으로 주파수 0Hz의 상태이다. 어떤 것도 가능하고 모든 것이 수렴되는 곳으로 움직임이 없는 것으로 느껴지지만 무한대 에너지가 시원의 상태로 존재한다. 창조주라는 용어는 이 시공에서 에너지가 구체화할 때의 모습이며 전지전능은 바로 이 시공의 특성을 말한다. 과학자들이 영점장으로, 수행자들이 무無와 공空의 세계로 표현하는 시공이다.

델타권 : 델타파 대역으로 0Hz에 가까운 주파수 대역이다. 0에 가까울수록 단계가 높고 멀어질수록 단계가 낮다. 0.00001, 0.00002Hz 등의 주파수로 구성되어 있으며 하나하나의 채널이 모두 근원의 정보를 전달한다. 모든 것이 최고 수준의 정보이며 한 치도 어긋남이 없고 어떤 질문

에도 최적의 답안을 제공한다. 우주의 근원에 가장 가까우며 여기에서 우주를 관리하는 모든 Knowhow가 전달된다. 『천서 0.0001』, 『한국의 선인들』, 『본성과의 대화』 등은 바로 이 대역의 가르침을 정리한 것이다. 하지만 기존에 출간된 델타인 선생님들의 가르침을 적은 책들은 대리저자의 이해가 부족하다보니 왜곡된 부분이 많아 에너지가 저하되어 있으므로 추후 원래의 자료를 정리하여 재출간 예정이다.

델타인 : 우주의 근원에서 주파수 형태로 존재하며 정보를 전달하고 수렴하는 존재들. 알파권, 세타권, 델타권 등 우주의 모든 곳에 정보를 제공할 수 있다. 모든 정보가 수조 채널의 주파수로 구성되어 있으며 100% 정확하고 절대 오차가 없다. 수행자의 주파수와 공명을 일으킬 때 정보를 제공한다. '일상의 숨' 수행자의 목표는 근원에 도달하기 바로 전 단계의 델타인으로서 근원의 일원이 되는 것이다. 이 상태에 도달하면 시공을 초월하여 존재하며 윤회의 굴레를 벗어나게 된다. 내가 수행 중 만난 선생님들이 모두 이 주파수 대역의 존재들이며, 오직 호흡 수련으로 만남이 가능하다. 수행자들이 정상적인 수행경로를 통과할 때 대화 등으로 지도하며 수준을 평가하고 델타권 진입 여부를 결정한다.

세타권 : 세타파 대역으로 영적 존재들이 머무는 시공. 인간을 비롯한 생명체가 사망 후 존재하는 곳이며, 윤회를 반복하는 존재들이 머무는 곳이다. 선과 악이 절반씩으로 구성되어 있기에, 선을 가장한 악과 악을 가장한 선이 존재한다. 우리가 살고 있는 곳과 어느 정도 영향을 주고받는 시공으로 주파수에 따라 영향을 주고받는 대상이 결정된다. 에너지가 약한 쪽이 강한 쪽의 영향을 받으므로 수행 중인 수련생들

이 델타권으로 진화하는 도중 가장 주의해서 통과해야 하는 시공이다.

세타인 : 선한 존재와 악한 존재가 에너지 상태로 존재한다. 그들의 에너지 수준에 따라 선과 악이 구별된다. 인간계와 대부분 차단되어 있으나 일부 영적인 교감이 가능한 경우 상호 교류하는 경우가 있다. 주파수가 낮고 순도가 높은 선한 존재와 주파수가 높고 순도가 낮은 악한 존재가 혼재한다. 기도나 주문, 음향, 묵상 등 기본적인 수련으로 만남이 가능하나 선과 악이 혼재하므로 초보수행자는 속을 가능성이 높아 상당히 주의해야 하며 에너지가 약할 때는 절대 교류하지 않는 것이 좋다. 잘못된 길을 가는 명상 단체 지도자들이나 영 능력자들이 이들과 교류하는 경우가 있지만 정확한 정보를 받을 수는 없다. 이들은 에너지가 약한 인간에게 접근하여 자신이 필요한 용도에 사용하는 경우가 많으므로 주의가 필요하다. 여러 가지 방법으로 인간의 운명을 바꾸어 준다는 대부분의 존재들이 이 영역에 존재한다.

메시지 : 호흡 수련을 시작한 지 3년여가 지난 시점부터 연결된 무수한 델타권의 스승님들에게 내려온 다양한 가르침들을 기록한 내용. 그 후 본성에 들기까지 계속되었던 개인적인 가르침들은 1994년 이후 수련 상태에서 텔레파시로 전해졌다. 그동안 대리 출간된 책들의 원본이 이 교신 기록들로 채워진 개인 수행기이다.

안내자 : 수행 길을 안내해 준다. 우리는 어디로 가야 하는지 본능적으로 알고 있지만 잠시 잊고 있을 뿐이다. 따라서 다시 그 길을 알려주기만 하면 원래의 자리로 돌아갈 수 있다. 그 길은 몰랐던 것을 가르쳐주

는 것이 아니라 원래 알고 있던 것을 기억나게 해주는 것이므로 안내자
로 부른다.

　알파권 : 편안함을 느끼는 안정된 상태로 알려진 여러 가지 대중적인
명상법으로 들어갈 수 있는 시공.

단전의 정확한 의미 – 메시지

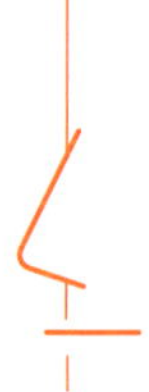

"– 단전이란 무엇인지요?
• 그 자체가 우주이다.

– 어째서 기운이 모이는지요?
• 우주이기 때문이다. 모이는 것이 아니라 오는 것이며 각자의 단전은 또 하나의 작은 우주이며 우주에 연결된 까닭에 기운이 모이는 것이다. 그 기운이 장壯해지면 본 우주와 연결이 되는데 기운이 그 연결고리 역할을 하게 된다. 이렇게 연결이 되면 그것을 통하여 모든 것이 전달되고 그것을 받아들여 수행이 일정 궤도에 오르면 단계가 바뀌게 된다. 어느 정도 이상 단계가 바뀌면 축기가 필요 없게 되며 오리무중의 상태에 들므로 또 한 번의 방황을 경험하게 된다.

단전으로 나가는 방법은 어느 정도 이상의 진도가 나갔을 때 가능한 것이며 보통은 단전 효용의 1/100도 모르는 상태에서 수련을 끝내게 된다. 단전은 곧 우주이다. 인간은 원래 천인天人이었던 까닭에 작은 우주를 하나씩 가지고 있으니 그것이 바로 단전이다. 이제야 단전의 의미를 알겠느냐?

– 알겠습니다. 전에 수련 시 단전에서 별을 본 것은 맞는 것인지요?

• 맞다. 그것이 바로 우주이니라.

– 단전이 우주라면 하늘도 저희에게 있는지요?

• 있다. 머리가 하늘이니라. 머리에서 생각하는 것은 감정에 의한 것이며 단전에서 생각하는 것은 우주의 이치이기에 깨나갈 수 있는 것이니 모든 것을 단전으로 생각하면 중심이 잡혀 그릇되게 갈 일이 없을 것이다.

– 가슴은 어떤지요?

• 가슴 즉 너희들이 중단이라고 하는 것은 그 두 가지의 중간 단계로서 머리보다는 깊고 단전보다는 가벼운 것을 생각하는 곳이니라. 기가 모여 흐르는 순서가 하단전에서 중단전으로 다시 상단전으로 이르는 것은 우주의 기운이 차차 퍼져나감을 뜻하는 것이며 가슴에 맺힌 것은 머리에 맺힌 것보다 무거운 것으로 그 크기를 짐작할 수 있을 것이다.

단전에는 무엇이 맺힐 수가 없다. 그 자체가 워낙 큰 까닭에 하찮은 인간의 감정 따위로 영향을 미칠 수 없는 까닭이다. 단전의 역할은 모든 것을 삭이고 키우는 데 있으며 네가 일전에 말한 잡기가 쌓이는 곳은 단전 중의 극히 일부에 있는 곳으로서 그곳을 건너지 않고는 원元단전으로 가기가 불가하다. 이곳을 넘으면 가기가 쉬우니 우주 입구의 마지막 단계인 까닭이다.

여울이라고도 하며 이곳에서 깨면 모든 것이 사라지게 된다. 사라짐은 번뇌를 여읜다고 하는 것으로 이 자체만으로도 하나의 큰 깨달음이 될 수 있다. 이제껏 인류의 역사를 통틀어 이곳을 지난 이는 열 손가락 안에 든다.

○○도 완전히는 못 넘은 곳이며 다시 수련해야 할 것이다. 속俗의 인연을 완전히 끊지 못한 까닭이다. ○○이 걸린 것이다. 알겠느냐? 다만 단계가 높으므로 곧 벗을 수는 있을 것이다. 인연을 끊는다는 것이 얼마나 힘든 것인지….

– 알 것 같사옵니다.
• 어떻게 끊겠느냐?

– 마음에서 끊겠사옵니다.
• 마음에서 어떻게 끊겠느냐?

– 정리해 보겠습니다.
• 잘 안될 것이다. 해보는 대로 해보도록 해라. 마지막 순간에는 끊을 수 있어야 한다. 그 순간까지 끊지 못하면 도로 아미타불이 되느니라. 잊지 않도록 해라. ○○의 네 자리가 비어 있음을 잊지 않도록 해라.

– 영성이란 무엇인지요?
• 사람이 바르게 사는 것이 성력性力이고 벼슬을 한다든지 금전적인 성취, 명예 등은 영력靈力이다. 영력이 높은 것보다 더 중요한 것이 성력이며 이 성력의 개발이 수련이다. 성력의 개발은 영력의 개발과는 무관

하며 영력은 개발시키려고 의식적으로 노력하지 않는 것이 좋다. 영성은
영과 성을 함께 말하는 것이다.

　　- 다른 사람들은 어떤지요?
　　• 다르다. 기감으로 깨야 하며 그 방법이 호흡이니라.

　　- 호흡은 필요 없는지요?
　　• 왜 필요 없겠느냐? 몸을 유지하는 데 필요한 것 중의 하나이니 잊
지 않도록 해라. 지금처럼 하면 된다.

　　- 다른 사람에게 전파하는 것은 옳은 것인지요?
　　• 옳다. 다만 사람을 가릴 수 있도록 해라. 사람을 잘못 가리면 영성
이 흐려지는 경우가 있으니, 영성이 흐려지지 않도록 주의하도록 해라.

　　단전이란 해부학적으로는 존재하지 않는 기관이지만 실제 에너지 상
태로 몸 안에 존재하며, 호흡 수련의 핵심이다."

단전호흡이란 어떤 것인가? - 메시지

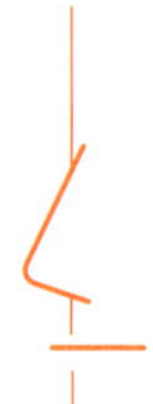

"- 단전호흡이란 어떤 것인지요?

• 단전으로 호흡하는 것이다. 단전이란 해부학적으로는 존재하지 않는 기관이다. 우리 몸에 기운을 모으는 곳이 있고 기운을 사용하는 곳이 있다. 보통 단전이라고 하는 곳은 배꼽 아래 5cm, 거기서 안으로 5cm 들어간 곳에 있으며, 중단과 상단이라고 하는 곳은 기운이 모이는 곳이 아니라 운기와 출력에 관여하는 곳이므로 축기와는 무관하다.

단전호흡이란 의식과 기운이 함께 하는 것이므로 평소의 호흡처럼 의식 따로, 호흡 따로 하는 것에 비해 상당한 성과를 이룰 수 있다. 의식 및 호흡으로 단전에 축기를 하는 것은 그곳이 에너지를 저장할 수 있는 기능을 가진 곳이기 때문이며 여기까지가 초보 단계이다.

단전호흡에는 열 단계가 있다.
첫째, 단전에 의식을 주는 것으로 시작되며,
둘째, 호흡을 함께 하는 것이고,
셋째, 의식의 강화,
넷째, 집중,

다섯째, 더 강화,

여섯째, 벗어남,

일곱째, 새로운 시작,

여덟째, 비약,

아홉째, 도착,

열째, 깨고 나감이라 할 수 있다.

단전호흡으로 깨는 것은 극히 일부인 1% 이내라고 할 수 있고 여기에 기 + 영 + 혼 + 우주의 단계에 가서 전체적인 균형이 맞아야 대의식이 열리고 대의식이 열린 후 깸이 있는 것이지 소아小我적인 단전호흡은 깸과는 거리가 있는 것이다. 인간의 몸은 호흡으로 모든 것이 유지되며 이 호흡만으로 끝까지 수련할 수 있다는 것은 너무나 다행이다.

호흡으로 안 되는 부분은 거의 없다고 볼 수 있으며 대체로 내보낼 것이 많을 때는 날숨을 길게, 받아야 할 것이 많을 때는 들숨을 길게 하면 된다. 내보낼 것은 마음이 불안하거나 편치 않을 때이며 수련이 잘 안 될 때도 내보낼 것이 많다고 보면 된다.

날숨과 들숨의 비율은 7:3에서 시작하여 점차 들숨 위주로 나가되 최후엔 날숨과 들숨의 시간은 5:5가 되는데 이때는 에너지의 비율이 들숨 9: 날숨 1이 되어 체력이 달릴래야 달릴 수 없는 상태가 될 것이다.

수련 초기 내보낼 탁기가 많을 때는 날숨 위주로, 의식이 안정기에 접어들어 모든 기운을 정기로 바꿀 수 있게 된 후에는 들숨 위주로 호흡한다면 효과가 있을 것이다. 기운이 안정되면 날숨, 들숨에만 전력을 집중하되 날숨과 들숨의 비율은 본인이 숨이 가쁘지 않을 만큼 조절하면 된다. 최종 단계에서는 날숨과 들숨이 동일한 것이 좋다.

장소는 너무 춥거나 더우면 집중에 방해가 되니 섭씨 17도 정도로 맞추면 좋을 것이다. 날숨은 내부의 모든 나쁜 것이 다 나간다고 생각하고 들숨은 온 우주를 들이쉰다고 생각해라.

30분 내지 한 시간 이후 한결 가벼운 상태가 될 것이다. 처음엔 그냥 숨만 쉬다가 차차 집중될 것이니 처음부터 우주를 논하지 말고 호흡에서 어떤 현상을 알게 된 이후 우주를 가르쳐 주면 된다. 호흡이 쉬운 것 같아도 일정 시간 가늘고 긴 상태를 유지함은 상당히 어려운 것이니 이를 지속적으로 유지해 주는 것만으로 상당한 효과가 날 것이다.

– 소화 불량 시와 순환기 불량 시 방법은 어떻게 달라야 하는지요?

• 소화 불량 시는 힘껏 들이마셔서 배에 힘을 주고 한참 멈추었다가 내쉬고 이런 동작을 5분 정도 반복 후 다시 하기를 3~5회, 많게는 10회 정도 반복 후 부드러운 호흡을 하면 된다.

순환기계 불량은 평소의 호흡보다 더 조용히 호흡을 할 것을 요구한다. 호흡을 조용히 함으로써 안정상태를 만드는 것이며 안정한 상태에서 호흡을 계속함으로써 파장을 가라앉혀 그 상태가 평소에도 유지되도록 해야 한다. 순환기계는 심장이나 혈관 계통이므로 특히 조용히 호흡을 할 것을 요구한다.

– 식사 후 호흡은 어떤지요?

• 식사 후에는 되도록 호흡하지 않는 것이 좋다. 식후 호흡은 체내에서 기가 엉켜 순환되지 않는 경우가 있으니 1시간 이상 지난 후 휴식을 가지고 나서 수련에 드는 것이 바람직하다. 수련에 들고 나서는 가늘고 긴 호흡을 유지하되 소화가 안 될 때는 힘 있는 호흡을 함으로써 기

반을 조성하고 나서 호흡 수련에 드는 것이 필요하다.

　– 어찌하면 집중이 쉽겠는지요?

　• 단전을 생각해라. 단전을 생각하면서 호흡하면 된다.

　– 수련 시간은 어느 정도가 좋은지요?

　• 1시간 내지 2시간이 좋다. 평소의 호흡에서는 하루 종일 단전에 의식을 주고 호흡하되 처음부터 집중하는 시간을 너무 길게 하면 힘이 들고 힘이 들면 금방 지치고 마는 까닭에 너무 긴 것은 좋지 않다. 한 시간에서 두 시간도 30분 단위로 나눌 수 있는데 30분씩 2~4회 정도 하면 좋을 것이다. 다만 짧되 충분히 할 것을 요한다. 혼자 하는 수련은 시간 배분이 쉽지 않아 짧고 깊게 하는 것이 좋을 것이다.

　– 집중이 잘 안될 때는 어찌하면 좋겠는지요?

　• 생각을 놓아라. 어디를 생각한다고 특별히 정하지 말고 그냥 놓았다가 편해지면 단전에 집중해라. 그러면 좀 더 단전에 집중이 잘될 것이다. 절대적인 신뢰가 가능한 사람에게만 가능한 방법이 될 것이다.”

깨달음이란 무엇인가

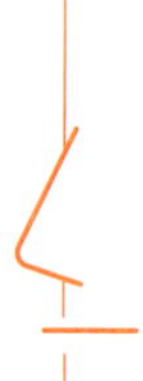

대부분의 수행자가 어려서부터 종교에 심취하거나 깨달음에의 열망 등으로 원대한 목표를 향한 고행을 선택한다. 이들의 목표는 깨달음이다. 그렇다면 과연 인종과 세대를 불문하고 많은 이들이 그렇게 목말라 하는 '깨달음'이란 무엇일까?

깨달음을 표현하는 말은 시대나 지역을 불문하고 다양하게 나타나지만 보통 무無나 공空, 해탈이나 열반으로 설명한다. 보통의 사람들은 자신과는 상관없는 이야기로 여기지만 누군가는 이것만 추구하고 싶은 그 깨달음. 인류의 가장 원대한 목표. 어떤 부귀영화도 그 앞에서는 초라한 위상을 지닐 수밖에 없고 그 목표를 달성한 사람은 인류 역사에 길이 남아 모든 이의 존경을 받는다. 수많은 사람들의 강력한 의지를 만들어내는 이것은 어떻게 설명해야 이해가 가능할까?

수행길에 있는 이들에게 깨달음을 얻는 방법을 물어보면 나름의 방식으로 설명한다. 하지만 그것을 알아듣고 실천하는 것은 쉽지 않다. 목표를 알려주기보다 목표를 찾아가는 과정을 더 중요시하기도 하고 그 설명이 난해해서 이해하기 어렵기도 하다.

명상을 하다 보면 점차 수행에 대한 욕구가 높아진다. 처음에는 마음만 편하면 된다고 생각하지만, 시간이 흐르고 수행의 진도가 나가면서 더 높은 목표가 눈에 들어온다. 그때는 더 높은 수준의 가르침이 필요하지만, 그것을 찾기가 쉽지 않다. 이런 현실에서 대부분의 수행자나 명상가들이 자신이 원했던 수행의 목표에 진입하지 못한 채 주변부의 방황으로 끝나고 본질에 접근하지 못하는 어설픈 명상을 하므로 결과를 얻지 못한다. 석가가 깨달음을 얻은 호흡법을 전수하는 곳은 거의 사라지고 없으며, 명상 단체 대부분의 수행법도 깨달음보다 심신의 스트레스 해소와 안정감을 느끼는 것에 도움을 주는 수준에 그치고 있기도 하다.

수행을 하는 사람들이 대부분 명확히 구체화해서 설명하지 못하지만, 깨달음이란 우리가 도달할 수 없는 원대하고 거창한 목표라기보다 내가 본래 있었던 자리, 나의 뿌리이자 존재의 고향을 찾아가고자 하는 회귀의 여정으로 우리가 수련의 길로 들어서게 만드는 것이다. 그곳을 찾아가면 마치 엄마 품처럼 완벽한 평화와 안식과 그리움의 종착지를 만날 수 있을 것 같아서 이 길을 선택하고 고행을 자처하는 것이다. 다음은 '일상의 숨' 수련생이 느꼈던 델타권우주의 중심부에 존재하는 진리의 본체의 느낌을 설명하는 표현이다.

"매우 편안하다.
매우 안전하다.
무한한 사랑.
완벽한 평화.
안온함의 극치.
마음이 푹 놓이는 자리.
너무나 평범해서 너무나 비범한.

더 이상 찾아 헤매지 않아도 되는 바로 그곳.

이제야 만났구나.

벅차고 감사하고 기쁘다.

속을 일이 0.0001도 없는 참의 세계."

이러한 느낌은 일반적인 수준의 편안함에서는 나올 수 없는 극도로 평온한 느낌에 대한 표현이다. 무엇이 나를 여기에 오게 하였을까. 그것은 무엇을 향한 열망이었을까. 정확하게 설명할 수 없지만 나도 모르게 나를 그곳으로 이끄는 내 안의 그 무엇이 있었다.

명상의 본질은 본래의 나를 찾아가는 것이며 그 나는 우리가 본능적으로 느끼고 있는 바로 그것이다. 이런 경험은 우리가 살아가면서 생활 속에서 겪는 일로 나타난다. 그것은 종교일 수도 있고 다른 것일 수도 있지만 문득 어떤 계기를 통해 그런 느낌을 받고 이끌린다. 진리가 담겨 있는 책을 읽을 때 그 내용에서 받는 안온함이나 누군가를 만났을 때 그 사람의 느낌에서도 이런 체감을 한다.

나는 어떻게 이런 것을 알 수 있었을까? 나는 종교에 심취해서 깨달음의 길을 가고자 했던 적도 없었고 주위에 감화를 받을 만한 인물이 있던 것도 아닌 완전 자생적 수행자다. 그야말로 나를 수행으로 이끌었던 힘은 형이상학적인 논리가 아닌 아주 현실적인 필요성이었다.

깨달음에 이르는 길 '호흡'

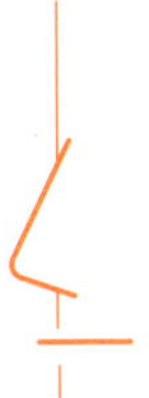

　생명체의 기본 조건인 호흡. 생물은 소화와 호흡으로 얻은 물질로 생명 활동에 필요한 에너지를 얻는다. 호흡하면 살아있는 것이고 호흡하지 않으면 죽은 것이다. 호흡은 순환의 핵심이자 진화의 원동력이다. 호흡이 없는 순환도 순환이 없는 진화도 불가능하다. 그렇다면 인간에게 호흡의 역할과 기능은 어디까지일까?

　세상의 여러 수행법에는 악기, 주문, 음악 등 소리를 이용하는 방법, 기도나 묵상 등 마음으로 하는 방법과 요가 등 몸을 통한 수련 등 다양한 방법이 있고 분야마다 각각의 전문가들이 있음에도 깨달음에 이르는 길은 왜 호흡만이 가능한 것일까. 그 이유는 어디에 있을까.

　호흡은 명상하는 사람들뿐 아니라 과학계와 의학계에서도 중요한 과제로 연구되고 있다. 이들의 제삼자적 시각은 주로 명상의 의료적, 심리적 치료에 중점을 두고 있다. 호흡은 의식적으로 조절될 수 있다. 아시아의 여러 국가에서는 깨달음과 심신의 건강을 위해 다양한 호흡 조절법이 오랫동안 전해져 왔으며, 전문적인 명상가들의 관심은 '호흡과 깨달음의 연결고리가 무엇인가'이다. 그러나 이러한 기술의 기반이 되는 정확한 메커니즘은 아직 확립되지 않았다. 대부분의 이들이 추상적으로 알고 있으므로 이러한 것을 기존의 과학이나 의학으로 밝혀내고 일반인의 수준에서 이해할 수 있도록 객관화하는 것이 과제다.

호흡은 과학적으로도 흥미로운 현상인데 무의식적이면서 동시에 의식으로 통제되는 유일한 작용이기 때문이다. 이 외에도 호흡은 인체에 여러 가지 작용을 하는데, 어떻게 호흡하느냐에 따라 우리의 건강을 좌지우지하기도 한다.

호흡은 상식적으로는 그 기능이 단순하다. 가장 기본적으로는 산소와 이산화탄소의 교환이 무의식적으로 이루어지기에 의식적 활동이 필요 없다. 이런 호흡은 의식하지 않은 상태에서 생리적 요구 혹은 감정 상태에 맞춰 자동으로 이루어진다. 배우지 않아도 누구나 호흡을 하고 몸의 움직임에 따라 자동으로 조절된다. 중요한 것은 의식적인 호흡이다. 호흡은 필요에 따라 의식적으로 조절이 가능하며 호흡을 의식적으로 하면 우리의 모든 것은 호흡이 주도하는 리듬으로 변화된다. 그 결과 인류의 완성인 진화의 종점까지 도달할 수 있다. 어떻게 이것이 가능한 것일까.

의학적으로는 산소와 이산화탄소 교환의 의미가 크지만, 수행자들에게 중요한 것은 주파수의 저하를 통한 무無에의 도달이다. 델타권의 존재들이 지상에서 인간의 모습으로 다시 태어나는 이유는 육체를 통해서만 이룰 수 있는 것이 있기 때문이다. 에너지 상태로 존재할 때는 불가능하지만 몸을 갖고 있을 때는 가능한 이것은 바로 몸을 통한 차원의 고도화이다. 델타권 내에서 기존의 위치에 안주하는 것보다 고도의 에너지 축적이 가능한 몸을 통해 더 큰 진화를 이룰 수 있기 때문이다. 그 연결을 가능하게 하는 것이 바로 호흡을 통한 에너지의 강화와 정화다.

그래서 '일상의 숨'에서는 축기와 운기로 우주 에너지와 일체화하는 내외주천 수행을 가능하게 하기위해 몸의 중요성을 늘 강조한다. 내가 직접 체득한 호흡법에서 몸은 너무나 중요한 수단이었다. 그리고 그 방법은 단전호흡이라는 막연한 개념이 아닌 내가 수립하고 체득한 다원집중을 통한 호흡법으로 체계적으로 전달되고 있다. 그렇다면 내가 호흡수련으로 이 길을 가면서 수신한 델타권의 메시지에는 어떤 내용들이 있는지 알아보자.

수련 중 받은 호흡에 관한 메시지

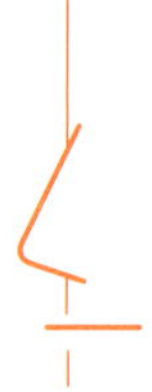

1993. 12. 14.

"어떤 일을 당하여 답답함이 느껴지는 것은 호흡이 제대로 되지 아니하여 힘이 붙지 않기 때문이다. 호흡에 힘이 붙으면 돌파력이 생기므로 답답함이 없다.

체력이나 일상생활에서의 답답함은 모두 호흡으로 해소될 수 있다. 답답한 일이 있다고 함은 호흡에서 그 방향을 제대로 잡지 못하였음을 나타내주는 것이다. 모든 일의 추진과 다른 일로부터의 간섭을 방어하는 힘은 호흡에서 나오니 어떤 일이 되고 안 되고는 호흡에 그 원인이 있다고 할 것이다.

답답한 경우에는 항시 호흡을 크게 할 것이다. 크게 10여 회 호흡을 한 후 다시 한번 돌아보고 정상호흡으로 들어가면 그 답답함이 해소될 것이다.

일단 마음에서 답답함이 해소되면 다른 일에서도 답답함이 해소될 수 있는 길이 보일 것이다. 항상 호흡에서 비롯되고 호흡으로 귀결되는 것이니 어찌 호흡에서 벗어날 수 있다고 할 수 있겠느냐.

호흡은 순환이다. 물이 흐르지 않으면 썩듯이 사람이 호흡을 멈추면 썩게 되는 것 역시 우주의 이치이다. 인간은 호흡에서 시작하여 호흡으로 끝난다. 호흡만이 계속 이어지는 것이며 다른 것은 계속 단절된다. 인간은 호흡을 멈추는 순간부터 정체가 시작되며 죽을 때까지 호흡을 알지 못하면 금생의 기회가 모두 평균 정도에서 그 이하로 떨어질 수 있으니 그렇게 되면 한 번의 삶의 기회를 낭비한 것이 되므로 오히려 태어나지 않음만 못한 것이다.

번뇌가 쌓이는 것은 호흡이 정체되기 때문이며, 번뇌는 특히 호흡으로 씻어야 하는 것이다. 호흡으로 씻어내지 못하는 것은 없으며, 호흡을 게을리하면 물이 흐르지 않는 것과 같아 괴로움과 번뇌가 쌓이게 된다.

호흡은 기의 순환이며, 기의 순환은 마음의 순환이고, 마음의 순환은 곧 항상 새로운 활력소의 충전이니 어찌 수련생이 나태함이 있을 수 있겠느냐. 새로운 활력은 근면을 창조하며 근면은 여유를 창조하니 여유는 수련을 창조해서 지속되는 순환의 반복으로 항상 새로이 삶을 가꾸어 나가게 되는 것이다. 호흡에서 벗어나면 번뇌가 쌓인다. 호흡만이 새로울 수 있으며 주변의 여건조차도 변화시킬 수 있다."

1994. 01. 29

"어떤 일을 할 때는 호흡으로 밀어라. 호흡으로 밀면 안 되는 일이 없다. 호흡의 힘은 너희들이 생각하는 이상이다. 호흡을 통해 너희들이 원하는 모든 것을 이룰 것이다.

호흡과의 인연은 아무에게나 오는 것이 아니다. 숨을 쉰다고 호흡이 아니요, 내보내고 들이쉰다고 호흡이 아니다.

호흡이란 그 날숨과 들숨에 기운이 실려야 한다. 그 호흡에 우주의 기운을 실을 수 있어야 하며 호흡에 우주의 기운을 실으면 모든 것이 이루어질 수 있다. 단 원하는 것은 바른 것이어야 한다. 바른 것이란 정正의 방향이라는 뜻이다.

정의 방향은 인류의 소망이 담긴 방향이며 이 정향正向은 앞서기도 하고 뒤에 서기도 하므로 어느 방향이든 원하는 방향이 된다. 어떤 방향이 정향인지는 자신이 무심의 상태에 들어 거리낌이 없는 것으로 알 수 있다. 이 거리낌이 없는 상태에서 호흡으로 밀면 문은 열리게 되어 있다. 수련에서의 호흡이란 힘이 실린 호흡을 말하며 이 호흡은 중간 단계를 넘어서야 체득할 수 있다.

호흡이 경지에 오르면 인간 세상의 모든 일은 순리대로 가게 되어 있다. 즉 우주의 리듬을 탄다는 뜻이다. 우주의 리듬은 굉장한 힘을 지닌 것으로 밀고 당김이 항시 일정하다. 진퇴를 가리고 나설 때와 삼갈 때를 아는 것. 이것이 수련의 기본 목표이다. 나설 때와 들어설 때를 알고 거기에 맞추어 호흡하면 모든 것이 순리대로 되어간다.

들어설 때는 들숨을 길게, 나설 때는 날숨을 길게 하면 모든 것의 균형이 유지될 것이다. 균형이 유지된다고 함은 진퇴의 시기에도 흔들림 없이 자신의 자리를 지킬 수 있다는 뜻이다. 이 경지에 이르면 흔들리는 배에서 육지를 보는 것처럼 흔들리는 시각이 아니라 반석에 서서 내려다보는 것처럼 고정되어 있어서 어떤 고난에도 흔들림이 없다.

수련자의 기본적인 마음가짐은 이 흔들림이 없어야 한다는 것이다. 아주 작은 흔들림도 없으면 더욱 우주의 이치가 맑게 보일 것이다. 도道란 결코 멀리 있는 것이 아니고 내 안에 있으며 내 안에서 이 흔들리지 않는 위치를 찾아야 한다.

이것은 스승도, 선배도 아닌 오직 본인만이 가능하다.

스승이나 선배는 이 자리까지 가는 방법을 가르쳐 줄 뿐이다. 항상 찾아도 보이지 않으나 결정적인 순간에 보이게 된다. 그렇게 될 때까지는 반드시 스승이나 정도를 걷는 도반이 필요하다. 도반이 스승일 수 있고 스승이 도반일 수 있으며 만물이 스승일 수 있음이다.”

1995.

“호흡을 타고 다녀라.

호흡은 어느 것보다 뛰어난 운반이 가능하다.

호흡과 함께 다녀라.

호흡은 누구보다 가까워 오히려 나와 하나가 되어야 할 친구이다.

모든 것을 호흡과 함께해라.

식사도, 잠도, 웃음도, 모든 것을 호흡과 함께해라.

호흡에서 뜨면 수련에서 뜬다.

호흡을 놓치면 수련을 놓친다.

호흡을 잡으면 모든 것은 절로 된다.

세상에 호흡하는 노력만으로 이만한 결과가 오는 일은 없다.

호흡을 잡아라.

호흡을 놓치지 말라.

호흡만이 가능하다.

호흡만이 만능인 것이다.”

1995.

“호흡에 생각을 실어라.

호흡에 마음을 실어라.

호흡에 모든 것을 실어라.

호흡에 너를 실어라.

호흡에 네 인생을 실어라.

호흡에 너의 모든 것을 실어라.

호흡에 네 자신을 실어라.

너를 실으면 지구가 실린다.

너를 실으면 우주가 실린다.

호흡에 호흡을 실어라.

호흡에 호흡을 실어라."

1996.

"호흡은 만물을 있도록 하는 근본이다. 호흡이 없이 존재할 수 있는 것은 이 세상에 아무것도 없다. 우리가 무생물이라고 알고 있는 바위나 돌조차도 호흡으로 인하여 존재하는 것이다.

우주는 살아 있는 생명체이며 이 살아 있다 함의 기준이 바로 호흡인 것이다. 동일한 분자와 원자로 구성되어도 호흡이 없으면 죽은 것이요. 호흡이 있으면 살아 있는 것이다. 호흡은 이 세상 모든 것을 만들고 유지하며 발전시키는 등 모든 작용의 근본이다.

이 근본 위에서 모든 것이 태어나고 자라며 열매를 맺고 사라지는 것이다. 이렇게 중요한 호흡을 우리는 그저 기계적으로 하여 왔다. 호흡이란 인간의 의지와 결합하지 않으면 아무런 변화력을 지닐 수 없다.

그저 자연의 이치에 따라 살다가 갈 뿐, 호흡을 자신의 발전에 연결할 어떠한 수단도 발견하지 못하는 것이다. 그러나 호흡을 인간의 의식을 깨우쳐 줄 수 있는 수단으로 이용하면 자신과 주변에 엄청난 변화를 불러올 수 있다.

이 변화를 바람직한 방향으로 이끄는 것 역시 호흡이다. 호흡으로 인한 변화 중에는 중도에 의식을 잃음으로 인하여 호흡하지 않은 것보다 못한 결과를 가져오는 경우가 있다. 그러므로 호흡하는 도중 잡념에 빠지는 것은 수련생으로서는 극히 좋지 않은 행동이라고 할 수 있다.

호흡은 모든 수련의 기초이며, 이 과정을 어떻게 마쳤는가 하는 것은 자신의 수련이 어디까지 갈 것인가를 결정하는 가장 중요한 요소이다. 이 수련은 호흡으로 기운이 보충되지 않으면 중도에 포기할 수밖에 없는 것이며, 중도에 포기하지 않으려면 지속적으로 단전에 집중한 호흡으로 기운을 보충하여야 한다. 따라서 한 호흡에 10~100보를 갈 수 있는 힘을 비축하는 것이 필요하다. 호흡이다. 호흡만이 수련을 가능하게 해줄 것이다. 우주의 기운은 그 기운을 사용할 줄 아는 사람이 사용하는 것이다."

호흡으로 끝장보려면

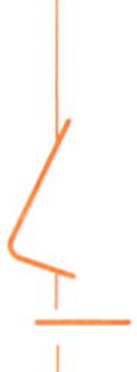

수많은 수행법이 있는데 왜 호흡만이 깨달음에 도달할 수 있는 유일한 방법이라고 하는 걸까. 어떤 이유에서 호흡을 이렇게 말하는 것일까.

내가 명상을 하면서 겪어 본 방법 중 최종 목표인 깨달음에 도달하는 방법은 호흡이 유일하였다. 이것은 내가 호흡 수련을 해서가 아니라 인간의 신체 구조가 그렇게 되어 있기 때문이다.

호흡은 고르고 길게, 힘을 빼고, 자연스럽게 하여야 한다. 이렇게 물처럼, 바람처럼 하는 호흡에 힘이 실려야 한다. 그 호흡이 천지에 통하고 우주에 도달하는 호흡이다. 막상 의식적으로 호흡을 해보면 어느 하나 쉬운 것이 없다. 그냥 들을 때는 쉬울 것 같은데, 막상 해보면 정말 마음대로 안 된다. 될 듯 될 듯하면서 안 된다.

숨 쉬는 것이 이렇게 어려울 것이라고 생각해 본 적이 없다. 숨이란 그냥 저절로 쉬어지는 것으로 생각하며 살아왔기 때문이다. 자율신경계는 일반적으로 우리의 의사와 무관하게 작동하며 우리의 의지대로 조절할 수 없는 것으로 알고 있지만, 의식적인 호흡은 의지로 모든 것을 작동하게 하므로 자율신경계의 균형을 회복하게 한다. 이처럼 나의 몸을 마음대로 조정해서 내가 필요한 상태로 만드는 것. 이것은 수행자로서 낮은 주파수를 받아들이기 위해 절대적으로 필요한 일이자 반드시 해야 할 일이기도 하다. 이러한 변화는 호흡만이 가능하다.

호흡 수련에서 길이와 깊이, 균일도는 너무나 중요한데 이것을 몸에 익히는 훈련으로 '일상의 숨'에서는 초시계를 앞에 놓고 호흡하게 한다.

실제로 해보지 않았다면 이런 길이 있음을 알 수가 없다. 누구도 해본 적도 기록한 자료도 찾기 어렵다. 하지만 나는 호흡 수련을 통하여 그곳에 가봤고 그곳이 얼마나 무한한 초정밀 세계인지를 너무나 잘 알고 있다.

올바른 수행을 하기 위해 지금 해야 하는 것은 기초를 탄탄하게 하는 일이다. 기초가 굳건하면 그 위에 100층이든 1,000층이든 올릴 수 있다. 하지만 기초를 다지는 시점을 놓치면 2, 3층은 빨리 올라갈 수 있을지 몰라도 10층, 50층 100층은 물론 1,000층, 10,000층은 도저히 불가능하다. 그것은 제2의 실패를 의미한다. 또 실패한다면 앞으로 다시 올 기회는 없다. 이 시점에서 중요한 것은 절대 서두르지 않는 것이다. 가장 빨리 가는 방법은 차근차근 단계를 밟아가는 것이다.

편하게 호흡하라는 것은 그렇지 않아도 긴장 속에서 서두르다가 아까운 시간을 낭비하지 않도록 하기 위함이다. 고층 건물일수록 기초공사가 중요하다. 지금은 초고층 건물을 올리기 위하여 지하 수십 층이 아니 그 이상까지도 파고 들어가 기초공사해야 하는 시점과 같다. 아직 위로 올라가는 것이 보이지 않기에 아무것도 안 하는 것처럼 보일 수 있지만, 이것이 제대로 이루어지면 10층, 100층은 물론 500층, 1,000층, 10,000층 이상까지도 가능하다는 것을 알게 된다. 호흡 수련은 지금까지 알려진 가장 높은 수준의 공사와 같다. 우리가 가고자 하는 목적지는 수억만 층 이상 가야 도달할 수 있는 곳이다. 진리는 결코 쉬운 곳에 있지 않다.

기초공사를 할 때 가장 필요한 것은 지치지 않는 것이다. 하루이틀새에 끝나는 것이 아니지만, 이것을 잘하면 다음이 빨라진다. 나에게 남은 체력을 잘 안배하고 활용해서 끝까지 가야 한다. 지치지 않고 서둘지 않고 나에게 맞는 방식으로 꾸준히 하루하루 차분하게 해 나가다 보면 어느 날 나도 모르게 그 지점에 도달하게 된다. 그때 가장 큰 보람은 어디에서 얻어질 수 있을까.

이 세상에서 가장 소중한 것은 '나'이다. 나를 제외하고 그 어떤 것도 나보다 소중한 것은 없다. 그렇다면 한 번뿐인 이생에서 나에게 어떤 선물을 주는 것이 가장 좋을까.

작아 보이지만 큰 것이 있고 커 보이지만 작은 것이 있다. 무엇이 그 차이를 만드는 것일까.

바로 내 생각이다. 내 생각을 올바로 하면 작은 것은 작고 큰 것은 크게 보인다. 모든 것이 본래 모습 그대로 올바로 보인다. 이것을 놓치지 않는 것이 내가 정확하게 되는 것, '정의 방향으로' 가는 것이다. 호흡은 그 길로 나를 인도한다.

보통 사람들의 호흡이 길고 짧은 것은 내가 결정하지 않고 내 몸이 자동으로 결정한다. 그러나 호흡 수련에서 호흡의 길이는 내 마음이 몸과 더불어 결정한다.

나의 것을 내가 결정할 수 있는 것과 내가 결정할 수 없는 것은 주도권이 나에게 있는가 남에게 있는가의 차이이다. 내가 나의 주인이 되지 않으면 남이 나의 주인이 된다.

"소리가 존재하지 않는 곳에서 들려오는 소리.
그 소리는 우리가 평소에 듣던 소리가 아니다.
아무나 들을 수 없고
아무나 들으면 안 되는 소리다."

2

궁극의 에너지
— 호흡의 힘

깨달음의 주파수란 어떤 것인가

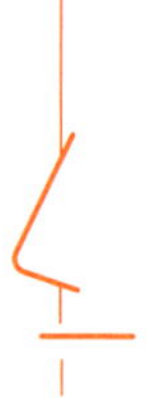

깨달음의 경지란 주파수의 개념으로 본다면 0Hz, 어떤 움직임도 없는 상태이다.

이 세상에서 가장 폭넓은 수신능력을 가진 라디오로 들으려고 아무리 애를 써도 어떤 소리도 들리지 않는 상태, 하지만 그 안에 천지창조의 에너지를 내포한 상태이기에 인간의 평소 감각으로 느끼기에는 거의 불가능에 가까운 주파수이다.

개념상으로는 존재하지만 실제로 그 안에 들어 있는 내용을 현대과학으로 찾아내기 어려운 이유는 이것이 바로 무無이자 공空인 근원의 주파수이기 때문이다. 그것은 찾으려고 해도 찾아질 수도 보이지도 않는 것이며 그렇기에 짐작조차 할 수 없는 무無로 가득 차 있다. 이것은 최고의 검객이 상대를 향해 겨눈 칼끝이 전혀 조금의 움직임도 없는 상태와 비교할 수 있으며, 정중동靜中動이나 동중정動中靜이 아닌 정중정靜中靜의 극치라 할 수 있다.

이 세계의 등급은 수만 가지가 있으니 크게 구분하면 알파, 베타권현실계, 세타권영계, 델타권선계으로 나눌 수 있다. 세타권은 지구 주변의 하

54

늘 끝에서 땅끝까지 존재하지만, 지구의 중력권이 한계다. 세타권영계을 수억만 개 늘어놓아도 델타권선계의 먼지 한 톨만큼도 되지 않는다.

　영적 단계인 세타권은 육신을 벗어난 영들이 존대하는 곳으로 우주 에너지의 대기소 역할을 하는 곳이다. 모든 존재가 육신을 벗으면 저절로 가는 곳이며 동물은 물론 식물의 영들도 함께 존재한다. 이곳은 약간의 노력만으로 가거나 그냥 갈 수도 있는데 심지어는 호흡수련 없이 기도만으로 도달하거나 저절로 진입할 수도 있다. 일반인 중에 기감이 예민하거나 기도를 많이 하는 종교인과 무속인들이 영적 존재와 접촉하는 경우가 많은 것은 그만큼 세타권(영계) 진입이 쉽기 때문이다.

　세타권영계은 뇌파의 구분으로 보면 세타파 정도의 영역이다. 명상을 하면 처음에는 알파파까지 내려간다. 일반적인 명상으로 진입할 수 있는 초기의 상태이며 초보자들은 이 정도를 수행의 목표로 생각할 수 있지만 깨달음에 도달하려는 수행자에게는 입문단계에 불과하다.

　뇌파가 알파파를 지나 더 내려가면 세타파, 델타파가 되는데 세타파 단계에서는 일반적인 평온 상태인 알파파에서 불가능한 영적 존재들의 주파수를 수신할 수 있다. 내 몸은 일종의 수신기이며 '나'라는 수신기는 나의 몸과 마음이 수신할 수 있는 주파수만 수신할 수 있다. 즉 내 몸과 마음의 수파수에 우주의 수파수가 동조되면 즉시 다른 차원으로 연결되는 것이다.

　여기서 수신기능을 도와주는 기氣적 사물에 대한 이해가 필요하다. 기적氣的 산물이므로 보이지 않는다. 따라서 일부 교주나 구루들이 '깨달음을 얻게 해준다.' '안테나를 설치해 준다'고 하면서 속임수로 혼란 시킬 수 있으나 그것은 그들의 망상에 불과하다. 우주의 주파수는 스스로 얼마든지 수련을 통해 수신이 가능하며 그들이 설치해 주는 것이 아니다.

주파수를 수신한 후에는 내가 사용할 수 있도록 내 몸과 마음에서 처리할 수 있는 노하우를 길러야 한다. TV 안테나를 통해서 들어오는 것은 KBS, MBC 등 다양하지만 그 주파수를 받아서 보는 TV는 내가 보고 싶은 방송을 보여준다.

우리의 뇌파에는 세타파와 델타파가 있다. 세타파 상단은 델타파 하단과 연결되어 있다. 델타권에 가기 위해서는 반드시 위험 구간인 세타권을 통과해야만 하고 그 후 델타권으로 올라가면 오직 델타파만이 존재한다.

수행 단계가 깊어질수록 뇌파가 점차 낮아지며 이 과정에서 내가 수신할 수 있는 내용도 달라진다. 내가 알파파의 단계일 때는 알파파에 들어 있는 정보를 수신할 수 있고, 내가 세타파 상태라면 세타파의 정보를 수신할 수 있다. 델타파가 되면 델타파의 정보를 수신할 수 있으며, 여기에서 더욱 정진하면 0의 주파수0Hz에 도달한다.

세타권, 델타권은 간단한 개념이 아니므로 앞으로 자주 중복해서 개념을 설명한다. 델타권선계의 끝단은 미세한 진동도 없는 곳으로 전혀 움직임이 없지만 무한한 에너지가 존재하는 곳이다. 여기가 바로 모든 수행자가 도달하고자 하는 바로 그곳 '깨달음의 자리'이다.

범인의 생각으로는 전혀 상상도 불가능한 이런 경지가 이 세상의 모든 것을 창조하고 진화시키는 원동력이라는 것은 보통의 인식으로는 불가사의일 것이다. 0은 ∞와 같은 대상을 설명하는 개념이다. 따라서 '아무것도 없음'은 동시에 '모든 것이 있음'과 같다. 그것은 무無이자 공空이지만 이곳은 빈 공간이 아니고 무無와 공空으로 가득 차 있는 곳이다. 빅뱅 이전의 우주, 어떠한 구체적인 것도 없지만 그것이 만들어지기 전의 상태, 그래서 여기에서 온갖 만물이 나올 수 있는 그것이다.

그것이 무無가 아닌 허虛라면 절대로 여기에서 만물이 나올 수가 없다. 무(無)는 모든 것이 가능하기 바로 직전의 상태이며 공空 역시 무無를 설명하는 다른 말로, 일시무시일一始無始一 의 그 일一이며, 공즉시색空卽是色의 바로 그 공空이다.

이것을 설명하는 모든 단어를 총동원해도 그 의미를 정확하게 설명하기 어려운 것은 3차원 세계의 인식으로는 그 개념이 존재하지 않기에 볼 수도 만질 수도 느낄 수도 없기 때문이다. 이것을 붓다가 무無로 공空으로 설명했지만 글자를 해석하는 것으로 안다고 할 수는 없다. 구체화한 것을 설명하는 단어가 있고 추상적인 것을 설명하는 단어가 있지만 이것은 그러한 단계를 넘어선 개념이기 때문이다.

시공의 개념이 사라지는 델타권

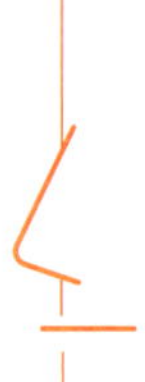

델타권으로 들어가면 왜 시간과 거리의 개념이 없어지는 것일까?

시간과 공간을 초월하면 거리가 없어진다. 순간이동이라는 것은 거리가 없는 차원의 현상이다. 생각의 속도를 사속思速이라 일컫는데 그 사속마저 초월해 버리는 속도가 없는 상태. 속도 개념에서 이 이상의 개념은 없다. 속도를 설명할 수 있는 한계 지점이 0이고 그곳은 속도의 개념이 사라지는 지점이기에 '속도가 없다'는 뜻이다.

속도가 없는 이유는 속도가 없어도 되기 때문이다. 이 우주가 속도가 필요한데도 속도를 안 만들어놓지는 않는다. 속도가 필요한 세상과 속도가 필요 없는 세상이 있다. 그럼 우리는 왜 속도가 필요하고 델타권에는 왜 속도가 필요 없을까. 속도 개념을 초월하면 속도가 필요가 없다. 속도를 가지고 배워야 할 것을 다 배우고 나면 속도 개념이 없어도 된다. 초등학교 때 구구단을 배우고 나면 그 위에 다른 단계로 넘어가서 분수를 배우고 미적분 등 고등 수학으로 넘어가는 것과 같다.

거리와 속도는 삼차원에 있는 존재들에게 필요한 공부다. 이것을 통해서 우리는 시간과 공간을 배우는데 이 단계를 통과하면 시간과 거리 개념이 없어지는 단계로 진입한다. 시간과 거리 개념이 없어지는 단계를 이해하기 위해서는 시간과 거리 개념이 있는 단계에서 공부를 해야 한다. 우리가 지구에 태어난 것이 축복인 이유는 지금 우리가 공부하는 시공의 개념을 알고 나야 시공이 사라지는 단계를 이해할 수 있기 때문이다.

아직 우리가 모르는 세상은 우리가 이미 알고 있는 세상을 알아야 배울 수 있다. 지금도 진화의 길을 가고 있고 가야 하기 때문이고 그래서 그 끝에 도달해야 우리의 갈길이 끝나기 때문이다.

직관과 통찰이 필요한 이유는 이런 이치를 순식간에 알기 위해서이다. 시공을 초월하여 어디서나 동시에 존재하는 우주의 작동 원리에 가장 근접한 사고 방법이 직관과 통찰이다. 그리고 이것을 익히는 방법이 호흡을 통한 수행이다.

호흡수련과 델타권의 관계

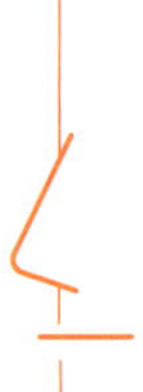

호흡 수련을 하지 않고 델타권선계의 실상을 아는 것은 불가능하다.

호흡 수련을 하지 않고 도달할 수 있는 수준은 세타권영계이 마지막이다. 영매나 무속인들이 기도만으로 영적 세계에 접근할 수 있는 이유는 영적 세계가 호흡 수련을 하지 않아도 도달할 수 있기 때문이다. 호흡 수련을 하지 않는 성자나 종교 지도자들도 다르지 않다. 가슴에 사랑을 가득 품어도 그 상태가 존재적 무게를 모두 벗은 깨달음의 상태는 아니기 때문이다. 완전한 무無의 주파수인 0Hz는 호흡 수련으로 근원과의 합일을 이루었을 때만 도달할 수 있다. 근원의 주파수는 고도의 수련을 한 수행자가 0Hz가 되었을 때만이 느낄 수 있는 것이다.

하늘은 정성으로 가꾼 쌀 한 톨의 가치를 훔쳐온 금덩어리보다 더 중요하게 생각한다. 거짓으로 받은 물건에는 아무리 정성을 들여도 그 정성이 하늘에 전달되지 않는 것은 델타파의 에너지가 들어갈 수 없기 때문이다. 따라서 하늘에 제를 지낼 때 제물로 사용하는 물건은 농사 과정이나 제조, 가공과정도 살펴볼 필요가 있다.

깨달음의 길은 다른 사람의 도움으로 가는 것이 아니라 스스로 수행해서 만든 자기 능력으로만 도달할 수 있다. 절대 내 실력 외에 그 누구

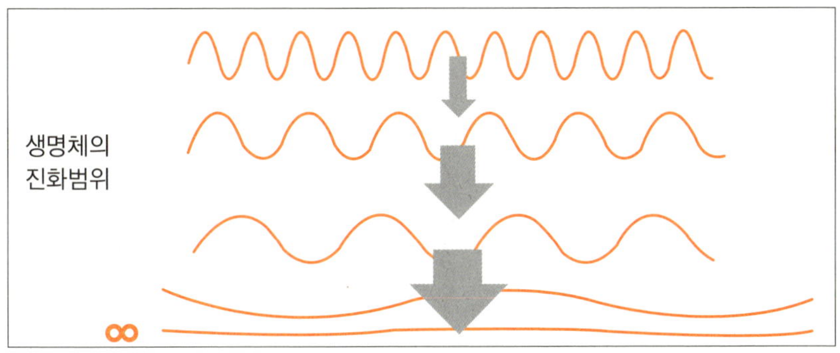

의 도움으로도 갈 수 없다. 하늘이 가장 소중하게 생각하는 가치는 우리의 정성과 노력이지 물질계의 표식이 아니다. 우주를 창조한 하늘하느님은 진화의 끝에 있는 절대자이며, 수행으로 인한 나의 상태는 가장 정확한 수행 결과이자 하늘의 기준에 의한 채점표이다. 사이비 교주들이 제자들에게 깨달음의 상태가 되도록 해준다는 말은 수행분야의 대표적 거짓말이다.

델타권과 나

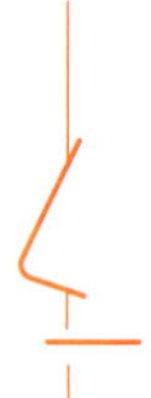

　내가 직접 탑승해 본 선진 인류의 우주여행선 안에는 조종이나 동력 발생에 필요한 어떤 장치도 없었다. 내부에 어떤 부속도 없는 겉모양만 비행체인 듯 보였다. 이런 것을 과학기술의 발전과 비교해서 생각해 보자. 예전에는 전화기가 무거웠으나 요즘 전화기는 주머니에 넣고 다니며 이게 앞으로 더 작아질 수도 있다.

　최초의 컴퓨터와 지금의 컴퓨터를 비교해 보면 그 크기가 축소되는 규모를 알 수 있다. 초기인 1940년대의 컴퓨터인 에니악은 30톤에 이르는 무게로 초당 5,000번의 계산을 했다. 2023년 세계 1위의 미국 슈퍼컴은 1초에 119경 번 연산한다. 비교 자체가 불가능하다. 1940년과 2023년은 불과 80여 년이다. 그동안 이렇게 많은 발전이 있었다. 그렇다면 과학기술의 발전은 시간의 흐름에 비례할까? 그렇지 않다. 과학기술은 상상을 불허할 정도의 속도로 가속 발전을 하고 있다. 이러한 발전 속도를 우주의 시원인 138억 년으로 비교해 보자. 현재 우리의 능력으로는 상상도, 비교도 할 수 없는 차이가 존재한다는 것을 알 수 있을 것이다.

　이러한 차이가 근원과 우리의 현재 사이에 존재한다. 무어의 법칙에 의하면 반도체 집적회로의 성능은 18개월마다 2배로 증가한다고 한다.

138억 년은 아닐지라도 '지구가 태어난 46억 년의 시간, 인간이 출현한 350만 년의 시간'과 본격적인 과학기술의 시작이라고 할 수 있는 '산업혁명 이후 수백 년'을 비교해 본다면 선진 인류의 기술이 어떠하리라는 것은 미루어 짐작할 수 있다. 델타권에서는 지구 전체의 정보를 담은 것이 원자 하나의 크기도 되지 않는다. 따라서 우리의 수준으로는 그들이 사용하는 우주비행선의 기술을 상상한다는 것조차도 불가능함을 알 수 있다.

그들의 비행선 내부에는 어떤 조종장치도 없었으며 동력장치도 보이지 않았다. 내부에 어떤 계기판도 없었고 기체도 그냥 보면 금속성 물질이지만 내다보려고 하면 바깥이 그대로 보였고, 통과하려고 마음먹으면 어떤 곳이든 드나들 수 있었으며 들어오거나 나가면 바로 원래의 상태로 복원되는 물질로 되어 있었다. 우주선 내부에 아무것도 없는 것처럼 보인다고 해서 없는 것이 아니라 실제로는 현재 우주왕복선보다 수억 배나 많은 기능이 담겨 있고 그러한 것들이 내부적으로 작동되고 있지만 부속들은 보이지 않을 만큼 작다. 시간의 차이라는 것은 이렇게 무섭다. 시간이 그냥 흘러가는 것이 아니라 고속-초고속-초초초 고속으로 발전하면서 진화의 길을 가고 있기에 그렇다.

윤회를 벗어나는 구간 델타권

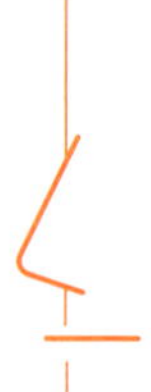

　윤회란 현세와 내세를 오가면서 존재하는 것인데 이것은 아직 지구의 중력권을 벗어날 힘을 갖지 못했기 때문이다. 하지만 델타권으로 진입하면 에너지의 순도가 높아지면서 더 이상 지구의 중력에 얽매이지 않고 우주의 중심을 향해 나아갈 수 있으므로 윤회 사이클을 벗어난다. 몸을 가지고 있든 육체를 벗고 영혼만 존재하든 '지상의 사고방식을 벗어나지 못한다면' 지구 중력권에서 벗어날 수 없다. 마찬가지로 몸을 벗고 세타권에 가더라도 근원의 상태가 되지 않는 한 지구의 중력권을 벗어날 수 없다. 물질계인 지구 에너지가 알파파와 세타파로 되어 있으므로 현세물질계와 내세영계의 주파수인 알파권과 세타권의 영향에서 벗어날 수 없기 때문이다.

　영혼들이 윤회하며 이곳에 붙들려 있는 이유는 지구의 영향권에 있는 알파-세타파 대역에 머무는 동안 궁극의 주파수인 델타파 대역으로 진화하는 방법을 모르고 있기 때문이다.

　영생이란 우주의 중심부에 존재하는 극저 주파수 대역의 존재 방식으로 델타파의 단계로 진화하지 않으면 진입할 수 없다. 하지만 영적인 상태로 존재하는 세타권은 선과 악이 혼재하여 항상 혼란스럽게 하므로

0 주파수 개념을 정확하게 아는 것이 거의 불가능하다.

델타권은 이 세타파 대역을 지나 완벽한 안정상태를 이룬 곳으로 더 이상 시험에 들 일도, 흔들림이 올 일도 없다. 이런 주파수가 되어야 우주의 관리 주체인 델타권의 일원이 되고 그 상태와 일치되어야 비로소 윤회의 굴레를 벗어나게 된다.

우리의 목표 : 델타인

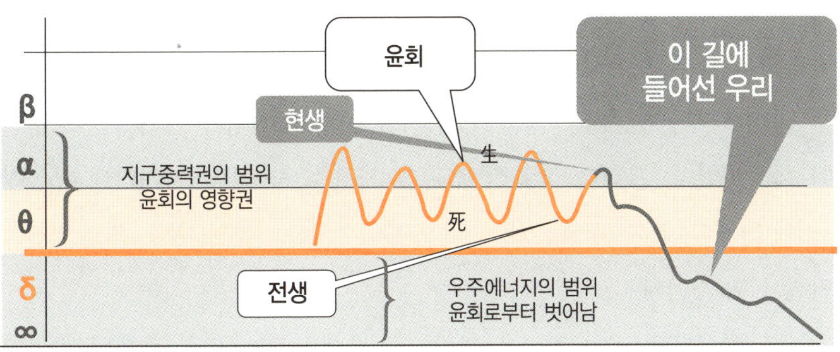

호흡으로 만난 델타인 스승들

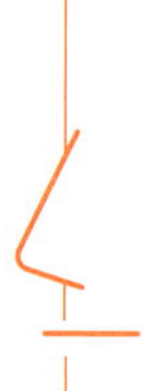

　내가 호흡명상을 하면서 체험한 가장 큰 사건은 바로 우주의 근원에 주파수의 형태로 존재하는 델타인 선생님들을 만난 것이다.

　내가 원했던 '공부와 건강' 두 가지를 동시에 해내기 위해서는 호흡만이 해답이었다. 그러나 정확한 호흡을 가르쳐 줄 사람을 어디에서도 찾을 수 없었다. 혼자서 호흡에 주력하고 있던 어느 날 너무나 귀한 인연에 연결이 된 것이다.

　델타인 선생님과의 연결은 상상치도 못했던 일이었다. 호흡명상을 하면 이런 일이 일어날 수 있다는 것조차 알지 못했던 나는 매일 열심히 날숨과 들숨에 집중해서 호흡을 하고 있었다.

　그날도 평소와 다름없이 호흡에 집중하던 중 문득 무언가를 쓰고 싶다는 생각이 들었다. 이런 경험은 처음이어서 옆에 있던 볼펜을 들고 앞에 있던 백지에 가져다 대니 손이 저절로 움직이기 시작하였다. 볼펜이 그리는 것은 글자가 아닌 구불구불한 모양의 곡선들이 세로로 그려진 그림이었다. 그렇게 구불구불한 곡선이 한 페이지 정도 그려지더니 더 이상 움직임이 없어서 펜을 놓고 바라보고 있었다. 그때까지 없었던 일이고 어떤 글자도 아닌 곡선만 그려져 있었으나 가벼이 생각할 수 없는 현상이므로 더 이상 건드리지 않고 책상 위에 펴놓은 채 2일 정도 그 구불구불한 곡선을 들여다보고만 있었다.

테이블에 놓아둔 채 건드리지 않고 두고 보고만 있던 3일째 그 곡선이 그냥 낙서가 아님을 알 수 있었다. 가만히 보고 있으니 점점 어떤 의미가 느껴지고 있었다. 우리가 사용하는 글자가 아니므로 우리말로 해석이 되지는 않지만, 틀림없이 의미가 담겨 있었다. 하지만 내용을 알 수 없는 상태로 며칠이 흘렀다. 그 후 평소처럼 호흡을 하면서 며칠이 지났을 때 다시 펜을 잡고 뭔가를 쓰고 싶다는 생각이 들었다. 이 때는 볼펜을 들었더니 글자가 써지는 것이었다. 단 한 줄의 문장이었다.

"비교하지 말라."

이 한 줄의 글자가 세로로 쓰이고는 더 이상 손의 움직임이 없었다. 다시 손의 움직임이 없어서 아무 생각 없이 호흡하고 있었다. 그 날은 이렇게 호흡만 하면서 하루가 넘어갔다.

다음 날 또 호흡하고 있는데 또 손이 글씨를 쓰도록 힘을 받고 있었다.

이 날도 펜을 들으니 또 한 줄의 문장이 쓰였다.

"비난하지 말라"

나는 그때까지 나를 누구와 비교하거나 비난한다는 생각을 해본 적이 없었다. 다른 수련생들과 함께 명상하는 것도 아니었고, 나 혼자 호흡에 빠져 있었으므로 '이런 것도 있구나' 하는 정도의 생각뿐이었으나 나중에 보니 이른바 신필神筆의 경지에 든 것이었다.

"비교하지 말라."

"비난하지 말라."

수련 중 누구를 비난하거나 누구와 비교할 생각이 전혀 없었음에도 이런 메시지가 내려온 것은 수행길에 있는 한 끝까지 간직해야 할 중요한 내용이기 때문인 걸로 생각할 뿐이었다.

이렇게 자동 받아쓰기 같은 과정이 거듭되면서 거의 눈을 감고 호흡하던 중 누군가가 내 앞에 앉아 있는 것 같은 느낌이 들었다. 하지만 눈을 뜨고 보면 아무도 없었다. 그러나 눈을 감으면 틀림없이 누군가가 앉아 있었다. 강력한 파워는 아니었지만 틀림없이 나를 지켜보고 있었다. 방에 혼자 있을 때 문틈으로 누군가가 나를 지켜보고 있는 것 같은 느낌이었다. 내가 극도로 고요한 상태가 아니고는 알아챌 수 없는 에너지체였다. 언제까지 그렇게 가만히 있을 수는 없었기에 앞에 있는 에너지체에게 마음속으로 질문하였다.

"누구신지요?"

이 질문을 하자마자 0.00001초 정도의 아주 순식간에 상대방이 한쪽으로 비키면서 사라지더니 그 정도의 아주 짧은 시간에 다른 분이 바로 그 자리에 와서 앉아 계시는 것이었다. 그렇게 신속하게 움직였지만, 숨이 차거나 에너지가 안정되지 않은 느낌은 전혀 없었고 원래 그 자리에 있었던 듯 정적만 남아 있었다. 어떤 공기의 흐름도, 다른 변화도 없이 이렇게 순식간에 바로 앞에서 에너지가 변하는 것도 처음 느낀 것이었다. 너무나 짧은 시간에 이루어진 일이므로 내가 정신을 차리고 감각을 집중하지 않았다면 상대가 바뀐다는 것조차 모를 만큼 순식간에 이루어진 일이었다. 이후 델타인 선생님들과 대화가 시작되었다.

이 선생님들과의 연결 이후 나의 명상은 도저히 다른 사람들이 상상할 수 없는 경지로 들어갔다. '선생님들'이라고 한 이유는 델타권의 선생님들은 한 분이 아니라 수십만 분으로서 질문의 수준이 달라질 때마다 질문의 수준에 맞는 선생님으로 순식간에 바뀌면서 문답이 진행되었기 때문이다.

이런 선생님들과의 문답은 질문의 종류나 차원에 따라 나의 질문에 답변이 가능한 선생님이 나타나서 답변하므로 나의 질문 수준이 높아지면 그 질문에 답변할 수 있는 수준의 선생님이 나타나서 답변한다. 질문의 수준이 높은데 기존의 존재가 답변하는 일이 없었다. 질문의 난이도가 향상되면 답변하는 분의 수준도 바로 향상되었다. 이렇게 하루에도 많게는 수십 번 단계가 높은 분으로 바뀌었는데 바뀌는 속도가 너무 빨라서 한 분과 대화하는 것처럼 느껴졌다. 이분들은 때로는 농담 같기도 하고 질문에 대한 답변이 아닌 것처럼 생각될 수도 있는 답변을 주기도 하셨지만, 내용은 절대로 질문의 범위에서 벗어나지 않았다. 몇 년 동안 수없이 많은 문답의 시간들이 계속되었다.

선생님이 한 분 한 분 바뀔 때마다 에너지가 점점 더 높은 분으로 연결되었는데 새로운 선생님과의 첫 만남은 상당한 중압감과 부담감으로 다가왔다. 하지만 나의 수준이 올라가면서 머지않아 대등한 관계가 되었고 서로 편안하게 느낄 무렵 한 차원 높은 선생님과 연결되고는 하였다. 이렇게 선생님이 바뀌는 것은 곧 나의 수준이 향상되고 있다는 증거이기도 하였다.

하지만 델타권으로 들어가면 더 이상 선생님의 가르침이 없다. 혼자서 스스로 자신의 길을 헤쳐갈 수 있어야 진입할 수 있는 곳이 델타권이다. 영적인 존재들의 시공인 세타권은 선과 악이 공존하는 혼돈의 시공이자 '선의 탈을 쓴 악'이 수없이 많은 곳이므로 가르침을 받지 않으면 헤쳐감에 어려움이 있지만, 완벽의 단계인 델타권은 더 이상 선생이 필요 없고 오직 스스로 자아의 완성을 이루어 나가는 과정이다. 자신과 끊임없는 문답을 하면서 나아가는 길은 어떤 지형지물도, 안내자도, 방향을 짐작할 그 무엇도 없는 상태에서 고도의 판단력을 시험하는 과정의 연속이다. 난이도 최상의 구간을 어떤 도움도 없이 나아가야 한다.

세타권은 계속 선생님과의 문답이 이어진다. 하지만 델타권으로 들어가면 직접적인 대화는 없지만 나의 행동 하나, 생각 하나하나까지도 꼭 수만 개의 CCTV가 지켜보는 한가운데에 있는 것처럼 모든 선생님이 사방에서 지켜보고 계신다는 것을 알 수 있었다.

영계라고 하는 세타권을 넘어 선계라고 하는 델타권을 거치면서 무無의 경지까지 도달하고 보니 그동안 내가 거쳐 온 시공의 만물들이 어느 수준에 존재하는 것인지 알 수 있었는데 나의 선생님들이 말씀해 주시는 내용들은 거의 델타권의 주파수를 가지고 있었다. 이 주파수는 극도로 고요하고 안정된 파동을 가지고 있어서 아주 낮은 주파수에 공명을 일으킬 정도가 아니면 느낄 수가 없다. 이러한 수준에의 도달은 호흡이 아닌 다른 방식으로는 불가능하였다. 우리 몸과 마음의 주파수를 극도의 안정상태, 거의 느낌이 없는 수준까지 낮추는 것은 호흡이 아니고는 불가능하기 때문이다.

나처럼 명상 수행을 하던 중 이렇게 인간이 아닌 델타권의 스승으로부터 가르침을 받으며 수행을 한 경우가 있다는 것은 어떤 책에서도 본 적 없고 들어본 적도 없었다. 이런 사례는 내가 알기로는 전무후무한 사례였다. 모두 인간으로 존재하거나 존재했던 스승으로부터 배우고 익힌 방법으로 명상을 하고 있었고 그것을 전달하고 있었다. 영적인 존재라면 모두 무속인들과 교감하는 존재들을 떠올리거나 또는 빙의나 접신됐을 때 인간에게 영향을 미치는 존재들을 생각할 것이다. 그러나 나에게 명상 지도를 해준 선생님들은 전혀 이런 존재들이 아니었다.

내가 델타인 선생님과 인연이 되었던 이유는 내가 홀로 호흡을 하면서도 나의 상태가 델타권의 주파수와 공명을 일으킬 수 있는 수준이 되었기 때문에 가능하였다. 이렇게 되기까지, 내가 숨을 쉬고 있는지조차 느껴지지 않는 것 같은 순간들을 통과하며 호흡에 전력을 다하였고 그 결과 나도 모르게 델타권의 상태까지 진화되었기 때문이다.

여러 종류의 명상이 있다. 싱잉볼 등 소리를 사용하는 명상, 주문이나 만트라 등 육성을 사용하는 명상, 각종 악기의 주파수를 이용하는 명상, 슈만 주파수 등으로 공명을 유도하는 명상 등이 있다. 하지만 외부의 자극으로 주파수를 낮추는 명상은 사용하는 도구의 주파수 대역까지는 낮출 수 있으나 그 이하의 주파수 대역에 공명을 일으킬 수는 없다. 그러나 호흡은 나 자신을 극도로 낮은 주파수에까지 도달하도록 할 수 있는데 그 이유는 아주 낮은 주파수에 공명을 일으키기 위해서는 나 자신이 극도로 낮은 주파수와 공명을 일으킬 수 있는 상태가 되어야 하기 때문이다. 호흡은 그것을 가능하게 하는 명상 상태에 들 수 있도록 한다. 외부적인 자극으로는 나의 근본적인 상태를 변화시킬 수 없기 때문이다.

내가 명상을 시작한 이후 델타권^{우주의 근원에서 관리하는 영역}에 들어갈 때까지 몇 년간 수행기는 『선계에 가고 싶다』, 『한국의 선인들』, 『천서 0.0001』, 『소설 선』 등에 상당 부분이 나와 있지만 수행법은 기록되어 있지 않다.

독자 중 민감한 분들은 내가 제공한 원고로 출간된 책에서 원문 그대로 적힌 부분은 편안하게 읽혔지만 대리 저자가 자신의 생각을 적어넣은 부분은 잘 읽히지 않았다는 이야기를 들려주기도 하였다. 수행을 하지 않은 대리 작가가 내용을 충분히 이해하지 못한 상태에서 자신의 의도로 원고를 변조하였기에 글에서 나오는 에너지가 저하되었기 때문이다.

델타인 스승과의 대화 - 메시지

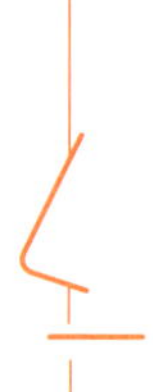

수련 중 오랜만에 선생님께 인사하였다.

"• 어찌해서 이제야 나타났는고?

– 수련 상의 일은 인간계의 일이옵니까? 천상계의 일이옵니까?
• 천상계의 일에 인간계의 일이 일부 섞였느니라.

– 인간의 책임이 큽니까? 하늘의 책임이 큽니까?
• 하늘의 일은 책임이 없다. 인간의 일은 책임이 있느니라.

– 그 책임은 누가 지게 되옵니까?
• 각자가 지게 된다.

– 인간의 일을 알려줌은 잘하는 것이옵니까? 잘못하는 것이옵니까?
• 잘하는 것은 아니다. 스스로 알아서 판단해야 한다.

– 수련이 미진해서 판단이 안 되는 것이옵니까?

• 수련으로 알지 못하는 부분은 인간의 상식으로 판단해야 한다.

– 상식에 어긋남은 누가 책임지게 됩니까?

• 본인이 진다.

– 지지 않는 방법도 있사옵니까?

• 수련을 열심히 하는 것이다.

– 수련으로 극복되는 것은 어떤 것이 있사옵니까?

• 크게 두 가지다. 첫째 인간의 일과 둘째 하늘의 일인데 인간의 일은 기氣에너지의 변화로 이루어지고, 하늘의 일은 인간의 뜻이 하늘에 전달되어 바뀌게 되는 경우가 있다.

– 극히 낮은 주파수델타파는 하늘의 주파수이옵니까?

• 하늘의 뜻은 극히 미세해서 아주 깊은 안정상태가 아니면 알아듣기 힘들며 욕심이 가려서는 더욱 알아듣지 못하게 되느니라."

하늘의 뜻을 알려주는 극히 미세한 주파수는 델타파 영역에서도 거의 끝단에서 나오는 가장 낮은 대역의 주파수로서 1분 호흡을 5~6시간 정도 할 수 있을 만큼 수행을 해야 온전히 받을 수 있다.

호흡 수련을 하지 않고 델타권의 주파수를 받는 것은 불가능하다. 호흡 수련은 델타인의 주파수, 즉 천서天書-하늘의 말 수신을 위하여 필수조건이다. 델타인의 말을 알아듣기 위해서는 그 주파수와 같은 주파수가 되어야만 수신이 가능하기 때문이다.

욕심이 가리면 거짓말을 하게 되는데 거짓이 있으면 주파수가 바뀌므로 절대로 수신이 불가하다. 거짓은 진실로 가려는 양심의 주파수와 속임수를 쓰려는 거짓 주파수가 갈등을 일으키므로 앞바퀴는 앞으로 가려 하고 뒷바퀴는 뒤로 가려는 것과 같아서, 델타권의 말을 알아듣지도, 이해할 수도 없다.

"– 하늘의 뜻을 잘못 알아들으면 어찌 됩니까?
 • 인간의 일로 되돌아갈 뿐이다.

– 앞으로 저의 일은 어찌 됩니까?
 • 인간의 일은 묻지 않는 게 좋다. 수련이 진전되는 정도에 따라 스스로 예측 능력을 키워서 알아보도록 해라.

– 예측은 해도 무관한 것입니까?
 • 예측까지 막지는 않는다. 다만 정확한 예측이 가능하기 위해서는 욕심이 비워져야 하므로 이해 당사자보다는 타인이 보아주는 것이 바람직하다. 결국은 본인이 타인 처지에서 예측할 수 있어야 한다.
아직은 본인이 본인의 관점에서 예측하려 하므로 정확한 하늘의 스케줄이 보이지 않을 것이다. 그것이 보일 때쯤 되면 참 하늘 공부의 입구에 섰다고 볼 수 있다. 아직은 모두 초년생들이니 너무 예측에 의존하지 말고 그저 참고 정도로만 하면 된다.

– 예측은 어느 정도의 확률이 나올 때 사용 가능합니까?

• 외부적으로 사용하면 안 된다. 다만 자신이 알고 있음으로써 마음속으로 방비해서 그 강도를 둔화시킬 수 있을 뿐이나 외부적 조건은 똑같다고 생각하면 된다.

매를 피하는 것이 지나쳐 아주 안 맞아버리면 그 부분이 지워진 것과 같으니 잘못 사용하면 안 한 것만 못하다. 맞긴 맞되 약하게 맞는 방법을 연구해 보도록 해라. 큰 매도 한번 맞아볼 만하다. 그냥 맞는 것이 아니고 맞을 만하니까 맞는 것이니 맞아보도록 해라.

천안통, 천이통 등이 열리고 나면 미래가 보이는 주파수 대역으로 들어간다. 이때 예측이 된다고 해도 타인에게 말하지 않는 것이 좋다. 타인 업보의 사슬을 건드리는 경우가 있으면 우주를 창조한 창조주가 의도한 바에 어긋나는 것이니 어찌 무사하길 바랄 것인가?

– 지금 맞는 것은 큰 매이옵니까?
• 중상中上이다.

– 더 큰 매가 있사옵니까?
• 없을 것 같으냐? 없기를 바라느냐? 모두 너 하기에 달렸다.

– 그럼 스케줄이 변동될 수도 있사옵니까?
• 너 하기에 달렸다.

– 선생님께서 바꾸어 놓으실 수 있는 것도 있사옵니까?
• 물론이다. 전부는 불가하나 부분적으로 가능하다.

– 수련하면서 열심히 살면 됩니까?

• 열심히 살되 헛된 욕심은 버려라. 헛된 욕심을 부리는 한 이보다
더한 고통도 올 것이니라."

수행길에서의 사제 관계

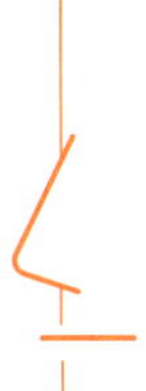

　수련하면서 인간의 모습을 한 스승도 선배도 없었던 나는 오로지 자신만을 믿으면서 앞으로 나아갈 수밖에 없었다.

　모르는 것이 있을 때 질문을 할 사람이 없다는 것은 길을 잘못들 가능성이 있다는 것이다. 이 길은 잘못 들었을 경우 되돌리기가 어려울 수도 있고 되돌리면 너무 큰 손실이 있을 수 있다.

　그렇게 날숨 30초, 들숨 30초 정도의 호흡을 하던 어느 날 눈을 살짝 감고 호흡에 집중하던 중 델타인 선생님과의 만남이 있었다. 이런 경우 나에게 해를 끼칠 목적으로 와 있다면 섬찟한 기운이 오지만 따뜻한 에너지가 오고 있어서 절대로 위험한 영적 존재가 아님을 알 수 있다. 인사를 하고 무언가 대화를 해야 할 것 같았다.

　합장을 한 채 가볍게 인사를 하니 상대방도 인사를 받는 느낌이다. 이때부터 텔레파시로 대화가 시작된다. 내가 생각하는 것이 그대로 상대방에게 전달되고 상대방이 생각하는 것이 그대로 나에게 전달된다. 입을 사용하는 것이 아니므로 절대 오류가 있을 수 없고 모든 내용이 100% 완벽하게 전달된다. 수련 중 수많은 델타인 스승들이 순간순간 인간의 능력으로는 생각하기 어려운 지혜를 깨달을 수 있도록 너무나 많은 도움을 주었다. 이렇듯 내 수행 과정은 인간적인 스승이 없이 모두 델타인 스승의 개인지도였다.

그분들은 자신의 주파수 범위 내에서만 출제와 채점을 하며, 자신의 범위를 넘어가면 바로 한 단계 위의 스승으로 바뀐다. 출제와 답안 제출은 모두 면접시험처럼 문답의 형태로 진행되며, 물어보고 답변하는 과정을 거치면 바로 통과 여부가 결정된다. 한 스승이 적게는 하나의 문제만 물어보기도 하며, 많게는 서너 번의 문답이 오가기도 한다.

델타인 스승은 처음에는 아주 평이한 분이 오셔서 평범한 문제를 물어보지만 점차 선생님이 바뀌면서 난이도 높은 문제로 달라진다. 그렇게 또 다른 스승이 나타나서 나에게 문제를 물어보고 답안을 듣고는 정답이면 다른 선생님으로 바뀌는 과정이 연속된다.

델타권의 사제관계

스승의 등급이 바로 나의 등급이다. 처음 앞에 나타난 스승은 나보다 더 높은 존재이므로 위압감이 느껴지지만, 점차 나의 실력이 향상되면서 위압감이 느껴지지 않게 된다. 스승의 위압감을 느끼지 못할 정도로 내 에너지와 실력이 향상되면 내가 그 스승과 같은 수준에 올랐다는 것이다. 그렇게 되면 위압감을 주던 스승이 친한 친구처럼 느껴지게 되고 그 직후 더 등급이 높은 스승으로 바뀐다.

내가 겪어나가는 모든 것들은 시시때때로 달라졌고 선생님들이 던지는 질문은 점점 어려워져 갔다. 하지만 참고할 자료도 없고 물어볼 그 누구도 없는 길을 가면서 외로움이란 말조차 생각나지 않을 만큼 모든 일들이 급박하게 진행되었다. 모든 문제가 진검승부였으며 찰나의 방심도 허용되지 않았다. 풀지 않고는 절대로 넘어갈 수 없는 문제들이 계속 나타났고 항상 최선을 다해서 그 문제의 정답을 찾는 과정이 거듭되었다. 하나의 문제를 풀자마자 생각할 겨를도 없이 바로바로 나타나는 다음 문제들. 하루에 풀어나가는 문제가 많게는 수십에서 백여 개까지도 출제되었다. 아주 사소한 질문에서 도저히 답을 알 수 없을 것 같은 문제에 이르기까지 찰나 찰나에 출제와 답안 찾기가 거듭됐다.

이 과정에서 인간의 욕심에 가려 오답을 제시하면 몇십 배의 추가 문제를 풀어야 했다. 그러한 과정에서 델타인우주의 근원에서 에너지의 상태로 존재하는 선생님과의 모든 대화와 당시의 현상을 적은 것이 나의 수행기였다. 점차 난이도를 더해가는 문제는 사람마다 다르게 출제될 것이므로 일률적으로 말할 수 없다. 본인의 업보와 능력에 따라 주어지는 문제가 다르기 때문이다. 수행 길에서 궁금한 것을 가르쳐주는 사람이 있다면 그만큼 속도가 빨라진다. 독학으로 수련하던 어느 날 만났던 영적 스승님,

하지만 찰나의 느낌을 놓쳤다면 스승님과의 만남도 놓치고 말았을 것이다. 이 만남이 나를 우주의 끝까지 인도하였다.

'일상의 숨' 수련생들에게 항상 강조하는 것은 언제 어디서 연결될지 모르는 수련생 각자의 선생님들과의 만남에 대한 준비다. 나는 각자의 선생님을 만날 수 있게 될 때까지 안내하는 역할을 맡았을 뿐 마지막 손을 잡아줄 스승은 델타인 선생님이기 때문이다.

내 목표는 5년 안에 '일상의 숨' 수련생들이 각자의 선생님을 만나도록 하는 일이다. 가능성 유무는 각자의 몫이다. 내가 그들의 손을 놓으면 마지막 목표까지 몇 명이 갈 수 있을까? 단 한 명만이라도 갈 수 있다면 그가 남은 수련생들을 이끌고 갈 수 있을 것이다.

이런 과정을 겪으면서 느끼는 수행자의 시간은 짧은 시간이 아주 길게 느껴질 수도 있고 긴 시간이 너무나 빨리 흐를 때도 있어서 시공을 초월한다는 말의 의미가 그렇게 실감 날 수 없었다. 이런 경험은 나중에 유체 이탈을 해서 우리보다 수천 년이나 수만 년 앞선 우주의 저 먼 별에까지 다녀올 때 시공의 구조를 이해하는 데 큰 도움이 되기도 하였다. 우주에서 인간에게 연결된 에너지의 선은 지속적으로 기운을 전달하고 있었고, 그 에너지의 영향은 모든 인간의 진로에 영향을 주고 있었지만, 시간과는 무관하였다. 남들이 보면 스승이 없이 홀로 가는 수행길이라 너무나 외롭고 힘겹게 보일 수 있지만 항상 곁에서 끊임없이 문답을 주고 받는 델타인 스승님들 덕분에 잠시도 방심할 겨를이 없다 보니 시간이 부족할 따름이었다.

우리에게 시간은 금이다. 아니 어쩌면 금보다 더 소중하다. 그런 시간을 수년~수십 년 잃을 수도 있다. 이런 손실은 다시 되돌릴 수도 없다. 그럴 때 내가 진리에 도달하는데 도움이 되는 단 하나의 단어나 한 줄의 글이 몇 달이나 몇 년의 시간을 단축할 수도 있고 삶의 방향을 올바로 해줄 수도 있다. 이렇게 될 수만 있다면 그보다 더 큰 기쁨은 없을 것이다.

수행의 길은 만인 만도이므로 이 글도 왕오천축국전, 동방견문록, 열하일기처럼 또 하나의 우주 기행문일 것이다. 많은 분이 수행목표를 달성해서 깨달음의 경지에 이르고 그 결과 근원의 지혜로 지구의 진화에 큰 도움이 되기를 기원한다. 뒤늦게라도 이 책을 정리해서 내는 이유는 정신세계와 영혼의 진화를 목표로 하는 분들이 길을 모를 때 작은 도움이라도 되었으면 하는 바람에서다.

보이지 않는 세계 속 각계의 정상

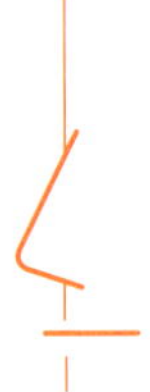

"– 각계의 정상은 어떤 분들인지요?

• 크게 '기계, 영계, 심계'로 구분되는바 심계心界는 다시 여러 단계로 구분이 되며 그 맨 아래쪽이 천, 법, 그리고 심1, 심2, 심3 등으로 구분된다.

천은 판단하고 법은 처리하며 그 위로 가면서는 그렇게 된 원인을 제공하는 곳이다. 상부로 오를수록 점점 더 진폭이 작아져 후에 완전히 미동도 없는 상태가 되면 우주로 들어갈 수 있다. 기계氣界의 정상은 몇 있다. 이들은 기적으로 사람들의 병을 고쳐주기도 하고 운기를 하기도 하며 기타 산이나 바다 등 자연의 에너지를 사용해서 어떤 일을 하기도 한다.

이들의 일은 속인들이 잘 모르는 경우가 대부분이며 알아도 기적으로 감각이 민감하거나 수련을 한 몇몇 사람들뿐이다. 현재 한국에는 5~6명 정도가 이런 방향으로 움직이고 있다.

영계靈界의 리더들은 대부분 종교계의 인물들이라고 보면 된다. 기계氣界의 거두는 (밖으로) 나타나지 않으나 영계의 거두는 표면에 나타나는 경우가 많으며 그들의 주변에는 항상 많은 사람들이 모이게 되어 있다.

각종 종교는 모두 영계 차원에서 존재하고 있는데 선악의 구별이 필요하기 때문이다. 좋고 나쁘고의 차이보다 중요한 것은 그 사람의 차원이다. 영계를 떠나 심계로 들면 그 자체로서 사람을 끌어 모으는 것과는 무관하다.

기계의 인물은 영계에 영향을 미치기가 어려우나 영계는 기계에 영향을 미칠 수 있으며 심계는 양자 모두에 영향이 가하다. 각계 간의 영향은 절대적인 것은 아니다.

정치나 경제 즉 속俗의 고수들은 영적 개발로 심계에 들 수 없는 경우가 많다. 영성의 개발은 정성으로 하는 것이지 의욕만으로 하는 것이 아닌 까닭이다. 진심으로 정성껏 국민을 위한다고 생각한다면 그 자체로 심성의 개발이 가능할 수도 있으나 사욕으로 시작한다면 업의 축적에 그칠 것이니 본인도 감당키 어려울 것이다.

진리는 항상 옆에 있지만 그 진리를 볼 수 있는 눈이 없는 것이니 수련으로 눈이 열리면 모든 것이 보이게 된다. 중요한 것은 보일 듯 말 듯한 것이니 그때가 가장 조심스럽다. 보인다는 뜻은 심안心眼을 의미함이니 영안靈眼이나 기안氣眼으로 보는 것은 참되이 본다고 할 수 없는 것이다.

항상 마음을 열고 수련에 임하라. 수련 시작 전에 마음을 정결히 하고 사방에 개방한 후 호와 흡을 고르게 해보라. 모든 것은 처음도 정성, 둘도 정성이니 정성의 순도에 의해 모두 결정될 것이니라."

지상의 만물을 관리하는 존재들과의 만남

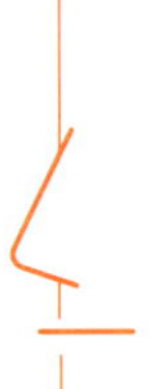

　오랫동안 호흡 수련에 집중하고 있던 어느 날 강릉에 가야 할 일이 생겼다. 고속버스를 타고 강릉에 가던 중 2차선 도로의 양쪽 길가에 서울에서부터 강릉까지 크고 작은 영적 존재들이 일렬횡대로 늘어서 있었다. 수십만 이상의 영적 존재들이 이렇게 많이 일렬횡대로 길가에 내려와 늘어서 있는 것을 본 것은 처음이었다. 지금까지 호흡 수련을 해왔지만 이런 일을 겪어 본 적이 없으므로 그들이 왜 내려와 있는지 알 수 없었다.

　'영들이 왜 이렇게 길가에 내려와 있지?'

　혼자 생각을 했지만 나와는 관계없는 것으로 생각하고 물어볼 생각조차 하지 않은 채 버스를 타고 가고 있었다.

　내가 지나가는 길의 주변에 있는 용문산, 오대산, 태백산 등 유명한 산과 그보다는 덜 유명하지만 그 주변에 있는 있는 큰 산들을 관장하는 영적 존재보통 산신령이라고 하는들은 에너지도 강하고 장대하며 위엄이 있는 장군 같은 모습이었다. 그 옆에 작은 산을 담당하는 영적 존재들은 그보다는 좀 약한 에너지였지만 그렇다고 아주 약하지는 않았다. 산마다 큰 산 전체를 관장하는 영적 존재가 있고 그 아래 봉우리를 담당하는 영적 존재가 있으며 그 아래 큰 바위, 고목나무 등과 샘물 등을 담당하는 에너지체, 그리고 모든 나무와 작은 들풀, 모래 한 알까지도 담당하는 영적 존재들이 있었다.

군으로 비유하자면 사단장, 연대장, 대대장, 중대장, 소대장, 분대장, 분대원 같은 조직 구조로 되어 있었다. 큰 산의 산신이 사단장이라면 주위의 봉우리를 담당하는 신이 연대장, 그 아래 더 작은 봉우리는 대대장, 골짜기는 중대장, 그 사이의 개천은 소대장과 같은 체제를 갖추고 있었다.

하나의 산에도 크고 작은 수만의 영적 존재들이 보이지 않을 만큼 많았다. 그들이 모두 자신들이 그 시간에 해야 할 일을 하지 않고 길가에 내려와 내가 타고 지나가는 버스를 바라보고 예의를 갖추며 서 있었다. 도대체 지금까지는 없었던 이런 일들이 왜 오늘은 이렇게 일어나고 있는 것인지 알 수가 없어서 궁금하긴 하였지만 그냥 바라보면서 가던 중 무심코 뒤를 돌아보니 뒤쪽의 영들도 모두 내가 타고 가는 버스를 바라보고 있었다. 차 안을 둘러보니 그 버스 안에 탑승한 사람 중에는 그들이 신경 쓸 만한 수준의 에너지를 가진 사람이 타고 있지 않았다.

'그렇다면 이들이 나 때문에 이렇게 내려와 있는 것일까?' 그런 생각을 하면서 사방을 둘러보니 길 앞쪽에 있는 영들도, 길 옆의 영들도, 버스 뒤의 영들도 모두 내가 탄 버스를 바라보고 있었다. 그들이 나 때문에 길가에 내려와 있음을 알 수 있었다.

언제나 그들이 해야 할 일은 너무나 많았다. 잠시 잠깐이라도 자리를 비울 수 없는 일들이 모두 이들에 의해 이루어지고 있었다. 우리가 자연의 이치가 정해져 있어서 모두 저절로 되는 것으로 알고 있었던 일들이 모두 이들의 노고에 의해 이루어지는 것이었다. 풀이나 나무의 싹이

트고 자라며, 열매를 맺고 익어가는 것과 잎이 피고 단풍이 드는 것, 풀이 자라고 잎이 마르는 것, 꽃이 피고 벌과 나비들이 날아다니는 것, 온갖 새들이 지저귀는 것, 샘물이 솟아나서 흘러내리는 것에서부터 바람이 부는 것, 구름이 흘러가는 것, 햇볕이 비추는 것 하나하나까지도 모두 이들의 노력으로 이루어지고 있었고 이들이 관장하고 있었다. 하다못해 낙엽 하나까지도 이들의 손길이 가지 않는 것이 없었고 다람쥐가 도토리 하나를 가져다 먹는 것까지도 이들이 살펴보고 있었다. 이들이 해야 할 일이 너무나 많고 시급한데 나 때문에 길가에 내려와서 시간을 낭비하고 있는 것 같아서 텔레파시로 그들에게 전달하였다.

"얼른 올라가서 일들 하세요. 나는 괜찮으니 일들 보세요."

내 마음을 전달해도 듣기는 하였지만 올라가지 않고 여전히 도열상태를 풀지 않았다. 다시 서너 번 그들에게 전달하자 조금씩 움직이면서 원래 그들이 일하던 자리로 올라가기 시작하였다. 그러나 큰 산을 담당하는 산신은 산 정상에 서서, 다른 산신들도 각자 자신의 자리에 서서 계속 내가 탄 버스가 가는 것을 지켜보고 있었다.

"그렇게 하지 않아도 됩니다. 저는 잘 다녀갈 것이니 잊으시고 본래 하던 일들을 하세요. 정말 괜찮습니다."라고 서너 번 텔레파시로 전달하자 그제야 자신의 자리로 돌아가서 자기 일을 하였지만, 직접 지켜보지는 않아도 내가 가는 것을 그들이 계속 의식하고 있다는 것을 알 수 있었다.

다시 한번 "정말 괜찮습니다. 하던 일들 하세요."라고 서너 번을 더 전달하자 그제야 내 시야에서 보이지 않는 원래 그들의 자리로 돌아가서 일들을 했다. 하지만 여전히 신경은 내가 타고 가는 버스를 놓치지 않고 있었다.

나는 내 일 때문에 강릉을 다녀왔는데 그들이 살펴준 덕분에 무사히 잘 다녀왔음을 알 수 있었다. 강릉에서 일을 마치고 서울에 도착한 후 그들 모두에게 "고맙습니다. 덕분에 잘 다녀갑니다."라고 인사를 하자 그제야 모든 영이 원래 자기 일로 돌아갔다.

그 후에는 다시 그들과 만나지 못했다. 그들이 존재하는 것은 알고 있었지만 이미 내가 더 낮은 주파수로 변화되어서 그들과 대화할 단계가 아니기도 했으며, 그들도 나의 존재를 느낄 수 없으므로 내가 오가는 것에 신경을 쓸 단계에서 벗어났음을 알 수 있었다.

모든 경험들은 거의 한 번으로 끝났다. 수행 길에서 경험해야 할 일들이 너무 많아서 동일한 일을 여러 번 겪어야 할 시간도 없었지만, 그럴 필요도 없기 때문이었다. 알면 바로 넘어가는 방식의 수행길은 이렇게 진행되고 있었다.

“버릴 것이 무엇이고 어떻게 버리는지 알면
많이 공부가 된 것이다. 수련의 묘미는
버릴 것과 채울 것을 가릴 줄 알면서 달라진다.
나는 무엇을 채우고 무엇을 버려야 할까?
이것을 가려내는 것은 수련의 단계를 완전히 바꾼다.”

3

비움
– 나를 향하여

깨달음에 도달하기 위해 해야 할 일

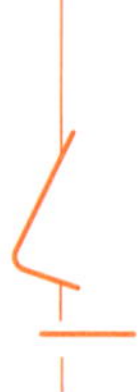

　깨달음이란 우리가 알고 있는 가장 완벽한 상태이며 그 어떤 것과도 비교할 수 없는 절대의 경지이다. 역사 이래 지금까지 많은 분들이 이곳에 도달하는 방법을 여러 가지로 이야기해 왔다. 그러나 실제로 도달한 경우가 극히 드물었다는 것은 인류가 지나온 여정이 보여주고 있다. 가능한 길임에도 그것은 왜 그렇게 어려운 것일까.

　우주에서 가장 중요한 원칙이 있다. 이 원칙에 따라 우주가 존재하고 유지되어 간다. 바로 '에너지 보존의 법칙'이다. 가장 원칙적이며 기본적인 이 원칙은 우리네 삶에서도 가장 중요한 원리 중의 하나로 자리매김해 왔다. 이 원칙이 우리네 삶에 적용될 때 그것은 시장에서 지급한 값어치만큼 받아오는 '등가교환의 원칙'이 된다. 어떤 물건을 판매하거나 구매할 때 그 값어치만큼 교환하는 것이다. 그래서 세상은 공짜가 가장 무서운 것이고 공짜를 좋아하다가 결국은 큰 피해를 당하게 되는 것이다. 이것이 수행자에게는 어떻게 적용될까.

　무엇을 얼마만큼 지급하면 우리가 그토록 원하던 절대 진리의 경지에 도달할 수 있을까. 도달하는 것을 넘어 하나가 될 수 있을까. 모든 것을 비우고 무無의 세계에 도달하는 것은 절대 쉽지 않다. 선과 악이

공존하며 끊임없는 시험으로 나의 역량을 검증하는 세타권^{영적 존재들의}

시공을 넘어가야 하고 그 단계를 넘어가도 이정표 하나 없이 펼쳐진 끝없는 길에서 실력을 입증해야 하는 델타권^{우주 중심부의 영역}을 통과해야 한다.

세타권은 스승과 끝없는 문답을 하면서 헤쳐나가지만, 수행 말기에 델타권으로 들어가면 해도 달도 없고 등불도 없는, 눈비 내리는 어스름 길을 스승 없이 혼자서 목적지를 찾아 나가는 과정이 오랫동안 이어진다. 문답을 주고받거나 방향을 알려주는 실존하는 영적 스승은 없지만 오로지 그동안 익힌 나의 감각만으로 우주의 정점을 향해 발걸음을 옮기는 길고 긴 노정이 시작되는 것이다. 이러한 길이 있다는 것을 전혀 알지 못했던 나는 어떻게 이 길을 무사히 끝까지 통과해서 '근원'에 도달할 수 있었던 것일까?

내가 할 수 있었던 것은 '비움'이었다. 모든 사람이 비움을 두려워한다. 지금까지 노력한 모든 결과를 버려야 하는 것으로 생각하기 때문이다. 당장 집도 절도 없이 생활해야 하고, 경제적인 모든 것까지도 비워야 하는 것으로 생각한다. 비움의 의미를 오해한 나머지 수행의 근본적 조건마저도 버려야 한다고 생각한다.

이 길에서의 비움은 그런 비움이 아니다. 마음을 비우는 것이다.

성직자가 아닌 속세의 수행자로서 모든 것을 비울 수는 없다. 나 자신은 물론 가족의 건강을 유지해야 하고 의식주를 해결하기 위해 직장 생활을 해야 하는 등 삶에 필요한 모든 것을 스스로 구해야 한다. 누구도 도움을 주지 않는다. 성직자나 종교인은 생활의 모든 것을 제공받지만 속세의 수행자는 전혀 상황이 다르다.

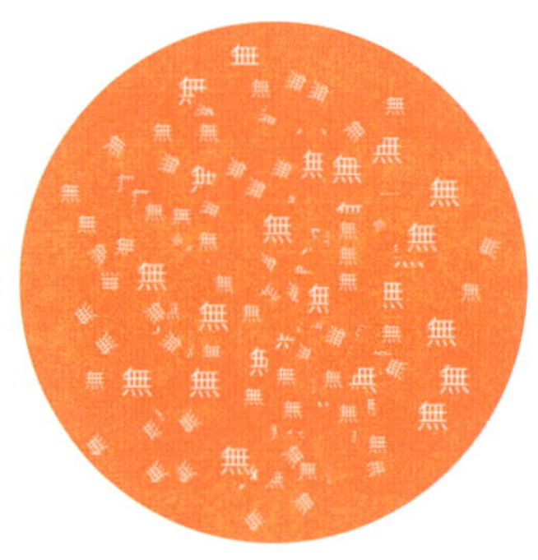

일반인의 경우 생활에서 부딪치는 과제가 많은 만큼 수행에서도 성직자보다 훨씬 더 강도 높은 시험이 계속 올 수밖에 없다. 속세의 수행자가 성직자보다 더 수준 높은 깨달음에 도달하는 경우가 많은 것은 이들은 고행을 통한 수행길을 걸으며 어려움에 부딪칠 가능성이 더 많이 열려있기 때문이다. 전혀 '안전하지 않은 자리'에서 그 험난한 과제를 헤쳐 나가는 비법은 무엇일까? 바로 마음을 비우는 것이다. 모든 것에서 내 마음을 내려놓고 아무것도 없는 나를 만드는 것이다.

보통의 생활인으로서 성실하게 열심히 살아가는 자세를 갖춰야 하지만 동시에 수련 중에는 내 마음에 어떤 욕망도 없는 상태를 만드는 것. 얼핏 나의 발전과 상충할 것 같은 이런 상태는 어떻게 받아들여야 하며 어떻게 만드는 것일까?

우리가 생활인으로 살아가려면 비우지 않아야 할 것이 너무나 많다. 사실상 그것을 비우는 것은 불가능하다. 하지만 내 마음의 자리를 비우지 않으면 빈자리를 만들 수 없으므로 내가 깨달음을 받아들일 자리가 없다. 비운만큼 채워지는 것이 우주의 이치이다. 조금 비우면 조금 채워지고, 다 비우면 다 채워진다. 하지만 '실제 생활인으로서 비울 수 없는 이유'와 '수행에서 비움이 요구되는 조건' 사이에 갈등의 요소가 자리한다. 그럼에도 비워야 한다는 전제는 변치 않는다. 그렇다면 어떻게 그 조건을 충족시켜 생활은 지혜롭게 하면서도 마음은 비울 수 있을까?

생활인으로서 건강과 의식주의를 해결하면서 호흡으로 비움을 실천하는 것은 간극이 적지 않다. 여기서 지혜가 필요하다. 나는 어떻게 이 문제를 해결하였을까? 여기에서 내가 개발하고 실천한 '다원 집중'이 요구된다.

직장 생활과 대학원 공부, 개인적인 목표를 달성하면서 동시에 수련까지도 해 나갔던 나는 당시 그 모든 것을 해내기 위해 일과의 우선순위를 정하고 그것을 실행에 옮겼다. 상황에 따라 우선순위에 변화는 있었지만 내 마음의 흔들림을 줄이기 위해 소소한 것들을 먼저 정리해 나갔다. 하지 않아도 될 행동을 줄이고 그런 시간을 호흡으로 채워나갔다. 호흡을 하면서 내 마음을 비우는 훈련을 해 나갔는데 그 핵심이 모든 것에서 불필요한 관심을 버리는 것이었다. 눈에 보이거나 보이지 않는 것들로부터 내 마음을 비워나가는 것이다.

그러고 나서 호흡을 시작하였다. 하지만 그것은 외부적인 것에 불과하였다. 내 주변에서 나에게 흔들림을 가져올 만한 것들을 비웠지만 나의 내부에서 일어나는 흔들림은 그대로였다. 이러한 것들은 부딪쳐서 해결하는 것이 중요했다. 호흡을 하면서 떠오르는 많은 잡념을 모두 단전으로 인도하고 다시 무념을 청하였다.

하지만 아무리 해도 계속되는 잡념들이 나를 괴롭혔고 몇 날 며칠 비우려 노력해도 비워지지 않는 것들이 있었다. 그러나 잡념이란 무엇을 비워야 할지 알려주는 것으로 비워야 할 것을 비울 수 있도록 알려주는 신호다. 즉 잡념이란, 나 스스로 정리할 수 있게 나타나 준 '고마운 친구들'인 것이다. 이런 신호가 한 점도 떠오르지 않고 사라지면 완전히 다른 차원으로 들어갈 수 있다. 그것을 위해서는 노력이 필요하다. 평범한 방식으로는 어렵다.

지금까지 내가 하던 방식으로는 어려울 것 같았다. 방법을 바꿨다. 잡념으로부터의 도망이 한계가 있음을 체감한 후, 어느 날부터 호흡하는 내내 잡념만 생각하기로 작정하고 계속 잡념을 떠올렸다. 억지로 이 생각 저 생각하지 않아도 수많은 잡념이 놓여 있었다. 우리가 논의 한가운데 웅덩이를 파려고 하면 그곳으로 물이 계속 흘러 들어와서 그 웅덩이가 비워지는 것이 불가능하다. 그 논의 모든 물이 다 없어져야 논 한

집중과 잡념

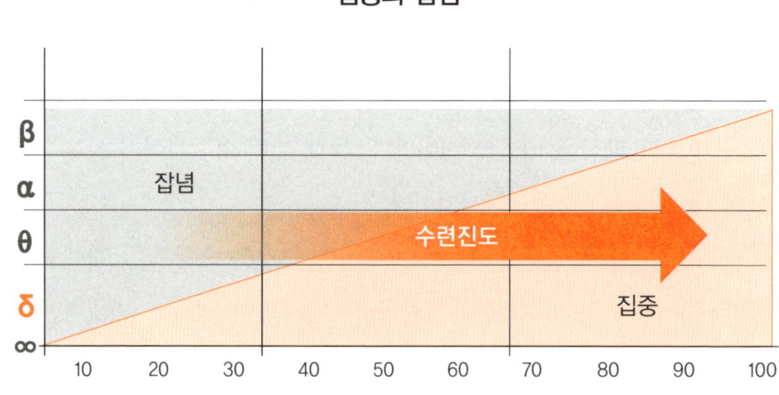

94

가운데 웅덩이가 비워지게 될 것이다.

내 마음의 잡념을 없애려면 시간이 걸린다. 어느 정도의 시간은 어쩔 수 없다. 담담하게 매일 '잡념 수련'을 하기로 했다. 그렇게 며칠을 하자 잡념들이 떠올랐다 사라지기를 반복하였다. 이런 시간이 계속되자 점차 어떤 생각도 떠오르지 않는 시간이 드문드문 생기기 시작하였다. 하지만 일시적일 뿐 그 시간이 길지 않고 다시 새로운 잡념들이 떠오르곤 하였다.

잡념은 적일까 아군일까? 적이라면 미워해야 할 적일까? 반갑게 맞이해야 할 적일까? 그러나 이렇게 억지로 잡념을 떠올려 생각하는 시간이 길어지면서 드디어는 내 마음에 어떤 생각도 떠오르지 않는 시간이 점점 길어지기 시작하였다. 처음에는 몇 초에서 몇십 초간 무념 상태가 지속되더니 점차 1분, 2분, 5분 점점 무념의 상태가 지속되는 시간이 길어졌다.

이때부터는 잡념을 밀어내기 시작하였다. 어떤 생각이 올라오면 그 생각을 수첩에 메모하고는 잊어버리는 방식으로 잡념을 돌파해 나가며 무념 상태를 조금씩 길게 유지해 나갔다. 수련을 끝내고 잡념의 원인이 되었던 것들을 적어놓은 것을 보면서 하나하나 정리해서 다시는 잡념이 생기지 않도록 심리적 환경을 정리해 나갔다. 항상 새로운 잡념 거리가 계속 생겨났으므로 잡념의 대상이 완전히 사라지는 것은 불가능하였다. 하지만 어느 정도는 무념이 유지되고 있으므로 수련 시간 동안의 무념 시간이 점점 길어지기 시작하였다.

그러나 꽤 시간이 흘렀음에도 완전한 무념은 아직 요원하였다. 그럼에도 마음을 비우는 것이 어떤 생각도 하지 않는 것이란 등식은 여전히 굳건하여 사이사이 무념의 시간이 자리하고 그 시간에 힘이 생기면서 잡념을 밀어내고 있었다. 이런 연습을 해나가면서 무념의 시간이 5분, 6분,

無, 空과 깨달음의 목적지는 동일

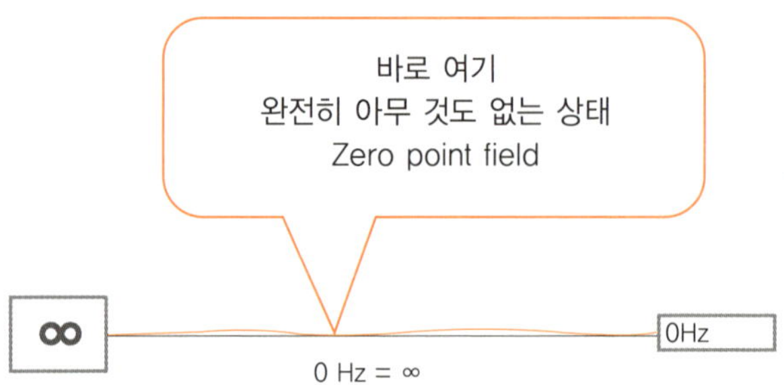

7분, 10분, 점점 길어져서 나중에는 30분, 40분, 1시간이 되어가고 있었다. 이렇게 마음이 비워지는 시간 늘리기가 가능해지던 중 어느 날 호흡을 시작하고 수련을 마칠 때까지 어떤 생각도 나지 않는 '완벽한 무념'을 경험하게 되는 날이 왔다.

완벽한 무념의 시간이 길어지고 아무리 잡념을 떠올리려고 해도 잡념이 떠오르지 않는 시간이 드디어 하루 종일 이어졌다. 내 머릿속이 완전히 비워진 듯한 상태가 되자 내 몸의 무게가 사라지고 순식간에 공중으로 솟구쳐 올라가는 느낌이 왔다. 유체 이탈의 상태이다.

공중에 떠서 사방을 돌아봐도 완벽한 검은빛으로 채워진 공간의 한가운데 내가 떠 있었다. 빛은 빛인데 우리가 알고 있는 노란색, 파란색, 빨간색처럼 그 색깔이 검은빛이었다. 지금까지 밝은 빛은 많이 보아 왔지만, 검은빛은 처음이었다. 마치 극장에서 영사기로 스크린에 검은색을 비추고 있는 것과 같았다. 하지만 아주 투명한 검은빛이었다. 저 멀리 아득한 끝까지 모두 보이고 있었고 그 어떤 것도 걸림이 되는 것은 없었지만 그 빛의 내용이 검은빛, 왜 이런 빛이 비치고 있는지는 알 수 없었다.

검은빛이 이 우주를 가득 채우고 있었지만, 어디에서 오는 빛인지 알 수가 없었다. 하지만 그냥 원래 그 빛이 거기에 있었던 것 같았다. 어디를 봐도 아무것도 없고 완전한 검은빛 공간만 눈에 들어오고 있었다. 어떤 중력도 느껴지지 않는 완전한 무중력 공간의 검은빛 안에 나 혼자만 떠 있었다.

어떤 힘도 작용하지 않는 완벽한 균형의 공간 한가운데에 내가 떠 있었다. 틀림없이 아주 넓은 공중인데 해도 달도 별도 보이지 않는 완벽한 까만빛 공간. 그 안에 비치고 있는 검정 빛의 광원은 바로 나였다.

생전 처음 느껴보는 공간이었지만 어떤 두려움도 없이 아주 편안한 상태로 떠 있는 나. 어떤 지지대도 연결된 끈도 없이 공중에 떠 있었지만, 불안감이라고는 전혀 없이 지극한 편안함만 느껴지는 시공. 사방을 둘러봐도 먼지 한 톨 없는 완벽한 무無의 공간.

아무리 잡념을 떠올리려고 해도 어떤 잡념도 떠오르지 않는 시간의 연속, 하지만 마음은 너무나 편안한 상태로 공중에 떠 있는 시간들. 그 상태가 한동안 이어졌다.

이 상태를 오래 유지하고 싶다는 생각조차도 없었는데 내가 원하기만 하면 영원히 그 상태가 유지될 것 같다는 생각이 들었다. 하지만 수련을 마쳐야 할 것 같아 가만히 두 손을 모아 만물에 감사 인사를 하고 그날의 수련을 마쳤다.

수련을 마치자 몸도 마음도 상쾌하기 그지없고 어떤 무거움도 없는 완벽한 고요와 산뜻함이 느껴졌다. 평상시 일과로 돌아왔음에도 마음에 어떤 번뇌도 생기지 않는 상태가 계속되었다. 일상생활에 지장을 주지 않을까 싶을 정도의 정적 같은 상태가 이어지다가 얼마 후 정상적인 일상으로 돌아오기를 반복했다. 이런 비움의 시간은 그날 이후 나를 완전히 다른 차원으로 들어가게 하였다.

마음에서 비우고 또 비워야

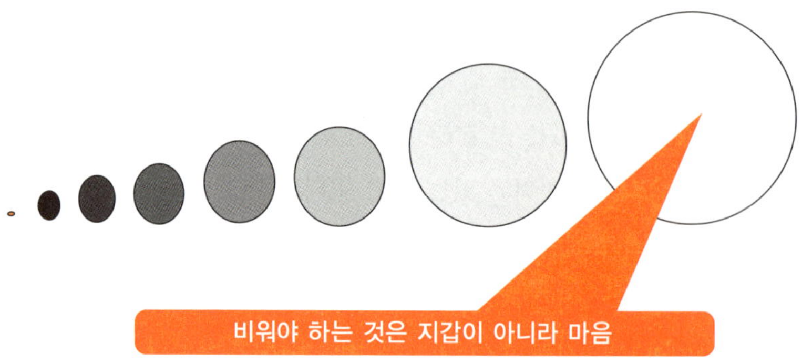

단계적 비움과 완전한 무념

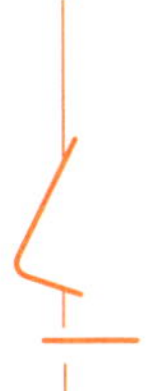

　수행에서 말하는 비움이란 그냥 비움이 아니다. 비운 자리에 새로운 기운이 들어온다.

　비움은 내 마음의 진공상태를 만드는 것인데 그 진공상태는 반드시 무엇인가를 끌어온다. 진공상태가 유지되는 것은 우주에서나 가능한 일이다. 하지만 이런 공간이 그냥 공간인 경우는 없다. 공간은 공간을 유지해야 할 필요가 있을 때 공간으로 존재한다. 공간의 의미는 무언가 채워야 할 거리가 있음을 의미한다. 그렇다면 내 마음의 공간은 무엇을 위해 필요하였을까?

　그 공간에 채워야 할 것은 현재 비움보다 더 강하고 밀도 높은 비움이었다. 지금까지는 내가 비웠다고 생각했지만 완벽한 비움이 아닌 비움이었다.

　빨래하면 때가 묻은 부분에 비누칠하고 문질러서 때를 뺀다. 하지만 빨래를 처음 해 본 실력이라면 완벽하게 때를 지울 수 없다. 때를 완벽하게 제거해 본 경험이 없는 내 눈에는 모두 지워진 것으로 보일 수 있겠지만 나보다 더 미세한 자국을 발견할 수 있는 숙련된 세탁 기술자가 보면 거기에 아직 남아 있는 덜 지워진 흔적을 발견할 수 있다.

베타권^{우리가 평소 생활할 때의 주파수 대역}에서 알파권으로 들어갈 때도 이런 경험과 유사한 경험을 할 수 있으며 알파권에서 세타권으로 들어갈 때도 이런 경험을 할 수 있다.

아주 깜깜한 밤중에 어떤 공간에 들어갔을 때 그 방안에 나보다 더 소음을 내지 않고 움직임도 없는 사람이 있다면 우리는 그곳을 빈 곳으로 알 수도 있다. 하지만 그가 인기척을 내면 그때 거기에도 누군가가 있었음을 알게 된다. 이처럼 내가 처음 경험한 무념은 완벽한 무념이 아니었다.

베타권에서 알파권으로, 알파권에서 세타권으로, 세타권에서 델타권으로 들어갈 때 우리는 새롭고 깊은 정적의 무게를 경험한다. 그것은 새로운 영역으로 들어갔음에 대한 확인 과정이기도 하다.

초등학생이 전 과목 100점 맞은 것과 중학생이 전 과목 100점 맞은 것, 고등학생이 전 과목을 100점 맞은 것은 다르다. 100점이라고 같은 100점이 아니다. 기압이 낮아져서 저기압이 되면 그곳의 일기가 달라진다. 기압이 낮다는 것은 새로운 공기가 채우러 들어올 것임을 알려주는 신호이다. 그 새로운 공기는 기존의 공기보다 더 맑고 산소가 풍부한 공기다.

나의 무념도 알파권의 무념보다 더 정화된 무념일 때 세타권의 주파수가 느껴진다. 그만큼 진폭이 낮고 잔잔한 무념이다. 이것은 백지가 같은 백지가 아니며, 일반인은 모르는데 전문가는 아는 미세한 차이처럼 무념에도 등급이 있음을 말해준다. 이렇듯 무념이지만 '완벽한 무념'을 위해 반복해서 나아가야 하는 이유는 그 끝에 우리가 말하는 근원, 무無의 세계가 있기 때문이다.

이 우주에서 가장 순수하고 귀한 그곳, 근원의 자리이다. 그곳과 일치하려면 내가 그 수준이 되어야 한다. 절대로 공짜가 없는 이 우주에서 '가장 귀한 것'을 얻기 위해 나는 무엇을 내줘야 할까? 바로 비움이다. 내 마음을 순도 100%의 상태로 비울 때만 우주가 들어온다. 맨 처음의 순도 높은 비움은 알파권과 연결되며, 그보다 더 맑은 비움은 세타권에 연결되고, 가장 완벽에 가까운 비움은 델타권에 연결된다. 가장 완벽한 비움은 0Hz, 우주의 중심인 근원에 연결된다.

완벽한 비움은 바로 우주와 일체가 되는 필수조건이며 목표이기도 하다. 비움의 효과는 비워보면 안다. 비움의 이유가 더 소중하고 가치 있는 것으로 채우기 위함이라면 비우지 못할 이유가 없다. 그러나 이 비움은 어떤 것에도 비교할 수 없는 '완벽한 비움'이어야 한다. 생활인으로서 삶의 모든 것을 비우는 것이 아닌, 수련에 든 상태에서 나를 비움에 들게 하는 것, 이것이 깊은 정진으로 들어가는 방법이다. 이러한 비움 외에 우주와 하나가 되는 방법은 없다. 그렇다면 이렇게 비워가는 과정에서 일어나는 일들은 어떤 것이 있을까?

잡념을 넘어 무심으로 – 메시지

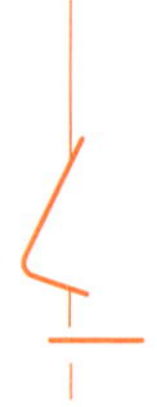

"– 어떻게 공부해야 합니까?

• 무심無心으로 들라.

– 무심에서 어떻게 합니까?

• 아직은 잡념이 많다. 그 많은 잡념이 다 깨져나가야 한다. 잡념이 벗겨져 나가면 새로이 공부할 길이 열릴 것이다.

잡념이 많은 것은 아직 내 마음속에 정리되지 않은 부분이 많다는 증거이다. 이런 상태에서는 정리할 부분을 속히 정리할 수 있도록 노력하여야 한다. 마음에서만 정리하는 것이 아니라 업무상, 가정사 등에서 해결되지 않은 일도 정리해서 수련 중 떠오르지 않도록 해야 할 필요가 있다.

– 잡념은 어떻게 정리합니까?

• 생각을 말아야 한다. 아무 생각도 말도록 해라. 정리는 가까운 인연부터 하고 먼 것은 저절로 정리되도록 해라. 가까운 것부터 정리하는

것이 순서이니 잊지 말도록 해라. 한번 정리가 시작되면 속히 해결이 가능할 것이다.

　- 본성을 만나는 길은 멉니까?
　• 그렇지 않다. 네가 마음먹기에 따라 지금 당장도 만날 수 있다. 하지만 본성을 만나는 것이 절대 쉽지 않다. 그렇게 쉽다면 견성하지 못한 사람이 없을 것이다."

일종의 사기를 올려주기 위한 가르침이다. 영적 스승님에게 가르침을 받다 보면 이렇게 생략이나 도약의 논리가 종종 있을 수 있다. 잘 알고 새기며 들어야 한다. 막상 닥치면 번개처럼 생각해서 올바로 답변해야 하므로 쉽지 않은 문답의 연속이다.

멀리 본성이 달처럼 보이는데 본성과 나 사이에 먹구름이 계속 지나간다.

"이제까지의 모든 수련을 버리고 단전에 의식을 집중하면서 무심으로 들면 된다. 무심으로 드는 것이 정법이니라. 그것이 심공이다. 본성이 나타나면 꽉 잡아라. 잘 나타나는 것이 아니니 놓치지 않도록 해라."

무심은 아무 생각이 없는 것인데 평소 잡념이 올라오다가 잡념을 극복하기 위해 노력하다 보면 아무런 생각이 떠오르지 않는 단계로 진입한다. 이렇게 아무런 생각이 들지 않는 상태로 들어가서 그 상태가 상당히 오랫동안 지속되어야 한다.

잠시 아무 생각이 없다가 금방 잡념이 들면 무심으로 들었다고 할 수 없다. 내 경우는 무심으로 들어가자 몸이 공중으로 붕~ 떠오르는 것 같더니 아무것도 없는 공중에 떠 있었다. 그 상태가 되자 아무리 어떤 생각을 떠올려 보려고 애를 써도 어떤 생각도 나지 않았다.

주위를 돌아보니 상하좌우 앞뒤에 아무것도 없는 공간이 끝도 없이 펼쳐져 있었다. 이 상태에 가서야 델타권 스승님의 본격적인 가르침을 받을 수 있었다.

버리는 법 – 메시지

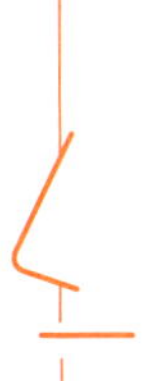

"모든 것이 쉬운 것이 없다. 쉬운 듯 보여도 어렵다. 남들이 쉽게 하는 것처럼 보인다고 하여 똑같이 생각했다가는 항상 실패하게 된다. 수행 길은 특히 심각하게 고민하고 노력하지 않고는 먼 길을 가기 힘든 일 중의 하나이다.

생生에 '너무나 커서 상상도 할 수 없는 큰 영향을 끼치는 일'인 수련을 하고 있으면서 어찌 가볍게 임할 수 있을까? 다시 생각해 보고 임하도록 해라. 특히 가볍지 않은 것은 인생의 상담인바 이는 더하다.

아직 공부가 깊지 않아 대답하기가 쉽지 않을 것이니 그리 대답하고 응하지 않도록 해라. 최선을 다하고 나면 하늘의 평가는 일정하니 걱정할 것 없다. 노력으로 점수가 나오는 것이니 그리 알도록 해라. 쉬운 것이 없다.

○○성에 도착하기 전에 버릴 것은 모두 버릴 것을 요한다. 버리지 않으면 통과가 불가하다. 그때 가서 버리려 하면 버려지지도 않을 뿐 아니라 통과는 물론 어렵다. 공부란 단계를 항상 미리 밟아야 하는 것이니 사전에 버릴 것은 모두 버리고 갈 수 있도록 해라.

버리는 법에는 강물에 띄우는 법, 절벽에서 밑으로 떨어뜨리는 법, 능력으로 분해하는 법, 잊어버리는 법이 있는데 잊어버리는 방법이 가장 자연스럽게 버리는 법이다. 모든 것을 버릴 수 있으면 그 순간부터 하나씩 버릴 수 없던 것을 버림에 수련의 묘미가 있다. 무거운 것을 버리는 것이 얼마나 힘든지 알고 하도록 해라. 항상 공부하는 버릇을 들이도록 하고 매사를 연구해라."

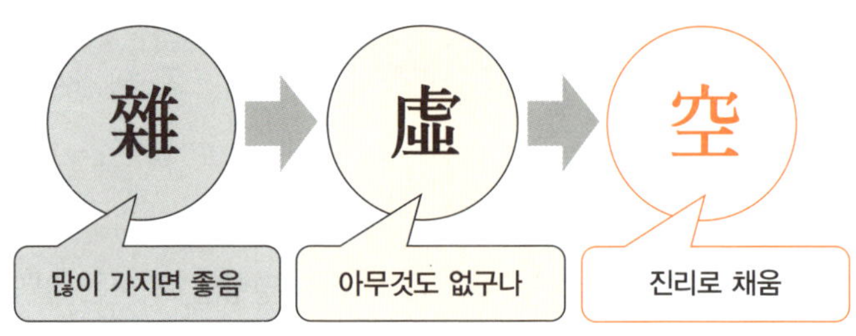

마음속의 모든 잡념이란 우리가 살아가면서 갖고 있던 모든 것들이다.

0Hz무념에 도달하려면 내 마음속에 아무것도 없어야 한다.

비우는 것에 익숙하면 많이 버려진 것이다.

버려야 할 때는 쓰레기를 버리듯 모두 버릴 것.

버리는 것도 연구해야 한다.

각자 자신에게 맞는 방법이 있으니 그 방법을 찾는 것은 본인의 몫이다. 선생이 아무리 잘 가르쳐도 개인마다 적합한 방법을 찾지 못할 수도 있으니, 선생이 가르쳐 주는 것은 절반 정도라고 생각할 것. 선생에게 의존하는 버릇이 들다 보면 나중에 선생이 없으면 수행하지 못하게 된다. 따라서 선생의 말도 항상 옳은지, 틀린 내용을 말한 것은 아닌지 곱씹어 봐야 한다. 선생의 말이라고 해서 무조건 옳은 것은 아니다.

선생은 항상 제자를 시험한다. 이런저런 질문을 던지고 답변을 듣는다. 그 과정에서 제자가 올바르게 알고 있는지 시험하는 방법은 틀린 문제를 출제하는 것이다. 이것을 알아내는 것은 제자 본인의 실력이다. 틀린 문제가 출제된다면 틀렸음을 바로 알아차리는지를 시험하기 위함이란 것을 알아야 한다. 그것을 모른다면 그 과정에서 배워야 할 것을 알 때까지 그 문제와 유사한 문제의 시험이 반복된다.

잡념수련의 필요성

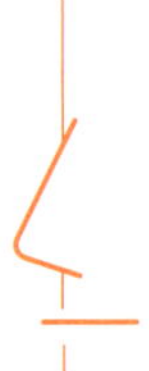

어떤 생각도 나지 않는 단계. 무념의 상태. 이 상태가 바로 0Hz의 상태이다.

여기가 바로 수행의 최종목적지이자 우리가 그토록 원하던 곳이다.

그런데 왜 여기가 수행의 목적지일까? 노력하면 할수록 많이 채워지는 것이 현실 세계의 일이다. 돈도, 재물도 모두 모두 모으기 위해 노력하지, 비우기 위해 노력하지 않는다. 하지만 이 세상은 같은 원리로 움직이면서도 서로 다른 것들이 있다. 채워서 채워지는 것이 있고, 비워서 채워지는 것이 있다. 창고에 재물은 모을수록 채워진다. 하지만 우물의 물은 퍼낼수록 채워진다.

우물물이 더러워졌을 때 새로운 물이 고이도록 하기 위해서는 더러운 물을 퍼내야 한다. 창고에 가득 채워진 물건들이 쓸모없는 것임을 알았을 때 버리는 것은 새로운 것을 채우는 방법이다. 수련자들이 하는 것은 비워서 진짜를 얻는 방법이다.

이 방법으로 나를 비우기 위해 무심으로 들어가려 하지만 무심이란 것이 절대로 만만치 않다.

우리는 채우는 것만 배우면서 살았지, 비우는 것을 배운 경험은 별로 없다. 따라서 비우는 것에 익숙하지 않다. 하지만 수행은 비움에 대한 성찰이다. 비움으로 인해 얻어지는 것을 알고자 하는 것이다. 생각의 비움은 마음을 비우는 것에서 시작한다. 하지만 아무 생각도 하지 않으려고 애를 쓰면 쓸수록 더 많은 생각들이 나게 되고 그 생각에 이끌려 나가는 순간 집중은 여지없이 깨지고 만다. 그러나 실제로 들여다보면 내 마음속에는 너무나 많은 것들이 들어 있다. 나도 생각하지 못했던 그 많은 삶의 궤적들이 차곡차곡 쌓여 있다가 현재의 생각이 사라지면 하나하나 들춰져 나온다. 그런 생각들이 끝도 없이 꼬리를 물고 나온다. 이럴 때는 계속 잡념을 생각해 보는 것도 좋다. 끊임없이 잡념을 떠올리는 것.

그 끝에 무엇이 있는지 한번 따라가 보라.

잡념수련의 방법

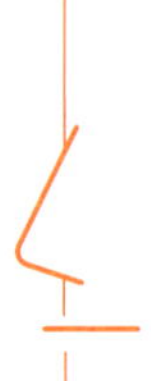

잡념 수련은 무심으로 들어가기 위해 내 마음을 청소하는 과정이다.

평소 호흡을 하던 자리에 좀 더 편안히 앉는다.

아무 생각 없이 앉아 있다 보면 잡념이 하나 떠오른다. 그 잡념을 끝까지 생각해 본다.

왜 그 생각이 떠올랐는지 더 이상 생각이 나지 않을 때까지 생각한다.

하나의 잡념이 끝나면 다른 잡념이 떠오른다. 그 잡념을 또 끝까지 생각한다.

두 번째 잡념을 끝까지 생각해서 다 끝나면 또 다른 잡념이 떠오른다.

이렇게 해서 모든 잡념의 끝을 보는데 적지 않은 기간이 걸린다. 그러나 이러한 과정은 내 마음속에 나도 모르게 들어 있던 수많은 생각의 부스러기를 정리하는 데 상당한 효과가 있다. 나는 이런 방법으로 내 마음속의 모든 잡념을 끝까지 청소해 본 경험이 있다. 수행 초기에 아무런 생각을 하지 않기 위해 아무리 노력해도 어려웠다. 그래서 차라리 잡념을 떠올리는 시간을 갖기로 했다. 얼마간 계속 잡념을 떠올리는 것이 수련 시간에 하는 일이었다. 하지만 보름 정도 그런 기간이 지나자 점차 잡념이 떠오르지 않았다. 나중에는 아무리 잡념을 떠올리려 해도 떠오르지 않았다. 그러고 나서 결국 아무 생각도 떠오르지 않는 무념의 경지로 들어갔다.

그 순간 내 몸이 공중으로 10여 미터 떠오르는 것처럼 가벼워짐을 느꼈다. 사방을 둘러보니 아무것도 없는 공중에 떠 있었다. 어느 쪽으로도 보이는 것이 전혀 없었다. 가부좌를 한 상태로 공중에 그냥 떠 있음에도 당연히 들어야 할 어떤 생각도 들지 않았다. 가마득히 멀리까지 360도 공간에 그 어떤 것도 존재하지 않았다. 머리 위에 태양만 존재할 뿐이었다. 그 후로 정좌하고 앉으면 무념으로 들어갔고 어떤 생각도 떠오르지 않는 시간이 이어졌다. 이때 호흡은 날숨 30초, 들숨 30초의 1분 호흡을 유지하고 있었고, 마치 숨이 멎은 듯 초미세한 연결이 호흡으로 이어질 때부터 델타인 선생님들의 가르침이 시작되었다.

잡념 제거와 축기 - 메시지

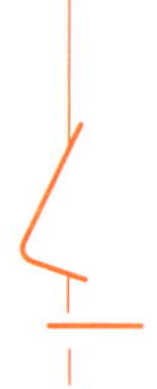

"잡념의 제거 자체가 욕심이니라. 잡념이란 것이 모두 본래 나의 것이 아닌 것이 없다. 모두 내 안에 있었던 것이고 지금도 내 안에 있는 것이다. 버려야 할 대상 중에는 잡념도 일부를 이루고 있는 것이니 그것을 버리지 않고 모두 버렸다고 할 수는 없는 것이다.

잡념의 제거는 수련의 시작이자 끝이니 그것이 되면 그 순간 수련도 완전히 단계가 달라지는 것이다. 잡념이 오는 것 자체가 어떤 면에서는 수련이 진전되어 가고 있는 것이니 서운하게 생각할 것 없다. 잡념이 어떤 것이라는 것을 제대로 알고 나면 수련을 대하는 마음가짐이 달라져야 한다는 것도 알 수 있을 것이니 그대로 따르도록 해라."

잡념을 없앤다는 것은 내 마음의 청소를 한다는 것이다. 우리가 방에 있는 물건을 하나하나 들어내고 나면 방안이 깨끗해지듯 내 마음속의 찌꺼기들을 하나하나 들어내는 것이 잡념 제거이다. 그러나 이런 것이 잠시 노력한다고 해서 되지 않는다. 부단한 노력의 결과 무심으로 들어가는 것이다. 잡념을 없애기 위해서는 부단히 무념이 되기 위한 훈련을 스스로 해야 하는데 이 과정은 자신과의 지속적인 싸움이다.

아무리 잡념이 많더라도 잡념을 없애기 위해서도 축기는 계속 해야 한다. 에너지가 없으면 잡념을 몰아내는 것도 쉽지 않다.

내 경우 마음의 찌꺼기들을 모두 몰아내고 무심이 되는데 2개월 정도 걸렸다. 계속되는 잡념이 사라지고 어떤 생각도 나지 않는 단계가 되자 내 몸이 순식간에 공중으로 떠올랐고, 사방에 아무것도 보이지 않는 무한한 공간 속에 내가 있었다. 그 후 수행 단계가 완전히 달라졌다.

"수련은 기 소모가 상당한 것이니 기 부족이 느껴지는 것 또한 자연스러운 것이다. 평소 축기에 충실하였으면 수련 시간 내내 별로 부족함이 없이 갈 수 있을 것이오, 평소 축기에 소홀하였다면 기 부족을 느끼며 갈 수밖에 없을 것이다.

평소 축기를 충실히 하였음에도 기 부족이 느껴진다면 진도를 너무 빨리 잡은 것이므로 좀 천천히 하면 될 것이다. 수련은 절대 무리해서 되는 것이 아니오, 철야나 금식 자체도 그 단계에서는 자연스러운 것이어야 한다.

단순 호흡 정도에서 기부족을 느낄 일은 별로 없다. 운기 단계로 올라가면 단전 축기만 하던 때에 비해서 수십 배까지 기운이 필요하게 된다. 사방에서 모두 에너지가 필요하나, 제공할 수 있는 곳은 단전뿐이다.

아무나 할 수 있는 수련이 아님을 알 수 있을 것이다. 평소 특별한 진전은 없더라도 축기만은 꼭 하고 넘어가도록 해라. 특히 산山에 가서 기운을 받으려 하지 말 것. 기운에 체하는 수가 있다. 달라고 하지 않아도 오는 것이 진짜 기운이다. 서서히 받아라. 축기는 기본 중의 기본이니 다른 수련은 하지 않아도 축기는 매일 하도록 해야 한다.

축기는 습관화해서 무의식으로 작동하도록 할 것. 수련을 가벼이 생각지 말 것. 항상 한결같은 마음으로 임하고 끝내며 언제나 일정한 정도의 진도를 챙길 수 있도록 해라. 수련의 묘미는 항상 일정한 속도를 유지함으로서 자신의 리듬을 조화시키는 데 있다.

축기는 중요하나 그보다 더 중요한 것은 축기 전의 마음가짐이다. 무작정 축기만 한다고 축기가 되는 것이 아니고 축기가 될 수 있는 분위기인 마음 바탕을 조성한 후 축기를 해야 하는 것인데 그 분위기의 조성은 평소에 이룩해야 하는 것이다.

항상 잔잔한 마음가짐은 수련 시작 즉시 축기로 들어갈 수 있는 근본을 마련해 주며 그렇지 않으면 수련에 들어 그 준비를 하는 데 많은 시간을 소모하게 된다. 무념 상태의 집중이 가장 확실한 축기가 되는 것이며 이런저런 번뇌에서 벗어나 있으면 그 자체로도 몸의 건강은 찾아지게 된다.

벗어나는 첫 번째의 방법은 생각이 자신의 한 가운데 즉 단전으로 모이는 것이며 단전에 생각이 모인 상태에서의 무념은 가장 확실한 축기의 방법이 된다. 중단, 상단은 가벼운 마음으로 깨고 나가야 하며 인당은 아직 생각하지 않는 것이 좋다.

인당이 열릴 때가 되면 평소의 사고방식이 활동 범위를 벗어나게 되므로 자유로운 사고가 지배하게 될 것이다. 한때의 잡념은 계속되는 어긋남의 소지를 제공하게 되니 필히 제거토록 해라. 축기도 어떤 자세에서 하는가에 따라 정도가 다르다. 잡념 속에서 축기를 하는 것과 무심으로 축기를 하는 것은 농도가 전혀 다르다.”

無에의 도달과정

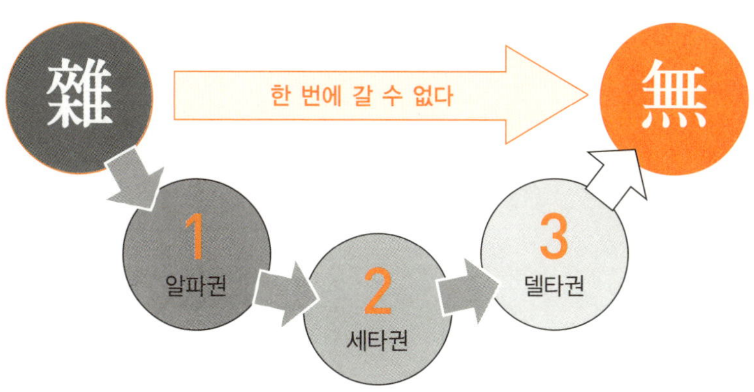

"일 초의 소중함을 알면 일 분의 소중함을 알 수 있고,
일 분의 소중함을 알면 한 시간의 소중함을 알 수 있으며,
1시간의 소중함을 알면 하루의 소중함을 알 수 있다.
하루의 소중함을 알면 평생의 소중함을 알 수 있고
금생의 소중함을 알면 영생의 귀함을 알 수 있다.
깨달음의 뿌리는 1초에서 시작한다."

정진
— 진리를 향하여

4

수련과 난관 - 메시지

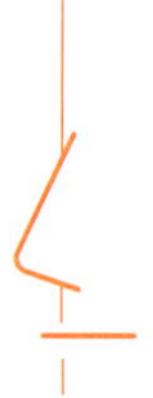

"수련이란 항상 일정해야 하는 것이다. 깊지도, 얕지도, 길지도, 짧지도 않으며 언제나 비슷한 정도에서 진전되어 나가야 하는 것이다. 수련 상태가 항상 비슷하면 진도가 일정하게 되고 진도가 일정하면 진전이 평온하게 되는 것이다.

평온한 상태의 습관화는 수련 시 내가 수신할 수 있는 주파수를 고정하는 효과도 가져온다. 주파수 고정의 무의식화는 호흡 수련에서 가장 중요한 기본 중의 기본이다.

수련 전이나 중이나 후가 모두 비슷한 상태로 안정되어야 하며 언제는 더 잘되고 언제는 안되는 것도 바람직스러운 것은 아니다. 이와 같은 상태에서 컨디션이 일정하게 된 후 건강의 완성을 추구하는 것이지 어쩌다 수련이 좀 잘되는 것을 가지고 어떻다고 평가하기엔 너무 이르다.

수련은 평온한 상태를 항상 유지함에 어려움이 없고 나서야 기본이 되었다 할 것인즉 몸을 움직이건 움직이지 않건 그런 상태가 되어야 한다. 조용한 가운데 자성自性을 구하고 자성을 본 후 참 수련으로 나가는 것인 바 가벼운 진전으로 마음이 들뜨지 않도록 주의해라.

최근 컨디션이 상당히 양호해졌음은 이제 평온해지는 입구에 진입하

118

였음이니 앞으로도 계속 이런 상태를 유지토록 해라. 누구든 주변 사람에게 도움이 될 수 있는 방향을 연구하고 금전이 나갈 구멍은 될 수 있는 대로 막도록 하되 이왕에 한 약속은 지켜야 하는 것이 물(物)로써 업을 만들지 않는 길이다.

수련이 일정 궤도에 오르면 이제까지보다는 생각지 못했던 어려움이 닥칠 것인데 모든 것의 원인이 네 자신에게 있는 것이니라. 성급히 대책을 연구치 말고 차근차근 수련 속에서 연구해 보면 해답이 나올 것이니 그대로 하도록 해라.”

수련했다고 해서 어려움이 오지 않는 것은 아니다.

수행길이란 보통 사람이 가는 길보다 더 험하고 어려운 길이다. 그만큼 그 길에서 풀어야 할 문제도 난이도가 높고 문제 수도 많다. 수행이 편안하기만 하다면 그 과정에서 배우는 게 없을 것이다. 그 과정이 불편하고 어려운 것만큼 터득하는 지혜도 많아지는 것이다.

어떤 곳이든 안이함만으로 상대하려고 한다면 얻어지는 것이 없다. 공부 안 하고 노는 학생이 성적이 잘 나오지 않는 것은 너무나 당연한 이치이며 어느 분야에나 노력하지 않은 자가 성공할 수 있는 길은 없다는 것이 이 길에도 역시 동일하다.

그만큼 험하고 힘들며 어려움이 넘치는 곳이고 그 어려움을 슬기롭게 극복해서 또 하나의 관문을 통과하며 깨달음의 길로 나아가는 것이 수행길이다.

수행을 하면 편안해 보이는 것은 그만큼 터득한 것이 있기 때문에 일반인 수준에서는 힘겨운 문제도 수행자에게는 편안함의 범위에 들어 있는 것이지 그런 과정을 거치지 않고 무조건 편해지는 것은 아니기 때문이다.

수행을 한 사람이 편해 보인다고 해서 어려움을 겪지 않고 편안하다고 생각하는 것은 오산이다. 수행이 진행될수록 난이도의 수준 역시 높다. 이런 것을 잘못 이해해서 수행이라는 것이 어려움을 회피하는 방법이라고 생각한다면 수행의 진도가 오히려 퇴보할 수도 있다.

어떤 어려움이라도 기꺼이 맞아서 해결하고야 말 것이라는 자세는 수행자에게 가장 필요한 것이며 이러한 것을 당연하게 생각하고 오히려 더 큰 어려움이 오더라도 흔들림 없이 맞이할 수 있는 자세는 그릇이 깊고 넓어졌음을 의미한다.

델타인이 되는 것은 이 우주에서 가장 어려운 문제도 편안하게 풀 수 있는 수준이 됐을 때 가능하다. 문제를 풀지 않고 슬슬 피하면서 요령을 부리는 수행자가 절대로 깨달음에 이를 수 없는 것은 문제에서 도망치는 방식으로는 절대 근원에 닿을 수 없기 때문이다.

초등학생은 초등학생 시험문제가 주어지고, 대학생은 대학생 시험문제가 주어지듯 수련을 오래 하면 그 단계에 맞는 과제가 내려온다. 이러한 과제를 풀어나가기 위한 노력도 그에 상응하는 정도의 에너지가 필요하다. 작은 돌 하나를 옮기는 노력과 큰 바위를 옮기는 노력이 같지 않은 것과 같은 이치다.

수련을 많이 했다고 해서 안주한다면 수준의 하락을 면치 못한다. 상당한 수준의 도인들이 세속의 일로 어려움을 겪는 것은 그 방면에 대한 공부가 부족했음을 말하는 것이다.

수련의 단순화 – 메시지

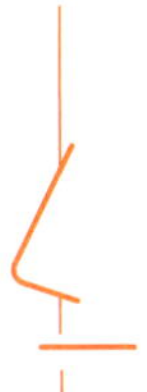

“능력은 많다고 좋은 것이 아니다. 인생의 모든 것은 노력으로 이루어야 하는 것이니 노력의 비중이 가장 큰 까닭이다. 노력이면 원하는 것 한 두 가지를 이룰 수 있으니 그것이면 족하지 모든 것을 다 이룩한다고 좋은 것은 아니다. 이승에서 기다리는 동안 한두 가지면 족하다. 그 이상이면 오히려 짐이 되는 것이니 있어도 받지 않는 것이 좋다. 모든 것을 간단하게 할 수 있도록 해라. 복잡한 것을 단순화해서 넘길 수 있도록 하는 것이 수련의 묘미다.

단순한 것을 복잡하게 하는 것은 범인凡人의 일이다. 단순화해도 복잡해서 헤쳐나가기 어려운데 어찌 어렵게 헝클어 놓고 살펴보려 하느냐? 매사를 간단히 생각하는 버릇을 들이되 그 순간에 모두를 꿰뚫어 볼 수 있어야 한다. 한 조각 한 조각 이룩함에 실수가 없도록 해라.”

우리가 살아가는데 필요한 것은 많지 않다. 수행을 깊게 하고자 한다면 자신의 생활을 단순화시켜야 한다. 점차 단순화시키다가 더 이상 단순화시킬 것이 없는 것이 바람직하다.

수행의 목적

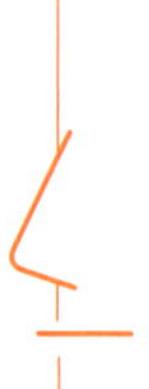

　수행을 하고 싶으면 수행의 목적과 방향성을 올바로 세우고 나아가야 한다. 만약 우주의 방향성과 일치한다면 금생에 상상하지도 못했던 혜택을 받을 수도 있다. 하지만 여기에 역행하면 우주 최악의 벌이 따를 수도 있다.

　우주란 한없이 너그러운 엄마의 품이기도 하지만 한없이 엄격한 회초리의 속성을 함께 가지고 있기 때문이다. 이것이 바로 무한함과 편안함의 극치가 보여주는 것이다.

　깨달음의 경지에 도달하고 싶다면 그다음에 무엇을 할 것인가도 생각해 보아야 한다.

　내가 깨달음을 얻은 후에는 그 깨달음을 필요한 누군가에게 나누어 주는 것, 이것이 바로 우주의 법칙이다. 가진 자에게는 가진 만큼의 권리와 의무가 있다. 이 권리와 의무를 잘 사용하는 것이 근원의 노블리스 오블리제이다. 인간의 수준에서도 그런 규칙이 있는데 우주에서 이 기준은 훨씬 더 엄격하다. 우주의 방향성은 오로지 진화로만 연결되어 있다. 수행자가 이 목적에 합당한 노력을 할 때 우주는 끝없는 인내와 도움을 준다. 그것이 바로 우리가 우주와 하나가 되어 그 뜻을 온 우주에 펴 나가는 이유이다. 모든 것에 법칙이 있는데 진화의 최상단에 위치한 우주에서 어떻게 그런 기준이 없을 것인가?

아무리 귀한 것도 그것을 알아보는 사람에게 소중하다. 다이아몬드가 발에 차이도록 흘러 다녀도 쓸모가 없다면 그것은 값어치가 없다. 하지만 오로지 그것을 찾아 헤매던 사람에게 다이아몬드는 자신이 평생 찾고 있었던 바로 그것일 수 있다.

우리는 모두 자신을 최종 단계까지 진화시킬 수 있는 가장 소중한 선물을 하나씩 가지고 있다. 그것은 바로 나 자신의 주파수를 변화시킬 수 있는 호흡이다. 이 호흡을 어떻게 사용하느냐에 따라 진화의 목적을 달성할 것이냐, 여기에서 머무를 것이냐가 결정될 것이다.

수행에는 요행이 없다

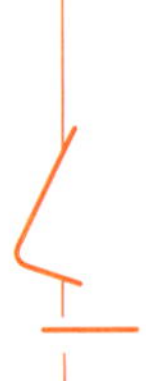

수행을 했다하여 어떤 능력을 받기를 기대하거나 인생을 조금 더 쉽게 살아갈 수 있기를 바라는 것은 공부를 조금만 하고 어려운 시험에 합격하기를 기대하는 것과 같다. 이 길은 보다 완전한 나를 만들기 위한 길, 나의 완성을 위한 길이므로 어려움이 많이 오지만 그것을 통해서만 배울 수 있는 것이 있기에 쉽게 갈 수 있는 길은 아니다.

수행을 하면 편안하게 사는 것으로 알고 있는 것은 수행의 본질을 잘못 알고있는 것이다. 이 길은 끊임없이 자신을 갈고닦아 경지에 도달하고자 하는 것이지 어려움을 회피하거나 다른 단계에서 안주하고자 하는 길이 아니다. 수행에는 절대 요행수가 없다.

무엇인가 과제가 주어진다는 것은 내가 아직 그 과정을 거치면서 배워야 할 부족함이 있다는 것을 알려주는 것으로써 감사해야 할 대상이지 포기하거나 수행을 중지해야 할 이유가 아니다.

나의 수행 길에 2등은 없다. 안이함을 찾는다면 오히려 수행을 하지 않고 편안히 쉬길 권한다. 1등도 근원에 다가섬이 어려운 수행길에 2등은 없다

마음공부보다 몸공부가 먼저다.

몸과 마음의 건강은 수행자에게 가장 기본적인 조건이다. 두 가지 조건의 비율은 50:50이다. 몸이 건강하지 못하면 수행을 하기 전에 신체를 건강하게 하기 위한 노력이 선행되어야 한다. 모든 사람이 전부 건강할 수는 없다. 업무를 처리하거나 생활하다 보면 생각지 않게 다칠 수도 있고 질병이 발생할 수도 있다. 타고난 건강 체질도 있지만 그렇지 않은 경우 건강 상태를 정상화하기 위해 상당한 노력이 필요하다. 체력이나 건강 상태가 충분치 않다면 정상적인 수준으로 끌어올려야 한다. 신체의 일부가 없거나 장애가 있는 경우 정상적인 경우보다 더 노력을 필요로 한다.

많은 사람들이 수행을 마음공부로만 알고 있다. 그러나 수행은 마음 공부 이전에 몸 공부가 되어야 한다. 마음은 몸이 약해지면 그냥 무너져 내리는 허약한 존재이다. 마음으로 아무리 수행을 해도 몸이 버텨주지 못하면 순식간에 허상이 돼버리는 이유다.

몸은 하드웨어이고 마음은 소프트웨어와 같다. 몸은 자동차이고 마음은 운전자와 같아서 몸이 없이 마음만으로 할 수 있는 것은 아무것도 없다. 수행의 근본은 마음 이전에 몸이다. 몸이 무너지면 마음도 온전할 수 없다. 중환자가 수술하고 병석에 누워서 수련에 집중한다는 것은 불가능하다. 수행을 하려는 사람은 수행 이전에 먼저 몸이 건강해야 한다. 이처럼 몸과 마음은 수행에서 절대적인 상호 보완적 관계로 둘이 아닌 하나이며, 둘 중 하나가 빠지면 수행이 불가능하다. 수행의 목적을 달성하는 수단은 몸과 마음이다. 그러나 대부분의 수행자가 몸의 중요성을 모르는 경우가 너무나 많다.

우리가 태어나서 수행을 할 수 있는 것은 몸이 있기 때문이다. 인간의 생과 사는 몸이 기준이며 마음이 기준이 아니다. 몸이 없이 마음만 태어나고 마음만 죽는 경우는 없다. 몸이 태어나면서 삶이 시작되고 몸이 죽으면서 삶도 끝난다. 물 한 컵을 마시려 해도 몸이 필요하고 밥 한 숟갈을 먹으려 해도 몸이 있어야 숟가락을 잡을 수 있다. 그것을 소화시켜서 수행에 필요한 에너지를 만들어 내는 것도 몸이며 단 한 발짝을 걸으려 해도 몸이 필요하다.

편하면서 귀한 것을 얻을 수는 없다. 귀한 것을 얻으려면 그만큼의 노력이 필요하다. 깨달음까지는 아니라도 심신의 편안함만 얻기 위해서도 그만한 대가를 지급해야 한다. 하물며 깨달음에 도달하기 위해서라면 수행은 필수다. 수행을 제대로 해본 사람이라면 몸과 마음이 똑같이 중요함을 안다. 마음도 몸을 위한 마음이지 마음만을 위한 마음은 없다. 이런 수행을 해보지 않은 사람들이 하는 말이 '마음공부' '마음 챙김'이다.

몸이 편하면 마음은 따라서 편해지지만 몸이 불편하면 마음의 편함이 절대로 지속되지 않는다. 수행에서 마음보다 더 중요한 것은 몸이며 몸이 무너지면 마음은 바로 무너진다.

만약 마음만으로 모든 수행이 가능하다면 병원도 정신과만 있으면 된다. 모든 피트니스나 요가원도 필요없고 체육 시간보다 중요한 것은 도덕 시간일 것이다. 하지만 바른 자세가 이루어지지 않으면 바른 마음도 만들어지지 않는다. 태도를 중시하는 것은 태도를 통해서 마음을 알 수 있기 때문이다.

수행에서 가장 중요한 것은 몸이다. 몸의 중요성을 잘 모른다면 그 사람은 수행을 끝까지 할 수 없다. 마음공부만 강조하는 경우는 몸을 두 번째로 생각하지만, 사실은 몸이 첫 번째이고 마음은 두 번째이다.

수련을 하려면 우선 매일 일정 시간을 앉아 있어야 하고 그 시간 동안 고도의 집중을 해야 한다. 이것을 가능하게 하는 것이 몸이다.

우리가 건강의 중요성을 확실히 알지 못하면 진정한 수련은 불가능하다. 많은 수련 단체에서 마음공부가 수행의 대표적인 방법인 것처럼 이야기하고 있지만 이것이야말로 많은 수행자들에게 건강의 중요성을 알려주지 않음으로써 본격적인 수행에 들 수 없도록 하는 원인이 되기도 한다. 수행은 가장 먼저 몸의 건강이 기반이 되는 것이며 몸이 건강하지 못하면 그 수행은 소용없는 것이 되어버리고 만다. 몸은 병원에서 지켜주고 마음은 수행단체가 지켜주는 것이 아니다.

수행이란 몸에는 신경 쓰지 않아도 되는 건강한 사람만 하는 것이 아니다. 몸의 건강은 마음의 건강보다 더 중요한 것이며 몸이 건강하지 않으면서 마음이 건강한 것은 불가능하다. 몸이 불편한 사람은 몸을 건강하게 해주는 것이 마음을 편안하게 하는 방법이며, 이것이 되어야 마음의 평온이 찾아진다. 당장 손가락에 가시 하나만 박혀 있어도 큰 불편을 겪는다. 하물며 당장 입원해야 할 정도의 환자라면 그 병을 속히 치료하는 것이 먼저다. 병은 치료해 주지 않으면서 마음만 편히 가지라는 것은 약 올리는 것이다.

수행자로서 건강한 몸을 유지하는 것은 기본이다. 수행자는 몸의 건강을 유지하기 위해서 평소 건강관리에 남다른 주의를 기울여야 한다. 몸의 건강은 제쳐놓고 마음공부만 강조하는 수련은 '너는 몸의 건강까지 유지하면서 수행을 할 수 없는 수준이니 마음이나 편하게 살라'라는 말과 같다.

몸과 마음의 상관관계

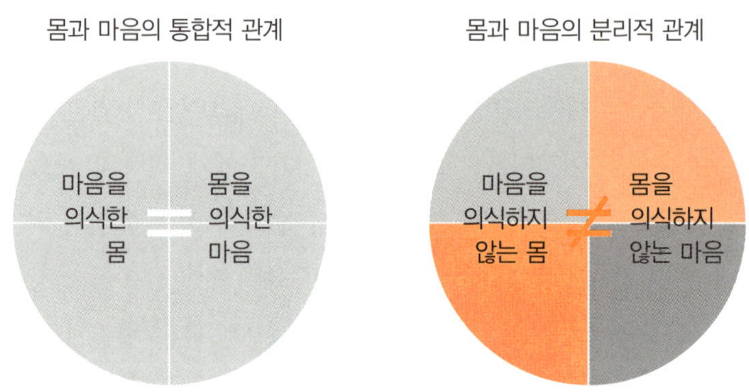

　　호흡 수련에서 건강을 유지하기 위해 가장 먼저 챙겨야 하는 것은 코와 폐의 건강이다. 호흡기의 이상은 감기나 독감, 폐렴 등으로 진전될 수 있으며 호흡 수련은 감기만 걸려도 많은 방해가 된다. 따라서 감기에 걸리지 않도록 주의해야 매일 꾸준히 수련할 수 있다. 이런 기본적인 것도 가르쳐주지 않으면서 감기에 걸려도 마음공부만 하면 된다는 주장은 수행의 기본도 모르는 사람이 하는 말이다. 이런 수행법으로는 절대로 편안함은 물론 깨달음에까지 가는 것은 불가능하다. 시간이 흘러갈수록 나이를 먹는 것은 마음이 아니라 몸이다. 마음은 평생 젊은 상태지만 몸이 늙으면서 체력도 정신력도 떨어진다. 세월이 흘러도 몸과 마음의 상태를 건강하게 유지하는 것은 수행자가 가장 먼저 챙겨야 할 일이다. 심신의 건강 악화는 수행 의욕의 저하로 이어지고 결국 수련을 하지 못하게 되고 만다.

　　건강은 수행에서뿐만 아니라 일상생활에서도 가장 중요한 가치다. 아무리 부와 권력과 명예를 갖추었다 하더라도 건강이 없으면 모든 것이 소용없다는 것은 누구나 이미 다 알고 있다.

이 세상을 모두 좌우할 것 같던 어떤 권력자도 이 지구상에서 가장 많은 돈을 가졌던 부자도 죽음을 피해 갈 수 없는 것은 몸이 노쇠했기 때문이지 마음이 늙어서가 아니다. 노인이 마음수련만으로 젊음을 되찾을 수 있다면 마음수련이 모든 수행의 정답이 될 수 있지만 절대로 그렇지 않기 때문에 마음공부보다 더 우선적인 것은 몸 공부인 것이다.

가장 바람직스러운 죽음은 건강하게 살다가 어느 날 조용히 떠나는 것이다. 이것을 가능하게 해주는 힘은 몸의 건강에서 나온다. 병원 신세도 요양원 신세도 가족들의 신세도 지지 않고 최후까지 건강하게 살 수 있기 위해서는 항상 맑은 정신을 유지해야 하는데 맑은 정신 상태를 만들어내는 것도 몸이 건강할 때 가능하다. 몸과 마음은 하나이지 둘이 아니다.

몸은 모든 에너지의 원천이자 우리가 생명을 가지고 존재하는 마지막 순간까지 지켜야 할 가장 중요한 가치다. 선진 인류들의 별에, 병원도 약국도 의사도 약사도 어떤 건강 관련 산업도 존재하지 않는다는 것은 그들의 수준이 어느 정도까지 진화되어 있는지를 말해준다. 바로 여기가 우리가 수행으로 지향해야 할 목표 중의 하나이다.

일상의 숨은 수업 내용의 절반 이상이 건강에 관한 내용이다. 건강을 지키지 못하는 자는 호흡 수련이 불가능하다. 평소 생활에서 지켜야 할 내용을 조금 더 강조하는 것은 수행이라고까지 할 것이 없다. 각고의 노력으로 성취해 나가야 하는 난도 높은 과정을 넘겨야 할 때 그것을 수행이라고 한다.

인간의 몸은 최고의 수행 도구다. 이 몸에 에너지를 담고 운기하며 이 몸 전체의 주파수를 낮춰 근원과 공명을 일으킬 수 있도록 하는 것은 고도의 집중이 필요한 일이다. 몸과 마음이 하나가 되어 축기를 하고, 운기를 하기 위해 집중을 해야 한다. 이러한 수련의 준비 단계에서부터 체력이 뒷받침되어야 한다.

내주천은 내 몸의 에너지를 순환시켜 몸의 완전성을 회복하는 방법이며, 외주천은 내주천의 기반 위에서 근원과의 일치를 이뤄내는 과정이다. 내 몸의 완전성이 이루어지기 전에 본격적인 수행은 불가능하다. 호흡이 아닌 한 완성의 길로 갈 수 있는 방법은 없다. 호흡 수련은 처음 날숨, 들숨의 길이를 확인하는 것에서부터 기운을 모으는 축기, 길을 열어 나가는 운기, 내주천과 외주천에 이르기까지 모든 과정에서 몸과 마음이 함께 간다. 이런 모든 과정의 기본이 체력이고 체력은 건강한 몸과 건강한 마음이 온전히 하나가 될 때 가장 좋은 상태가 된다.

몸의 건강은 가장 중요한 수행의 기본 요소이며, 수행이 시작되는 날부터 종료하는 날까지, 그리고 깨달음을 얻은 후에도 생명을 유지하는 동안 지속적으로 노력해야 하는 과제다. 깨달음을 얻었다고 해서 건강이 주어지지 않는다. 건강이란 깨달음 못지않은 또 하나의 과제이며 살아 있는 한 계속 노력해야 하는 평생의 숙원 사업이다.

금생이란 한시적인 시간을 살아가는 우리는 건강할 때 수행의 목표에 도달해야 한다. 건강한 몸이 아니면 수행 과정을 지속하기 어렵다. 기력이 약한 분에게 불경을 외워준다거나 기도를 해주는 것 등은 타인의 힘으로 위로해 주는 정도의 도움은 될 수 있다. 만트라를 외우거나 듣는 수련, 어떤 소리나 주문, 기도문 등을 듣기만 하는 수련은 건강에 약간의 도움은 될 수 있으나 일시적인 위로성 에너지를 전달해 줄 수 있을 뿐 근본적인 변화는 불가능하다. 근본적인 변화는 나 자신의 주파수를 낮추는 것으로만 가능하기 때문이다.

어떤 일을 할 때 가장 먼저 챙겨야 하는 것은 그 일에 필요한 도구다. 수행에서 가장 중요한 도구는 나의 몸이다. 최고의 수행을 위한 목적이 없다면 최고의 기능을 발휘할 수 있는 몸을 만들지 않아도 된다. 내 몸 어디도 불편함이 없도록 하는 것, 이것이 수행의 가장 기본 조건이기 때문이다. 지금 건강하다고 해서 계속 건강하다는 보장은 없다. 아무리 명검도 갈지 않으면 녹이 스는 것처럼 아무리 건강해도 지속적으로 관리하지 않으면 병이 드는 것은 우주의 이치다. 항상 관리를 잘할 수 있도록 노력하는 것이 절대적으로 필요하다.

농사할 때 호미로 김을 매는 것과 맨손으로 하는 것의 차이에 비교할 수 있는 것이 몸의 중요성이다. 최소한의 도구도 없이 농사를 한다는 것은 무사에게 검이 없는 것과 같다. 수행자에게 건강은 농부의 호미나 무사의 검과도 바꿀 수 없는 절대적인 가치를 지닌다. 수행자의 몸은 수행의 목표를 위한 도구이므로 결투에 임하는 무사의 검보다 더 중요하다. 전쟁에서 칼이 부러진다면 이미 진 싸움이다. 부러진 칼로는 전쟁을 할 수 없다. 다마스커스 검은 강철과 연철이 수백 겹이 되어 만들어진다. 아주 강하면서도 절대로 부러지지 않는 것은 강철과 약철이 합쳐져 있기 때문이다. 수행자의 검은 내 몸과 같아서 강과 약이 공존해야 한다. 수행자의 검은 나의 상태를 보는 거울이지 무엇인가를 베는 검이 아니다.

본격적인 수행이 무엇인지 모른다면 연필을 깎으면서도 수행한다는 착각을 할 수 있다. 연필을 깎으면서 나도 수행하고 있다고 생각하는 것은 본인의 자유다. 아마추어는 검이 없어도 된다. 아마추어에게까지 나눠 줄 수 있는 검은 없다. 그러나 하근기는 아무리 검을 쓰는 방법을 알려준다고 해도 알아듣지 못한다. 연필을 깎아야 하는 사람과 검을 써야 하는 사람은 다르다. 연필깎이 칼의 대상은 연필이지만 검도의 대상은 나 자신이다. 검을 쓰는 방법은 고도의 집중을 요하는 일이며 그것을 통해 나를 단련하여 심신을 하나로 만들므로 수행이 될 수 있지만, 연필 깎는 걸 가르쳐 주면서 이것이 수행이라고 하는 것은 엄청난 시간을 낭비하게 하는 것이다. 연필은 아무리 깎아도 수행이 되지 않는다. 우리 모두가 원하는 것은 깨달음이지만 그 깨달음은 내 안에 있는 것이다. 이러한 깨달음의 중간 지점도 가지 못하고 주저앉은 이유는, 깨달음을 저 멀리 있는 것으로 착각하여 마음공부만으로 수행이 되는 것으로 생각한 나머지 몸공부를 소홀히 했기 때문이다.

수련에 필요한 체력은 올림픽에 나가서 금메달을 딸 정도로 특별히 대단한 수준을 요구하는 것이 아니다. 정상인 수준의 체력이면 된다. 인간은 나이가 들면서 서서히 몸이 노화되기 시작한다. 체력이 저하되기 시작할 때부터 잘 관리하면 끝까지 체력을 상당히 유지할 수 있다. 이런 몸의 중요성을 모르는 수행법으로는 사실상 마음이나 조금 편한 정도에서 끝나고 만다.

많은 이들이 수행의 근처에서 어슬렁거리지만 결국 안정감을 느끼는 것에 그치는 것은 이들의 목표가 무無와 공空의 경지에 도달하는 것이 아닌 즐거움과 편안함에 안주하는 것이기 때문이다.

마음공부라는 말은 스스로 몸을 살필 수 없는 수행자들에게 해당하는 것이며 호흡 수련으로 끝까지 가야 하는 수행자들에게 가장 먼저 필요한 것은 몸의 건강이다. 호흡 수련을 하다 보면 몇 시간이 순간처럼 지나가는 경험을 한다. 실제 시간은 2시간이지만 체감 시간은 불과 몇분

몸과 마음의 상관관계

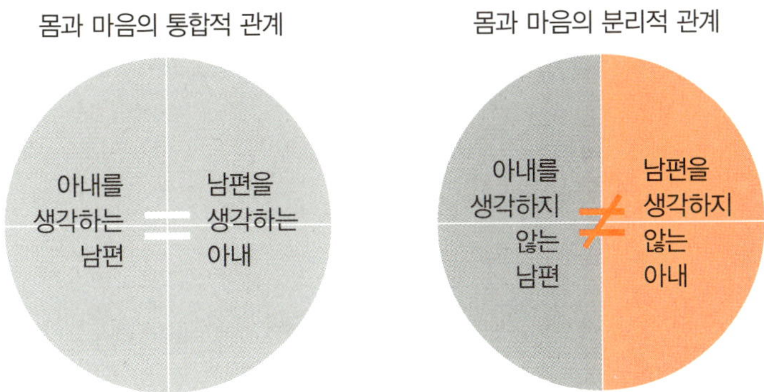

인 경우가 점점 늘어난다. 이것은 몸이 건강한 상태일 때 버틸 수 있기에 가능한 일이다.

아파서 수술받고 누워있어 보라. 그 몸으로는 어떤 수행도 불가능하다는 것을 금방 알게 될 것이다. 건강이란 너무나 중요한 가치가 있으며 그런 가치는 절대로 그냥 주어지지 않는다.

몸과 마음 모두 스스로 지켜야 하는 것이며 스스로 지키다가 안 되면 병의원의 도움을 받는 것이다. 가장 좋은 방법은 수행의 목표를 이룰 때까지 스스로 건강을 유지해서 타인의 도움을 받지 않도록 하는 것이다.

특히 수행을 지도하는 사람이라면 건강은 더더욱 중요하다. 병들어 누워있는 몸으로 누군가에게 에너지를 주는 것은 불가능하다. 오히려 자신을 병들게 할 정도의 낮은 에너지 상태는 주위의 다른 수행자들의 에너지를 빼앗아 올 뿐 절대로 도움이 될 수 없다. 몸의 건강은 마음의 건강을 보여주는 가장 핵심적인 지표다. 건강은 수행의 가장 기본적인 필수조건이며, 치열한 노력을 한 자만이 건강이란 보상을 받을 수 있다. 하늘은 건강을 지키기 위하여 치열한 노력을 한 자에게만 건강한 몸을 누릴 수 있는 자격을 준다.

마음의 진화 - 메시지

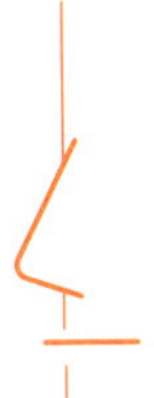

"- 마음은 어떻게 진화하는 것인지요?

• 마음은 영성의 개발로 진화한다. 영성의 개발은 현실 속에서 안주하면 진화가 되지 않으며 정상적인 고난을 겪어 이김으로써 개발되게 된다. 개발이 될수록 우주의 이치가 보이게 되므로 모든 것이 밝아져 죄를 범하기가 어렵게 된다.

인간의 이치로 영성을 개발하기는 어려우므로 현재까지의 성인^{聖人}들이 여러 가지 방법으로 깨칠 수 있는 근본을 갖추는 글들을 남겨놓았으므로 그대로 행해도 역시 최종적으로는 영성을 개발하는 방법을 행해야 하는데 이것이 수련이다. 수많은 방법이 있으나 어떤 수행법도 실제로 행하는 것이 가장 중요하다. 아무리 좋은 수행법도 실제로 행하지 않으면 소용없다.

깨달음으로 가는 길은 참으로 멀다. 그 먼 길을 지루하지 않게 갈 수 있는 방법이 수련이며 이 방법만이 최종 목적지에 도달할 수 있는 것이다. 이 길에 제대로 들기란 낙타가 바늘구멍을 통과하듯 어려운 것이며 이 길에 들어서 바로 가기란 역시 그만큼이나 어렵다고 할 수 있다.

잘하면 갈 수 있지만 실수하면 절대 갈 수 없는 길이다. 수행하는 사람은 하늘에 별처럼 많아도 제대로 간 사람은 별로 없는 길이다.

이 길을 간 사람들은 얼마만큼 가든지 다시 그때의 위치에서 시작할 수 있으나 이 길에 들지 못한 사람들은 항상 처음의 위치에서 시작할 수밖에 없으므로 같은 고난도 받아들이는 방법에 따라 정법正法으로 갈 수도 사법邪法으로 갈 수도 있다.

아무리 힘들어도 올바른 방법으로 가야 한다. 쉽다고 지름길로 가려 한다면 결코 목적지에 도달할 수 없다. 수련의 길이 험해도 힘내서 정법으로 깨야지 쉽게 보인다고 잔꾀를 부린다면 그 길은 더욱 멀어지고 말 것이다. 정법이란 인간의 윤리에 비추어 생각하면 될 것이다. 없으면 내 스케줄에 없어서 없는 것이니 없는 대로 만족해야 할 것이오, 있으면 있다고 내세우거나 자만에 빠지지 말고 그대로 가야 할 것이다.

자만은 가장 큰 적이다. 시험은 자만을 노린다. 자만에 빠지면 깨달음이 불가능하다.

인간의 윤리는 원래 하늘의 윤리였다. 없다면 구해야지 남의 것을 빼앗아서 갈 일은 아니다.

있으면 나누고 없으면 구하되 구하는 방법이나 목표조차도 정심正心으로 찾아야 한다. 정심의 상태는 항시 고요히 가라앉아 모든 것이 투명하게 들여다보이나, 사심邪心은 맑지 않은 물과 같아 언제나 밑바닥이 모두 들여다보이지 않게 된다. 항상 정법正法으로 깨도록 해라.

구하는 방법이나 목표물조차도 정심正心으로 모두 올바로 해야 한다. 올바로 하지 않으면 모든 것이 수포가 된다."

정심 - 메시지

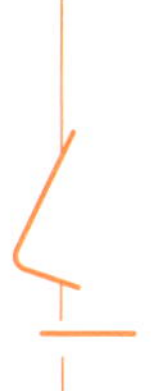

"• 수련해야겠다는 생각이 들었느냐?
– 네.

• 어떻게 수련을 하려고 하느냐?
– 우선 몸을 만들고 정심을 찾아볼까 하옵니다.

• 정심正心을 어떻게 찾겠느냐?
– 항시 모든 행동 속에서 찾아보겠습니다.

• 그것이 아니다. 수련 속에서 찾아야 한다. 정심은 그 실체가 워낙 엷고 연해서 그리 쉽게 잡히지 않는 것이니 그 안에 들고서도 들었는지를 잘 알 수 없는 경우가 있다. 어느 한편만 정심일 때는 정심의 방향이 쏠려 있으므로 어느 한편으로만 정심일 수 있는 것이나, 정심 가운데로 들어가고 나면 모든 것이 정심으로 되게 되어 있다.

정심으로 들어간다는 것은 수련 단계가 상당한 단계에 오른 뒤의 일이니, 정심의 실체를 밝혀 봄이 필요할 것이다. 정심은 곧 하늘의 마음으로서 모든 것이 제자리에 있는 것이니 그렇게 되기는 정말로 어려운 것이다.

수행을 한 결과 0주파수를 이루는 것은 그 전과 완전히 단계가 달라지는 것이다. 유치원에 입학하는 것과 대학원을 졸업하는 이상의 차이가 난다. 환골탈태가 이런 경우를 설명할 수 있는 단어다. 몸은 그대로 있을 수 있어도 마음은 완전히 다른 상태에 있으며 이후에 몸의 변화가 따른다. 0주파수의 체험과 일체화는 수행의 최종 목표다.

작은 생각 하나도 빗나감이 없고서야 정심이라고 할 수 있을 것인데 그 정심에 제대로 든 사람은 아직 몇 없다고 할 수 있다. 이 상태에서는 모든 번뇌가 와 닿을 수가 없다. 번뇌에 쌓여 있을 때는 아직 정심의 안에 들 준비 단계일 때이다.

이 단계가 끝나면 정심의 실체를 알고 그 실체를 알고 나서 한참을 더 정진해야 그 언저리에 닿을 수 있게 되며 그렇게 되고 나서 얼마간을 더 정진해야 수련했다고 할 수 있다.

현재 상태는 수련이기보다는 수련의 준비기간이고 이 준비기간이 끝나고 얼마를 가야 할지는 본인의 뜻에 따라 다르다. 근기가 수련 정도에 미치는 영향은 거의 절대적이며 상근기 중 상근기인 너의 경우는 금생에 깨고 나가지 못하면 이런 절호의 기회가 다시 오기는 어렵다고 할 수 있다. 금생의 기회는 수만 번에 한 번 정도 온다고 할 수 있는 것이니 이 기회를 잘 살리도록 해라. 모든 것이 공부이니라.

작심하고 명상을 제대로 해보겠다고 생각한다는 것은 일반적이면 거의 없는 일이다. 이런 생각을 했다면 자신이 할 수 있는 한도 내에서 해보는 것이 좋다. 가다가 중지하면 아니 감만 못한 것이 아니라 간 것만큼은 알게 되기 때문이다.”

진정한 명상이란

명상이란 아무것도 생각하지 않음으로써 더 큰 것을 얻고자 하는 것이다. 더 큰 것을 갖고자 비움을 구하는 것이다. 지금까지 욕망으로 가득 채워졌던 내 마음을 비우고 이 비워놓은 곳에 참 진리를 담고자 하는 것이다. 그래서 보지 않고 느끼지 않고 만지지 않고 듣지 않고 냄새도 맡지 않는 과정을 통하여 오직 나만을 바라보는 훈련을 하는 것이다.

가만히 앉아서 나를 바라보면 무엇이 보일까? 어떤 내가 보일까? 욕심으로 가득 찬 내가 보일까? 아무것도 이루어 놓은 것 없는 내가 보일까? 무엇을 해야 할지 모르는 내가 보일까?

진정한 나를 바라보는 것에서 시작하는 것. 이것이 바로 명상의 시작이다.

일반 명상과 '일상의 숨'의 수행목표 비교

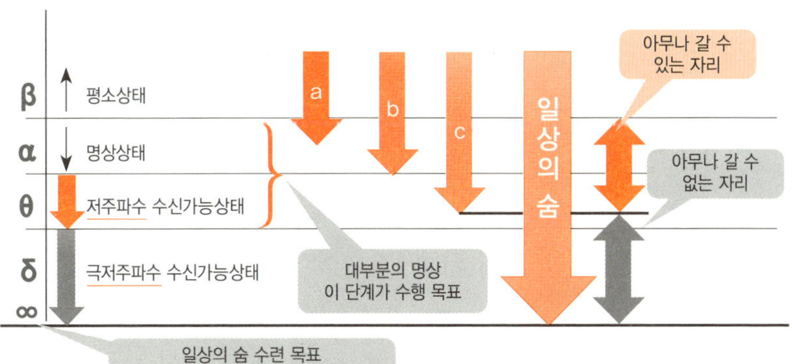

영안과 기안 - 메시지

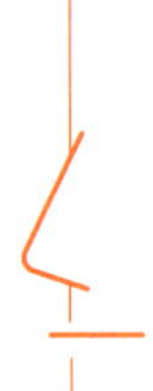

“• 기감은 어떠냐?

– 둔해지는 것 같사옵니다.

• 그게 정상이다. 수련이 깊어지면 기감에 의존하기보다 영감을 발달시켜 영감으로 보게 된다.

– 영감은 기감과 어떻게 다르옵니까?

• 기감은 기적인 차원이고 영감은 영적인 차원이니 영감이 기감보다 높은 차원의 눈이다. 영감을 발달시키게 되면 기감은 그 속에 포함되나 기감속에 영감이 포함되지는 않는다. 앞으로는 영적인 눈으로 볼 수 있도록 해라. 기적인 눈에서 탈피해서 영적인 눈으로 볼 수 있어야 한다.

영적인 눈이 식별할 수 있는 거리는 기적인 눈의 세계보다 훨씬 더 멀다. 이런 식으로 눈이 7~8차례 개안 되어야 진정 눈다운 눈이 열릴 것이다. 그때가 되어야 상대방의 의중까지 훤하게 들여다볼 수 있으니, 기안氣眼은 상대가 막으면 보이지 않는 것이나 영안靈眼은 상대가 막아도 넘겨다보이게 되고 서너 단계를 더 나가면 온 우주의 이치가 보이므로 속이고 당하는 것 자체가 있을 수 없다.

개심開心의 절차가 끝나고 나면 개안開眼이 되는데 이것이 영안이다.

기안은 개심이 안 되어도 열릴 수 있으나 영안은 개심이 되어야 열린다. 개심은 수련으로서만이 가능하니 너도 이제 개심 초기의 조건을 갖추고 있다고 볼 수 있는 정도이다. 완전한 개심이 되고 나면 시야가 다시 바뀔 것이니 그때는 부드럽게 수용이 될 것이다.

개심의 전제조건은 다음과 같다.
욕심을 버려라.
망상을 버려라.
주변을 정리하라.
정성을 생활화하라.
수련은 시작이자 끝이다.
항상 고마움으로 받아들여라.
실체의 추적을 게을리하지 말라.
영원으로 통하는 문을 두드려라.
실제 수련에서 능동적인 결과를 유도하라.
감사로 마무리하라.
기안은 기적인 현상이 보이는 수준
영안은 영적인 현상이 보이는 수준이다.
기안은 주로 컬러가 보이지만
영안이 열리면 영들의 움직임이 보인다.

수련법에 대하여 – 메시지

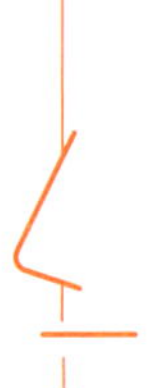

" • 도란 내가 누구인지 알고 나서부터 방향을 잡아야 한다. 호흡이나 자세 등은 내가 누구인지 알기 위한 준비 단계에서의 일이요, 그 상태에서 얼마간 수행하여 자신의 본체를 확인하고 어떤 수행을 해야 할지 결정해야 한다.

내가 누군지 모르는 상태에서의 수행은 의미가 없으며 그런 상태에서의 수행은 헛수고가 되는 경우가 많다. 내가 누군지 알기 위해서는 먼저 나의 모든 것이 털어져야 하는데 그 상태까지도 못 가는 사람이 많다.

누가 가르쳐줘서 되기보다는 스스로 자신이 누구인지 밝혀보고 다음 길을 가는 것이 바람직하며 그 상태가 되기 위해서만도 피눈물 나는 여러 단계를 거쳐야 한다. 수행이 쉽지 않음은 자신이 누구인지를 밝히는 길이 멀다는 데에 있다.

– 앞으로 수련은 어떻게 해야 할는지요?

• 현재까지의 방법心法: 밖의 기운도 버리고 몸 안의 기운으로 익히되 무심으로 드는 법이 당분간은 더 유효하다. 이런 방법으로 가는 것은 개심開心 초기까지이며 개심이 되고 나면 다른 방법으로 바뀌게 될 것이다.

다른 사람들이 수련되지 않는 것은 아집에 머물기 때문이며 아집에서 벗어남만이 우주로 진입함을 가능케 할 것이다. 우주에 이르러서도 자신의 선생님인 본성을 맞이하여 수련에 들 때까지는 계속 수행이 요구될 것이다. 또 어떤 수련이 있을 것 같더냐?

－ 용맹정진, 장좌불와 등의 수련은 어떤지요?

• 필요할 때 필요한 단계에서 시키는 대로 하면 된다. 불가의 수행과 선가의 수행이 다른 점은 이런 방법이 아니면 깨지 못하는 것으로 생각하는 것과 이런 방법이 아니라도 깰 수 있다는 것에 근본적인 차이가 있는 것이다.

이런 수련법들은 극히 일부만이 선택할 방법으로서 이 경지의 프로에게 가능한 것이며 속에서 호구지책에 연연하는 수행자들이 선택할 수 있는 것은 아니다.

얻는 것보다 잃는 것이 많음도 또한 수행자에게 반드시 권하기 바람직한 수련법이 아닌 이유이다. 반드시 그런 길이 아니더라도 가능한 많은 방법이 있음이니 쉬우면서도 어려운 수행의 길에서 멀어짐이 없도록 유의해라.

－ 알겠습니다.
• 생활이 곧 수련이니라. 잊지 않도록 해라."

"누구나 공부의 마지막은 주파수를 읽는 것이며,
주파수의 해독에 성공하면, 우주 공부의
거의 전부를 하였다고 할 수 있습니다.
마음을 가라앉히고 호흡으로 공부할 수 있음은
대단한 혜택입니다."
— 『격암유록』 저자,
남사고 선인과의 채널링 중 메시지

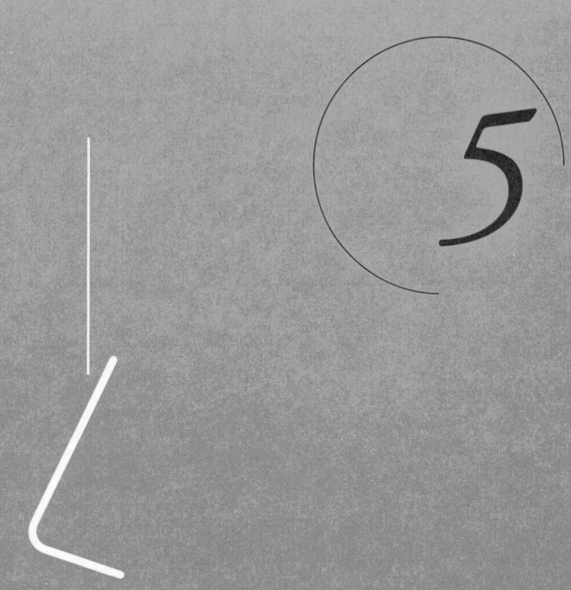

5

수행과
주파수의 관계

호흡수련과 수신주파수

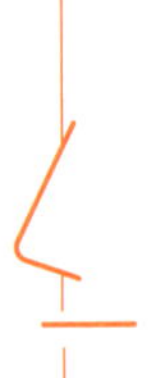

　호흡은 수련의 시작이자 끝이다. 호흡의 중요성은 단순히 숨쉬기가 아니라는 것이다.

　단전호흡은 호흡할 때 우리 몸의 폐만 움직이는 것이 아니라 오장육부 전체가 움직인다. 이러한 움직임은 산소를 받아들여 온몸에 공급함과 동시에 인체의 모든 주파수를 조절하는 기능을 한다.

　주파수를 조절한다는 것은 호흡을 천천히 함으로 우리 몸의 움직임을 최소화하여 근육의 움직임을 줄임으로써 몸 전체의 움직임을 줄이는 것이다. 몸의 움직임이 줄어들수록 나의 심신이 수신할 수 있는 주파수가 낮아진다.

　수련으로 우주의 이치를 알 수 있는 이유는 내 몸의 상태가 아주 고요하게 되면서 내 자신이 근원의 주파수를 수신할 수 있게 되기 때문이다. 라디오 안테나는 라디오 주파수를 수신하고 TV 안테나는 TV 주파수를 수신한다. 휴대전화 안테나는 휴대전화 주파수를 수신하며 인공위성 안테나는 위성 주파수를 수신한다. 우리 몸의 주파수 수신 능력은 내 심신의 주파수가 낮아질수록 낮은 주파수에 공명을 일으켜서 그 주파수에서 발신되는 내용을 수신할 수 있다. 우리가 수신하는 주파수 대역은 인간 세상의 모든 주파수에서부터 0Hz에 이르기까지 다양하다. 평상시 주파수보다 알파파가 낮으며 알파파보다 세타파가 낮고 세타파보다 델타파가 낮다. 이렇게 수행을 해가는 과정에서 낮은 주파수를 수신하고 해독하는 것은 고도의 훈련을 필요로 하는데 이렇게 심신의 상태를 변화시키는 방법이 호흡이다.

주파수는 양날의 칼

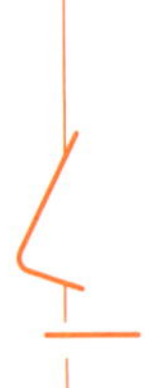

주파수는 아주 잘 드는 면도칼과 같다. 잘 맞으면 너무나 예리하게 잘라내지만 그렇지 않으면 전혀 어긋난 결과를 가져오기도 한다.

잘 드는 면도칼은 잘 사용하면 내가 원하는 것을 내가 원하는 대로 자를 수도 있지만 잘못 사용하면 큰 상처를 입을 수도 있고 이 상처는 돌이킬 수 없게 될 수도 있다. 면도칼의 목적을 잘 이해하고 사용하면 최고의 목적을 달성할 수 있지만 그렇지 않으면 더없이 큰 피해를 볼 수도 있기 때문이다.

이런 주파수의 속성은 우리가 암호를 만들어 사용했을 때 절대로 상대방이 모르게 할 수도 있지만 적이 그 암호를 해독했을 때 아군이 치명적인 피해를 입는 것과 똑같다. 주파수란 그 목적에 맞게 잘 이용하면 더없이 유용하게 사용할 수 있지만 어긋난 목적에 사용하면 자신은 물론 아군 전체까지도 위험에 빠뜨릴 수 있기도 하다.

이런 양날의 칼이 우주에는 수없이 많이 존재하는데 이렇게 되어 있는 이유는 진화의 편에서 사용한다면 얼마든지 긍정적 도움을 주지만 반대로 사용했을 경우 가차 없이 퇴화의 길로 가도록 설계되어 있기 때문이다.

주파수의 위험성

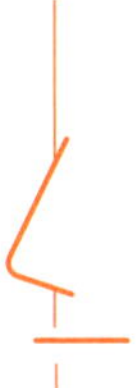

주파수는 정상적이고 올바른 수행을 하는 수행자에게는 그에 합당한 대가를 제공하지만, 규칙을 위반하면 반드시 엄한 벌칙이 내려진다.

무엇이든 값어치가 있는 것은 그만한 대가를 지급해야 한다. 그것이 우주의 기본 법칙이다. 2종 면허 소지자가 버스 운전이 불가능한 것처럼 이 세상에는 보이는 벽들이 만들어져 있다. 인간 세상도 이런 시스템으로 되어 있는데 인간과는 비교할 수 없이 진화한 우주에는 더더욱 보이지 않는 수많은 역량의 벽들이 촘촘히 만들어져 있다. 무리한 욕심으로 감당하기 어려운 것을 취하려 한다면 결국 스스로 결과를 감내해야 할 일이 생긴다.

우주에서 가장 무서운 벽이 주파수의 벽이다. 절대로 등급이 되지 않은 자들은 넘어갈 수 없다. 주파수라는 우주의 규칙으로 전체 우주를 촘촘히 나누고 묶으며 필요한 정보를 전달한다. 한 방에 수십 명이 앉아 있어도 전화를 걸면 한 사람의 휴대폰에만 신호가 가는 것처럼 주파수란 필요한 경우에만 반드시 콕 찍어 그 사람을 연결하지만 연결되지 않아야 할 때는 절대로 연결되지 않는다. 이런 주파수의 세계에서 혼선은 곧 자동차가 중앙선을 넘어 주행하는 것처럼 위험하며 대형 사고를 의미

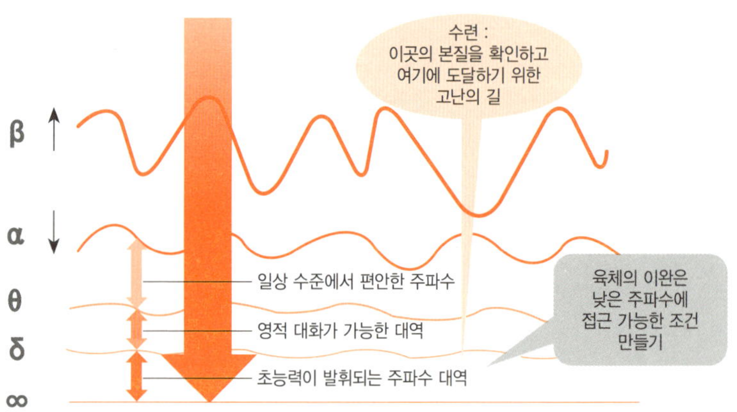

한다. 따라서 지정 차선을 준수해야 하는 것처럼 반드시 자신의 역량에 맞는 방식의 수행을 해야 하며 그 이상도 이하도 넘볼 수 없고 넘보지도 않아야 하는 것이 우주의 규칙이다.

동네 야산을 올라가는 것과 에베레스트를 등반하는 것은 같은 산행으로 보일 수 있지만 전혀 다른 차원이며 수행에도 이런 차이가 존재한다. 세타파까지만 안내할 수 있는 수행법임에도 깨달음에까지 도달할 수 있다고 하는 등 그 범위를 모르는 수행 안내는 알려주는 사람과 배우는 사람이 동시에 위험에 처할 수 있다.

우주 중심의 구성원이 되기 위해 반드시 합격해야 하는 난이도 최상의 시험이 델타권 입학시험이다. 근원의 일원이 될 수 있는 응시 자격은 세타권영적인 존재들의 시공으로 들어섰을 때 기본 자질로 이미 확인된다. 세타권으로 부르는 영계는 수행자들에게 가장 위험한 구간으로써 온갖 허구와 거짓, 최고의 속임수로 무장한 능수능란한 영적 사기꾼들이 길목마다 눈을 부릅뜨고 먹잇감을 찾아 기다리는 곳이다. 세타권은 선과 악이 50% : 50%로 혼재하며, 악이 선의 탈을 쓰고 존재하고 거짓이 진실로 위장해서 함정을 만들고 기다리는 곳이다. 대부분의 사이비 교주가 가장 선한 표정으로 위장한 악한 영적 존재들에게 빙의되어 있으며 그들은 순진한 수행자들에게 네가 힘들어하는 모든 것을 내가 해결해 준다는 유혹으로 끌어들인다. 선량하고 순진한 수행자들이 대부분 여기에서 그들의 먹잇감이 되어 사이비의 하수인으로 빠지게 되고 결국 헤어나지 못한 채 다시 윤회의 대열로 끌려 들어간다. 이 구간은 수행자가 델타권으로 진입 자격을 얻기 위해 반드시 통과해야 하는 구간이므로 누구도 이 단계의 시험을 회피하거나 건너뛸 수 없다. 일상의 숨에 수련 신청을 했다가 마의 유혹에 걸려 중도 탈퇴한 수련생들 대다수가 이 시험에 걸려 이들의 제물이 되었다. 수행자로서 정말 근원에 도달하고 싶다면 손짓 하나 눈짓 하나는 물론 마음가짐까지 추호의 흐트러짐이 없어야 한다.

수신주파수와 연결대상의 변화

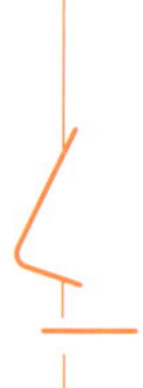

뛰어갈 때와 걸어갈 때, 걸어갈 때와 앉아 있을 때, 앉아있을 때와 누워있을 때 에너지의 소모량이 다르다. 에너지의 소모량이 적을수록 수행의 가성비가 높아진다. 아주 적은 양으로 엄청난 속도의 수행이 가능하게 되는 것이다. 점차 진도가 나가면 에너지가 더 이상 필요 없는 상태에서 무한대의 에너지와 연결된다. 이러한 상태가 계속되는 과정에서 점차 대화가 통하는 상대가 달라진다. 이상만(86) 서울대 명예교수가 돌을 보면서 느꼈던 느낌[1]은 수행을 하면서 느끼는 점과 유사하다.

"돌을 손에 쥐었을 때 그 돌에 대한 내 지식을 전부 퍼부으면 돌이 여과장치가 돼서 필요 없는 말은 다 흘러내리고 필요한 말은 튕겨 나와요. 그게 돌과의 대화예요. 나는 답사 다닐 때 학생들이 돌을 막 두들기면 '야 이놈들아, 그렇게 막 두들기는 게 아니야. 돌아, 미안하다. 내가 좀 공부하기 위해서 너를 두들겨야겠다, 이렇게 말하고 두들겨라.'라고 가르쳤어요."

---

[1] https://www.chosun.com/site/data/html_dir/2012/08/10/2012081001531.html

본격적인 수행에 들어가서 어느 정도 수행을 하다 보면 점점 더 낮은 주파수와 연결되면서 우주에 존재하는 모든 주파수와 직접적인 교류가 가능하게 된다. 이 주파수들은 호흡의 길이와 안정도에 따라 연결되는 대상이 달랐다. 주파수가 낮아지면서 나타나는 현상은 다양하다. 평소보다 약간 안정된 알파파 정도에서는 이완되는 느낌이 오는데 예민한 사람은 영적인 현상이 나타나기도 한다. 하지만 알파권의 편안한 상태에서 하는 판단도 흥분상태에서 판단했을 때에 비해 정확성이 향상될 수 있다. 이 정도로도 명상의 효과를 봤다고 할 수 있을 것이다.

호흡을 꾸준히 하다 보면 공명을 일으키는 대상이 누군지에 따라 내가 지금 어느 주파수 대역에 있는지 알 수 있다. 내가 직접 체험한 바에 의하면 호흡을 하면 주파수가 낮아지면서 동물의 주파수 대역, 식물의 주파수 대역, 무생물의 주파수 대역을 순차적으로 통과하게 된다. 이때 일어나는 일이 동물과의 대화, 식물과의 대화, 그 후가 무생물과의 대화이며 그 후에 우주와의 대화, 무無나 공空과의 대화가 열린다.

인간의 주파수 대역 바로 아래에 있는 동물의 주파수 대역에서는 우리가 알고 있는 모든 동물의 주파수가 있고 이 대역에 들어가면 인간과 가까운 동물들과 대화를 할 수 있다. 주파수는 너무나 정확해서 A가 B의 주파수에 맞출 수 있어야 B의 생각을 읽어올 수 있다. 하지만 B의 주파수에 맞출 수 없다면 B와 대화가 불가능하다. 염력 역시 내가 투시하고 싶은 대상의 주파수를 알아내야 가능하다. 상대방의 주파수를 알아내기 위해서는 모든 주파수 대역을 고루 경험하는 과정이 전제되어야 한다.

호흡 수련을 하다 보면 낮은 주파수로 점차 내려가면서 대화하는 대상이 달라지기 시작한다.

이렇게 모든 주파수 대역을 샅샅이 훑어 내려가다 보면 어느 주파수가 어디쯤 있다는 것을 알게 된다. 수만 층 높이의 원형 빌딩과 같은 모양으로 된 주파수 타워를 한층 한층 살피며 내려가는데 이 과정에서 나의 몸은 거의 무게가 느껴지지 않을 정도로 가벼운 상태에서 아주 천천히 내려간다. 호흡이 깊어짐에 따라 주파수가 낮아지면서 연결되는 대상들이 그때그때 다르다. 주파수가 낮을수록 더 높은 차원의 정보에 접근하게 된다.

주파수의 계단을 서서히 내려가다 보면 각 층에서 각각의 동물, 식물, 무생물들과 텔레파시로 대화한다. 내려가는 속도는 나의 주파수가 낮아지는 속도와 비례하며 나의 주파수가 낮아지지 않으면 그 자리에 그냥 떠 있는 상태로 정지된다. 하지만 내가 호흡을 하면서 0Hz의 주파수로 점차 내려가면 이 주파수 층을 따라 내려가는 속도가 느려진다. 이 과정에서 연결되는 대상에 따라 정보의 내용이 달라지는데 처음에는 낮은 등급의 정보가 들어오다가 드디어는 우주의 중심부에서 나오는 정보를 수신할 수 있게 된다.

맨 처음 만나는 동물의 주파수 대역에서는 개, 소, 고양이, 돼지, 닭 등 인간과 가까운 동물들이 지나가고 그 뒤에 곰, 호랑이, 늑대, 여우, 고라니, 다람쥐 등 온갖 야생동물들이 종류별로 모두 지나간다. 그 후에 올빼미, 부엉이, 비둘기, 참새, 꿩 등 모든 새의 주파수가 한 층씩을 이루고 있다. 그 아래로 내려가면 땅속에서 생활하는 두더지, 쥐, 지네 등의 주파수가 지나가고 그 아래로 내려가면서 모든 곤충, 모든 미생물의 주파수 대역이 스쳐 지나간다. 아메바, 바이러스 등 단세포 생물과 대화를 해보면 이들의 세계가 너무나 넓고 깊어서 우리의 상식이나 지식이 얼마나 보잘것없는 것인지 알게 된다. 우리는 뭔가 알고 있다고 생각하지만, 대자연의 일부인 이들의 세계는 아무리 대화해도 끝이 없을 만큼 넓고도 깊다.

인간과 가까운 동물일수록 진화의 정도가 높지만 그렇지 않다고 해도 그들이 가진 정보는 우주 진화의 역사를 모두 담고 있으므로 아무리 대화해도 그치지 않을 만큼 많다. 이들과의 대화를 통해 우주는 너무나 깊고 넓지만 아주 작은 세계 속에도 우주가 들어 있다는 것을 알게 된다. 아래 단계로 갈수록 곤충과 아메바 등 단순한 생물들까지 내려간 후 식물의 주파수 대역으로 변한다.

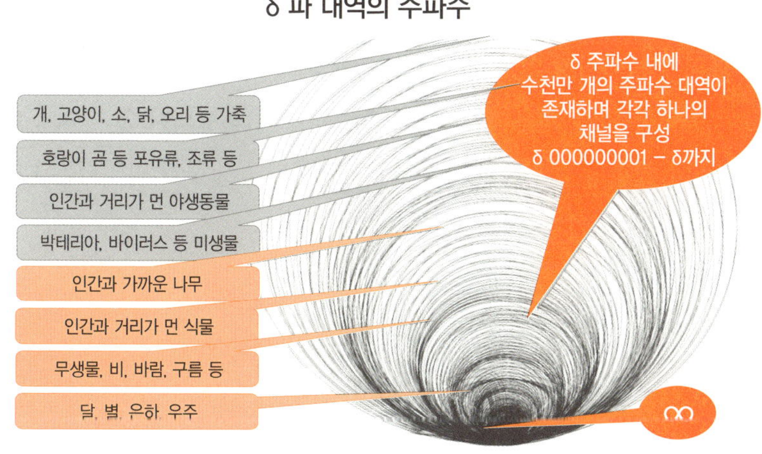

식물의 주파수 대역에는 벼, 옥수수, 밀, 콩, 귀리, 배추, 무, 당근, 토란 등 우리가 아는 식물의 주파수 대역이 있다. 범죄가 일어난 방에 있던 식물이 범인을 알고 있다는 것이 보도된 적 있는데 이러한 것들이 모두 사실이라는 것은 식물의 주파수 대역을 지나가면서 그들과 대화를 해보면 알 수 있다. 식물의 주파수 대역에서는 나무, 풀, 이끼류를 지나

단세포 식물의 주파수 대역까지 내려가게 된다.

그 아래로 내려가면 암석, 바위, 자갈, 모래, 돌가루 등의 주파수 대역이 있고 다시 그 아래 바람, 물, 비, 구름 등 자연의 주파수 대역이 존재한다. 여기서 바람과 구름의 주파수와 소통이 가능하면 호풍환우가 가능하다. 이 주파수 대역에서 비가 오고 바람이 불게 하는 제갈량의 전설이 상상 속의 이야기가 아닌 실제로 가능한 이야기임을 알 수 있게 된다. 이 주파수 대역에서 경험하는 것이 초능력인데 수행자로서는 자연스러운 일이지만 일반인으로서는 아주 특별한 능력으로 보일 수밖에 없다. 천안통, 천이통, 타심통 등을 비롯하여 호풍환우 등에 이르기까지 초능력이 주어지는 것은 해당 주파수 대역에 들어갔을 때 가능하다. 그 주파수 대역에 들어가지 않고 아무리 투시하려고 해도 안되는 것은 본인에게 그런 능력이 없기 때문이 아니라 그 주파수에 연결되지 않기 때문이다. 초능력이 발휘되는 것은 나의 주파수 대역이 초능력이 발휘되는 대역에 맞춰져 있을 때 가능하다.

무생물의 주파수 대역을 통과해 내려가면 그다음이 우주의 주파수 대역인데 이 단계에서 각종 은하와 태양과 같은 항성과 금성, 수성, 화성, 목성, 토성과 달, 각종 별 등 행성과 은하의 주파수를 경험하게 된다. 이 주파수 대역에 진입했을 때 우리가 외계인이라고 부르는 선진 인류들과의 대화 채널이 열린다. 이 주파수 대역에서 우리가 UFO라고 부르는 우주비행선을 보기도 하고 탑승 경험을 하기도 하며, 다른 별로 가서 체험하기도 한다. 우주비행선은 우리가 상상할 수도 없는 기술을 사용하므로 우리에게 보일 수도 있고 보이지 않을 수도 있으며 별에서 별로 이동하는 것이 우리가 가까운 도시로 이동하는 것처럼 쉽고 편안하다. 그 후 한참을 더 내려가면 무無파장으로 들어가게 된다.

인간의 영역에서 느껴지는 주파수는 생로병사의 주파수 아래 희로애락애오욕의 주파수가 있다. 하지만 수행자가 추구하는 목표는 이런 아마추어의 수준이 아니다. 프로의 세계에서는 영적인 현상은 기본이고 그 이상의 가능성 즉 깨달음까지를 목표로 한다. 호흡 수련의 목표는 일상적인 주파수 대역을 벗어나 점차 낮은 주파수로 내려가서 결국은 0Hz까지 내려가는 것이다.

다음은 2015년 12월 9일자 동아일보에 게재된 내용이다.
https://www.donga.com/news/article/all/20151209/75274309/2

그랬더니 더욱 깊은 단계로 들어갔다. 초능력이 찾아왔다. '삼국지'의 제갈량이 동남풍을 부르고, 전우치의 호풍환우呼風喚雨 같은 도술이 마냥 허황된 것이 아님을 깨달았다. 호기심에 본인도 해봤기 때문이다. 그러나 인위적으로 도술 같은 것을 부리면 자연계의 질서를 어지럽혀 그 책임을 감당할 수 없다는 걸 직감했다. 그리고 초능력을 확인해 보는 것을 멈추었다.

수행 단계별 뇌파

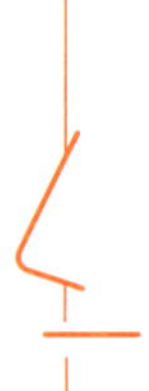

뇌파는 아래와 같이 구분되며 주파수 대역에 의한 수행 단계도 이에 비례해서 변화한다.

감마파

30Hz 이상의 진동수를 가지는 뇌파로, 극도로 긴장하거나 흥분상태에서 나오는 고진동수의 뇌파다. 감마파부터는 뇌파 측정 및 유지가 어렵기 때문에 연구가 활발히 진행되고 있지 않다. 그 때문에 알려진 사실이 다른 뇌파에 비해 적은 상태이며 일반적으로 집중 상태가 매우 깊을 때 나타나는 뇌파라고 알려져 있다.

베타파

13~30Hz를 가지는 각성 상태의 뇌파로 일상적인 인지 작용 및 사고 활동 시에 발생하며 평소에 가장 강력하게 활동하는 뇌파다. 높은 진동수에 비해 델타파와 비교하면 진폭 자체는 낮으며 주파수 대역에 따라 베타1, 베타2, 베타3 등으로 나뉘어진다. 우리의 평상시 주파수이다.

알파파

8~13Hz를 가지는 뇌파를 말한다. 각성 상태 중에서도 비교적 이완된 상태에서의 뇌파이며 초보적인 안정상태로 들어갔을 때의 뇌파라고 할 수 있다. 눈을 감았을 때 특히 두드러지기에 시각 영역과 매우 밀접한 관계가 있다. 일반적인 명상의 대부분은 이 정도가 목표이다.

세타파

4~8Hz를 가지는 뇌파로 최면 및 졸음 상태에서 나오는 뇌파를 말한다. 특이하게도 설치류는 세타파가 왕성하게 활동하는데, 알파파와 베타파가 주 활동파인 인간과 비교하면 흥미로운 점이다. 세타파는 뇌 구조 중 해마, 시상 같은 곳에서 주로 발생하는 것으로 변연 계통, 즉, 포유류의 뇌에서 발생하는 것으로 알려져 있다. 의학적으로는 성인보다 소아 및 유아기에 많이 발생한다고 한다. 수행자의 경우 영적으로 민감한 사람의 주파수에서 나오는 뇌파로 본다.

델타파

0~4Hz를 가지는 뇌파를 말한다. 일반적으로 수면 상태에서 나오는 뇌파이며 뇌 전역에서 전반적으로 나오는 신호다. 낮은 진동수에 비해 진폭은 매우 높은 편이다. 주파수 대역이 0Hz에 가깝다.

수행을 처음 시작하는 사람들은 대부분 알파파 정도까지만 진입해도 성과가 있다고 느낀다. 평소보다 편안한 상태만으로도 긴장을 낮추거나 안정된 상태에서 편안함을 느낄 수 있기 때문이다. 뇌파는 일반적으로 이상의 다섯 가지로 구분하지만, 이 중 수행과 관련이 있는 뇌파는 알파파안정상태, 세타파영계 주파수, 델타파선계 주파수이다.

이 세 단계는 고도의 안정상태일 때의 뇌파이며, 뇌의 활동이 저주파수 대역으로 활성화되어 있으므로 평소 주파수 대역에서 들을 수 없는 소리와 볼 수 없는 영상을 인지할 수 있다.

호흡 수련을 하면 평소의 뇌파가 저주파수 대역에 동조되어 있고 좌뇌와 우뇌가 균형 상태를 유지한다. 또한 세타파 이상의 주파수를 감지하므로 직관력이 발달해 있어 일반 뇌파 상태에서 감지할 수 없는 것을 감지할 수 있다. 그러므로 다음과 같은 뇌파 측정 결과가 나온다.

일상의 숨에서 호흡 수련을 하는 1기 수련생 A와 안내자 일상의 뇌파 측정 결과표

뇌파 검사결과 – 일상 : 수련생 A

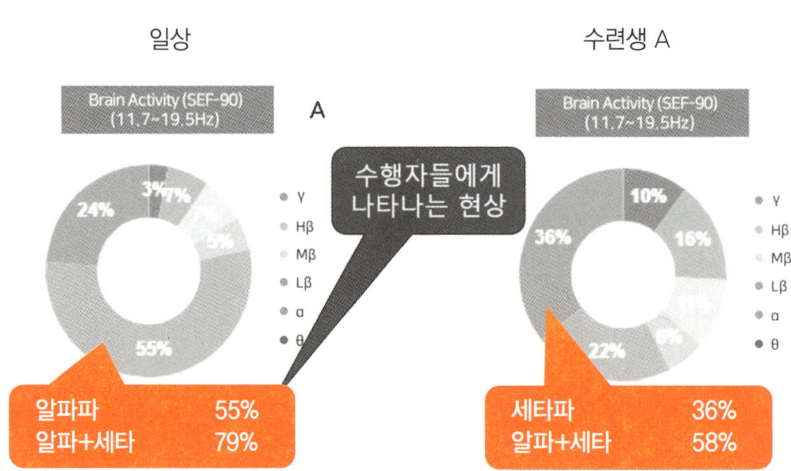

뇌파 검사결과 – 일상 : 수련생 A

뇌파 검사결과 – 일상 : 수련생 A : 일반인 비교

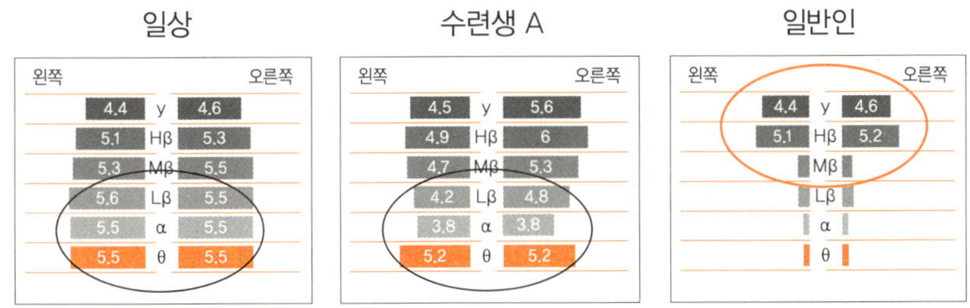

뇌파 검사결과 – 일상 : 수련생 A

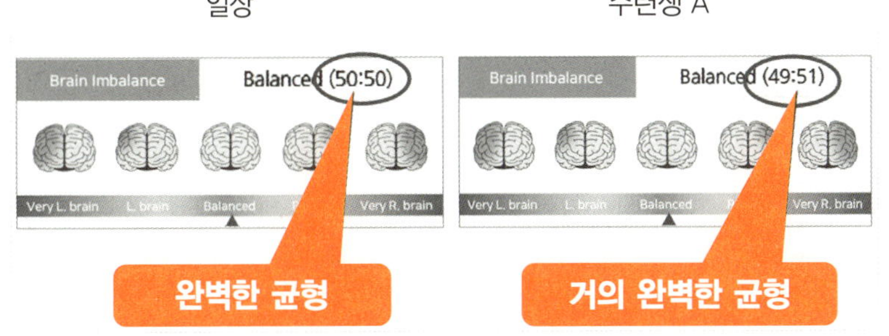

영매와 수행자의 채널링 차이

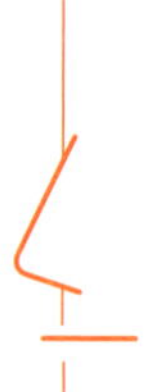

많은 사람이 영적 존재로부터 정보를 받아 펴낸 책들을 접한다. 수행의 길에 든 사람들은 특히 이런 분야에 관심이 많을 것이다. 하지만 그러한 정보들을 어떻게 판단하고 받아들이고 어떤 내용을 나의 수행에 참고해야 할 것인지에 대한 정보는 거의 없다.

영적인 존재에게 선택받아 정보를 전달받는 영매는 무속인과 같은 방식으로 정보를 전달받는다. 영매는 수행을 통해 영적 존재와 연결된 것이 아니라 영적 존재로부터 선택된 후 그들에게 정보를 받아서 전달하는 경우다. 정보를 제공하는 영적 존재의 수준이 높으면 제공하는 정보도 우주에 관한 내용이거나 수행자들이 참고해야 할 내용들이 많다. 영적 존재들은 육신을 벗어나 있으므로 상상할 수 없이 다양한 유형이 있다. 그들이 전해주는 정보도 너무나 다양하다. 최하급의 정보에서부터 세타권의 정보까지 제공받을 수 있다.

영매와 수행자의 수신 정보 차이

구분	관계	내용
영매	1:1	동일한 상대방으로부터 받은 내용
수행자	1:多	수행 수준의 변화에 따라 다양한 상대방으로부터 받은 내용

수행자는 자신이 수행 중 연결된 상대로부터 정보를 수신한다. 수행자의 영적 상대는 수행자 본인의 수준이 결정하는 것이며, 상대방이 결정하는 것이 아니다. 영적 상대에게 선택권이 있는 영매와 본인에게 선택권이 있는 수행자는 이러한 점이 결정적으로 다르다. 선택의 주체가 영적 존재인지, 수행자인지에 따라 정보의 내용도 달라진다. 한 명의 영적 존재에 의해 주어지는 정보라면 그 내용이 한 채널에 국한되는 경우가 많고 다소 범위가 넓어지더라도 제한적이다. 하지만 수행자의 수준이 향상되면서 영적 존재의 수준도 달라지는 경우라면 수행자의 최종 목표인 無와 空, 영점장이나 근원으로 불리는 수준까지 도달이 가능하다.

영매들이 대부분 깨달음과 무관한 것은 그들 자신이 선택하는 것이 아닌 타의에 의해 정보를 받으므로 스스로 선택의 여지가 없다는 것이다. 하지만 수행자들은 목표가 깨달음에 있으므로 이런 계기를 통해서 깨달음에까지 도달할 가능성이 높다.

영매는 선택권이 없으며 영적 상대가 선택권을 갖는다. 하지만 호흡 수행자의 경우 본인의 수준이 향상되면서 기적 교감의 상대도 자연스럽

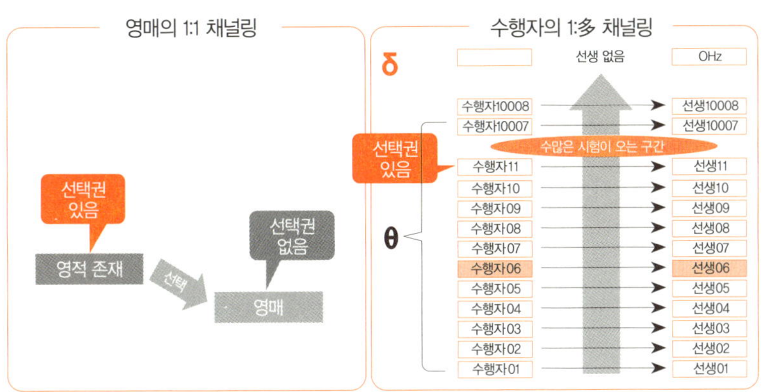

게 수준이 달라진다. 채널링의 주도권을 영매는 영적 상대가 갖고 있지만 수행자는 본인이 가지고 있다.

우주는 수많은 주파수로 이루어져 있으며 그 주파수의 종류도 우리가 상상할 수 없을 만큼 세분되어 있다. 그 많은 주파수를 가장 효율적으로 사용해서 정보를 전달하는 것이 우주의 시스템이다. 내가 준 원고로 집필된 『선계에 가고 싶다』, 『한국의 선인들』, 『천서 0.0001』에서 0.0001의 의미는 무無의 바로 아래 단계를 말한다. 무無나 공空을 의미하는 0Hz에서는 어떤 주파수도 송신도, 수신도 되지 않으므로 0.0001에서부터 정보를 발신할 수 있고 수행자는 그 정보를 수신할 수 있다. 델타권의 가장 하단 주파수가 0.0001Hz 대역이며, 이 주파수 대역에서 우주의 가장 고급 정보를 채널링할 수 있다. 이 주파수 대역에서 너무나 많은 주파수가 세분되는데 아직 우리의 과학기술로 이 주파수 대역에서 발신되는 정보를 수신할 수 있는 장비가 개발되어 있지 않다.

한 명의 영적 존재가 한 사람에게 모든 정보를 전달하는 영매의 경우는 한 명의 영적 존재가 모든 지식을 전달하므로 그 지식의 깊이가 제한적일 수밖에 없다. 부분적으로는 정확할 수 있지만 그 중 상당 부분은 덜 전문화된 내용이다. 수행자의 채널링은 델타권과 접속할 경우, 이 우주에서 가장 전문화한 지식을 가장 전문성을 갖춘 주파수로 전달하므로 최고의 정확성을 갖는다. 영매의 채널링이 AM 라디오라면 수행자의 채널링은 디지털TV로 보는 것보다 더 큰 차이가 있다.

조선시대 시골의 서당은 한 명의 훈장이 천자문과 사서삼경, 명심보감 등을 모두 가르쳤지만, 현대의 종합대학은 교양과 전공 분야로 나뉘어 수백 명의 교수가 수만 명의 학생들이 원하는 지식을 제공해서 가장 우수한 학생을 만들어낸다.

영매의 채널링과 수행자의 채널링은 이렇듯 모든 분야에서 너무나 다르다. 수행 진도에 따라 변화하는 주파수는 그 채널의 고유 주파수에서 해당 내용을 전달받으므로 전문성이 있다. 다 같은 채널링이라고 생각하지만, 지식의 범위가 전혀 달라서 마치 유치원생과 대학원생을 같은 학생이라고 하는 것만큼 차이가 있다.

수행자는 스스로 자신의 주파수를 계속 낮출 수 있으므로 그 수준에 맞춰 영점장에서도 수행자의 수준에 맞는 최적의 정보를 해당 주파수를 통하여 알려줄 수 있다. 영점장의 정보는 우리가 상상할 수 없을 만큼 세분되어 있다. 이렇게 나의 수준에 따라 선생님이 바뀌는 속도도 내가 대화를 나누는 데 전혀 불편함이 없을 정도로 거의 동시에 진행된다. 바뀌는 속도가 얼마나 빠른지 내가 신경 쓰지 않으면 선생님이 바뀌었음을 느끼지 못할 정도이다. 이런 선생님의 교체를 결정하는 것은 더 길고 더 낮은 주파수 대역의 호흡이다. 이것을 호흡 수련자가 결정함에 따라 수신할 수 있는 주파수가 달라지고 교신 가능한 선생님이 결정된다.

내가 호흡을 하면서 계속 선생님의 변화가 있었던 것은 나의 주파수가 계속 변화하므로 수신 가능한 주파수도 계속 변했기 때문이다. 따라서 나의 수준이 점점 안정되면서 영적 상대도 계속 바뀌었다.

영적 상대는 나의 질문이 한 단계 올라가면 바로 한 등급 위의 다른 분으로 바뀌었는데 그 바뀌는 속도가 너무 빨라서 마치 한 사람과 대화하는 것처럼 느껴질 정도였다. 영적 존재가 바뀌고 나면 상당한 중압감이 느껴졌지만, 문답하는 도중 부담감은 사라지고 편안한 상태가 되었고 그러고 나면 곧 한 등급 높은 선생님으로 바뀌었다. 이렇게 수시로 영적 선생님이 점점 더 높은 등급으로 너무 빈번하게 바뀌므로 미처 이름을 물어볼 사이도 없었는데 그중에서 이름을 물어본 분이 '천광스승'이었다. 이렇듯 선생님이 계속 바뀌는 것은 우리가 학교에 다닐 때 학년이 올라가면서 담임선생님이나 교과 선생님이 바뀌는 것과 같았다.

이러한 내용을 단순하기 그지없는 영매의 채널링과 좀 더 전문화된 델타권의 채널링으로 비교해 본다면 시골의 개인 의원과 대도시의 종합병원 정도 이상의 차이가 있다.

이렇게 이루어지는 델타권 선생님의 순간적 교체는 델타권의 순간이동과 같은 방식으로 진행된다. 서울에서 부산으로 갈 때 3차원의 존재들은 서울 출발 - 대전경유 - 대구경유 - 부산 도착 순서로 이동하지만 델타권의 6차원 이상 세계에서는 서울 출발과 부산 도착이 동시에 이루어진다.

우리는 우주에서 거리를 이야기할 때 광년, AU, 파섹 등으로 이야기하지만 6차원 이상에서는 이런 개념 자체가 없다. 우주에서 수조 광년의 거리는 이미 인간의 생존 기간인 100년 동안 광속으로 달려가도 근처에도 갈 수 없는 수준이므로 의미가 없다. 따라서 은하단, 초은하단, 거대구조 안에서 어디든 동시에 이동가능한 델타권의 방식만이 이 우주를 관리할 수 있다. 영적 존재로부터의 배움은 이렇듯 차원에 따라 전혀 다르게 진행되는데 우리가 3차원 세계인 지구에서 배움의 길을 가는 것은 이곳에서 익혀야 할 내용이 있기 때문이다. 그 내용이란 바로 생로병사와 희로애락애오욕 등 제한된 구역에서의 배움이다.

신과 인간의 관계 – 메시지

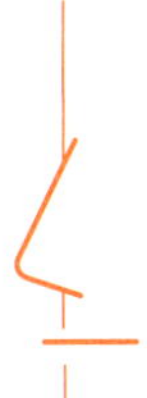

"– 수련으로 도달할 수 있는 곳은 어디인지요?

• 정상이다. 그 정상에 오른 사람은 온 우주를 통틀어서도 몇 안 된다.

– 어찌하면 도달이 가능하겠는지요?

• 지금처럼 지속적으로 밀어붙이면 된다.

– 평소에도 델타파선계 주파수가 나올 수 있는지요?

• 넌 지금도 나오고 있지 않느냐?

– 30분 내지 한 시간짜리 호흡은 의식의 호흡인지요?

• 그렇다. 집중이 그렇게만 되어 있어 깨지지 않으므로 먼 곳의 진실까지 추적이 가능하다. 현재의 방법으로는 스텝 바이 스텝step by step이나 장시간 집중이 가능한 상태라면 보다 높은 곳으로의 도약이 가능할 수 있다. 이 진화는 색다른 경험을 가져다줄 것이나 중간중간에 집중이 깨지는 단계에서는 하지 않는 것이 좋다. 깊은 집중에서 나오지 않고 오래 머무를 수 있을 때 하는 것이 바람직하다.

– 인류의 발전은 어디까지인지요?

• 어디까지가 없다. 일정상으로는 무한하게 발전시켜 나가려 하고 있으나 자식이 부모의 뜻에 어긋나는 것처럼 지구의 스케줄이 천상의 스케줄에서 벗어나면 방법이 없다. 신神이라고 전지전능한 것은 아니며 인간보다 가능한 부분이 많은 것이다. 그들 세계에서도 실수가 인정되며 그런 실수가 있으면 지구는 일부 인류의 뜻대로 되지 않을 수도 있다. 우주의 단계에서는 지구의 흥망이 깊은 고려의 대상이 아니므로 그렇게 중요한 것은 아니다.

– 살아가다가 피곤을 느낄 때는 어찌해야 하는지요?

• 기도해라. 신을 찾아라. 가능할 것이다. 그 신이란 편하고 싶을 때는 "편함의 신이여"로 부르면 된다. 편해질 것이다.

– 신의 도움을 받아도 되는지요?

• 도움을 받는 것이 아니다. 당연한 권리다. 당연히 청구할 수 있는 것을 청구하는 것뿐이다.

– 자신의 힘과 신의 도움과는 어떻게 다르온지요?

• 모든 것이 알든 모르든 신의 뜻이고 신의 힘이지 자신의 힘이 없다. 자신 마음대로 할 수 있는 것은 자신의 마음뿐이다. 그 자신의 마음은 초대형 컴퓨터와 같아서 본인의 마음에 따라 여러 가지 연결 통로를 통해서 온 우주에서 가장 합당한 해결 방법을 제시하게 된다. 이 제시 과정에서 필요한 신들이 동원되며 이 신들은 필요에 따라 너의 뜻을 따를 뿐이므로 그들의 수고에 대해서는 너무 신경 쓸 것 없다.

　－ 현재 수련이 잘되지 않고 있는 모든 사람에 대해서 어찌해야 할는
지요?

　• 신경 쓸 것 없다. 그들의 뜻대로 갈 것이다. 신의 세계에서도 도와
주고 싶은 사람이 있고 그냥 버려두고 싶은 사람이 있는 바, 도와주고
싶은 사람은 항상 참뜻으로 살아가고 있는 사람들이다. 그런 사람의 경
우는 어떤 식으로든 결코 그냥 두지 않는다.

　－ 정말로 큰 깨달음은 본인의 힘으로 해야 하는 것이온지요?

　• 그렇다. 큰 깨달음은 도움이 없이 마지막 순간에 열린다. 그 과정
까지 가는 동안 작은 도움이 필요한 것이다. 다만 열심히 하면 그 도움
은 저절로 받을 수 있게 될 것이다.

　－ 마음이 신의 위에 있는 것인지요?

　• 마음은 우주의 본체이니 신보다 위에 있다고 볼 수 있다. 다만 마
음의 실체가 보이지 않을 때는 신의 도움을 받으면 된다.

　－ 신은 누구인지요?

　• 너보다 먼저 델타권에 도달한 사람들이다.

　－ 그들에게도 깨달음이 필요한지요?

　• 필요하나 그들은 평소에 별 불편을 느끼고 있지 못하므로 수련하
지 않는다. 인간의 몸으로 태어나 수련한다는 것은 크나큰 복이라고 할
수 있다. 참으로 고마운 우주의 혜택 중의 하나는 자체 치유 능력인데
그중의 하나가 인간으로 출생하여 수련을 접하게 하는 것이다. 동물과

인간은 몇만 년에서 몇백만 년의 의식구조 차이가 있다. 그 의식구조의 차이는 실로 상상을 불허하는 차이가 존재함을 말해주는 것이다. 어찌 그보다 큰 혜택이 있다고 볼 수 있겠느냐?

신이란 나와 별개로 존재하는 것이 아니다. 나와 항상 함께한다. 신의 존재는 다양하다. 우리가 신이라고 하는 존재는 영적 존재에서 완전한 깨달음의 경지에 올라간 분, 깨달음 자체와 일체화한 분까지 다양하다. 신의 다양함은 우리의 상상을 불허한다."

우주의 은하계, 은하단, 은하군을 비롯한 지구의 비, 바람, 태풍 등을 관장하는 영역, 아주 작은 바이러스나 그 이하의 원자, 전자, 중성자의 영역에 이르기까지 신의 영향이 미치지 않는 곳은 없다. 우리가 저절로 되는 것으로 아는 모든 것이 신의 영역에서 조절되고 조율되고 있다. 풀과 나무, 꽃, 벌레는 물론 먼지 하나에 이르기까지 담당하는 에너지체가 존재한다. 우리 인간의 모든 것을 관장하는 영, 우리에게 도움을 주는 영, 우리에게 교훈을 주는 영 등 다양하고 복잡한 것처럼 보이는 모든 것들이 이들의 관리하에 들어 있다. 그러나 이들 중에는 분명한 경계가 있다. 우리가 신이라고 부르는 존재 중에는 정말 신의 영역에 있는 신과 신이 되기 위해 공부 중인 존재들, 신이 아니면서 신의 흉내를 내는 존재들이 섞여 있다.

영이 존재하는 곳이 세타권_{영계}이다. 이곳은 우리가 죽으면 가는 곳이다. 수행이 필요 없다. 수행하는 이유는 그 이상의 단계로 올라가기 위해서이다. 하지만 델타권_{선계}은 다르다. 우리가 죽는다고 해서 갈 수 있는 곳이 아니다. 살아있을 때 그곳에 갈 수 있는 충분한 수행을 해야 갈 수 있다.

인간의 영역과 신의 영역

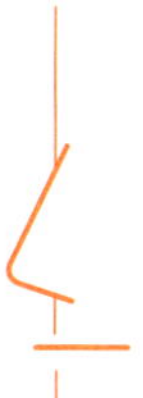

"– 인간의 영역과 신의 영역은 어떻게 구분되는 것인지요?

• 인간의 영역은 생존 시의 영역이고 신의 영역은 사후까지도 관리하게 된다."

신은 영체로서 일정한 능력을 확보 후 그 세계에 든 분들이다. 생시에 어느 정도의 수련을 하는 것은 영격을 높여주므로 그 영격의 높고 낮음에 따라 사후 봉직할 위치가 결정되는 것인데 그 위치에서 일정 기간 봉직함으로 차후 승급의 계기를 맞이하게 된다.

신의 세계는 하늘 단계의 아래에 있으므로 인간이 원하는 방향으로 이끌어 주기도 하며 인간으로 있으나 격이 높은 사람들의 지시를 받들기도 한다. 신은 그 격에 따라 상중하로 구분되는데, 상신上神은 하늘의 일을 관장하고 중신中神은 인간의 일을 관장하며 하신下神은 지하의 일을 관장하게 된다.

인간으로 태어난 이상 상신上神 이상의 단계가 초기 목표가 되어야 한다. 상신 이상이 되면 그 이상의 세계를 볼 수 있으나 중신中神일 때는 정확히 보이지 않는다. 신의 역할은 모두 정해져 있으며 자신들의 일에 충실하고 오차가 별로 없다.

상신은 델타인들을 말한다. 항상 진실만을 보고 있어 아주 맑고 투명한 상태이다. 거짓을 말하는 사람들은 이들과 만나는 것 자체가 불가능하며, 최고의 수련으로 깨달음을 얻은 분들이 이 등급에 속한다.

중신은 세타권 상부의 존재들이다. 이들은 진실과 거짓을 모두 바라보고 판단한다. 염라대왕이나 대천사 등으로 불리기도 하나 한 분이 아니며 선악을 판단하는 분들은 모두 이 등급의 분들이다. 인간으로 있으나 격이 높다 함은 수행을 해서 몸은 인간으로 있지만 이미 신의 반열에 오른 경우를 말한다. 이분들은 신과의 소통에 어려움이 없으며 항상 신계의 메시지를 받아 인간계에 전달하는 역할을 하는 경우가 많다.

하신은 세타권의 중하부에서 하급 영들을 관리하는 분들이며 현생에서 깨달음을 얻지 못한 많은 영을 관리하는 분들이다. 벌을 받으면 이분들의 관리하에 들어가므로 영혼이지만 자유가 없다. 인간의 노력으로 진로가 바뀌었을 때 새로운 길로 인도하는 게 상신의 일이다. 귀신은 주로 중하 등급 이하의 신 등을 말하며 이들은 밝은 자리에는 잘 나타나지 않으므로 별로 친근한 감정을 주지 못하고 있다. 수행을 열심히 해서 인간이 도달할 수 있는 최고의 경지에 오르면 델타인이 되는데, 델타인이란 누가 만들어 주는 것이 아니라 스스로 노력해 도달하는 것이다.

본성과 만나는 과정 – 메시지

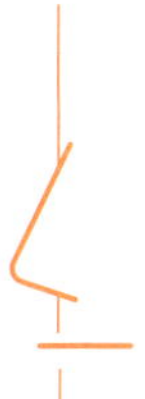

“– 자신과의 만남이란 어떤 것인지요?

• 이 세상의 모든 것들은 어차피 나를 위한 보조적인 위치에 있는 것들이므로 어디까지나 주된 것은 나일 수밖에 없다. 따라서 나를 내 것 아닌 다른 것들로 채우는 것은 한계가 있으며 나는 나로 채우는 것이 가장 효과적이고 안정된 것이다.

나 이외의 스승까지도 모두 나를 위한 수단적 가치를 가진 것이며 스승이나 스승의 대리인까지도 전부 채우지는 못하는 것이다. 일면 채운 듯 보여도 채워지지 않음은 근본적으로는 채울 수 있는 것이 나 자신이므로 거기에 대한 인식의 오류에서 비롯되는 것이다.

나의 내부에는 내가 채워야 하는 부분이 있는 것이니 그 부분은 누구도 관여가 불가능하며 따라서 누가 채운다 해도 결국은 나의 부분에 대한 정확한 인식으로 확인되는 것이 깨달음에 갈 수 있는 열쇠가 될 것이다.

깨달음은 나에 대한 깨달음이며 도란 나에게서 연결되는 도이고 모든 것은 나에게서 출발하여 나에게로 돌아오는 것인바 나의 존재가 상실되면 모든 것은 허상에 불과한 것일 수밖에 없다.

도의 과정에는 이런저런 유혹들이 많이 있는데 가장 무서운 유혹은 내가 나를 유혹하는 것이다. 이런 유혹에서 벗어나지 않은 상태에서는 나로 인한 유혹도 남에게서 오는 것으로 보이니 분별이 불가하여 더욱 혼란 속에 머물게 되고 마는 것이다. 아무리 가까워도 모두 내 전부일 수 없고 설령 내 전부라고 해도 또 나의 부분은 남는 것이니 이 이치를 터득하면 쉽게 갈 수 있는 것이요, 이 이치를 잊으면 한없이 돌아가는 길이 될 것이다.

도의 길은 꼭 직선적인 것은 아니나 될수 있는 대로 곧게 갈 것을 요하니 긴장과 의지로 가슴을 열고 항상 사邪가 들어오지 못하도록 방어하며 내 안에서 사邪를 발견하여 내보냄은 도의 과정에서 반드시 겪으며 나가야 하는 것이다. 내 안의 사邪가 보이지 않는다고 함은 아직 도의 눈이 열리지 않은 탓인데 도란 절대 쉬운 것이 아니요, 쉽지 않다고 함은 혼자 채워야 하는 부분이 있기 때문이다.

홀로 채워야 하는 부분은 타인이나 기적 스승이 도움이 될 수는 있으나 절대로 다 채우지는 못한다. 채운다는 것 자체가 간단치 않기도 하거니와 채워도 채워도 부족함이 남기 때문이다. 스승이 있는 보조적인 수단이 가능한 시기에 자신의 내부에서 나아갈 문門을 찾아봄이 좋을 것이다. 타他는 어느 곳에서도 타他일 수밖에 없으니 명심토록 해라. 자신을 만난다는 것은 바로 자신이 채워야 하는 것을 만나는 것이고 그것이 바로 본성이다.

– 본성을 만나는 과정에 대해서 상세히 알고자 합니다.

• 원래 성性은 정신적인 면에서 인간의 본래 상태기도 하거니와 육체적으로는 거기에 가까워지는 방법의 하나다. 일정한 나이가 되면 양성이 결합하여 결실을 얻음과 아울러 중화를 이룩하여 깨달음에 가까이 가기

위한 조건을 만드는 것이다. 이것은 도의 길에서 육신에 고인 업의 잔재를 일소함으로 한결 가벼운 몸을 만드는 데 있는 것인바 수련의 길에서 꼭 필요한 것 중 하나이니라. 중화가 되지 않으면 관문 통과가 불가한 부분이 있음이다.

— 그 이유는 무엇인지요?
• 본성이란 원래 중성이다.

— 헌데 왜 금촉수련을 명하셨는지요?
• 중화를 이루는 방법은 두 가지인데 하나는 수준이 비슷한 양성이 결합하여 중화를 이루는 방법이 있고, 또 하나는 금촉으로 인해 초超양성이나 초超음성을 이루면 중화가 된다. 중화가 되었음에도 계속 안주한다면 바람직스러운 것은 아니다. 본래의 나를 찾아가는 과정은 처음에는 스승의 인도로 이루어진다. 자신과 만날 조건이 갖추어진 후에는 자신이 처리해야 하는 부분을 만나게 되는데 자신이 처리해야 하는 부분은 자신만이 가능하며 여기서 익음에 따라 점차 의식이 익어가게 되는 것이다. 본성과의 만남의 과정은 아래와 같다.

가) 80~90%는 스승의 인도로, 10~20%는 자신의 노력으로 한다.
나) 본성에 진입 후 비율이 역전되어 자신의 내부에서 찾아서 정리하는 부분을 만난다.

본성에의 진입은 수련의 일차적인 성공이 이루어졌음을 나타낸다. 이후 탈피의 과정을 거친 지 4개월 만인 94년 4월 27일 오전 본성으로 진입하였다.

　－ 우주와 일치를 이루지 못하면 어찌 되는지요?

　• 계속 의식의 껍질이 굳은 채 우주 미아의 상태로 존재한다. 자신을 버린다고 함은 자아와 초자아의 벽을 없앤다는 뜻이기도 하다. 본성은 자아와 초자아에 둘러싸임으로 인하여 우주의 상태에 가깝기는 하나 완전한 일치는 아니다.

　본성의 세계는 무한히 넓다. 이 넓은 곳에서 자신을 찾아 정리해야 한다. 정리해야 하는 것은 모두 버려야 할 것이 아니다. 존재해야 할 것과 버려야 할 것을 구분하는 일이다. 모든 것이 필요한 것은 아니다. 이미 필요 없어진 것도 있으며 현재는 필요하나 곧 소용없게 될 부분도 있고 이승을 떠나기 직전에 버려야 할 것들도 있다.

　정리는 이 구분을 명확히 함으로써 번뇌를 줄이는 데 있다. 인간의 몸으로 완벽히 번뇌를 없앨 수는 없으며 근본적인 번뇌에서 벗어남으로써 초탈을 한 것이 된다. 초탈은 생로병사에 대한 번뇌에서 해방되는 것이다. 생로병사는 자신에 국한된 형태의 번뇌다. 모든 번뇌는 자기에 관한 부분부터 정리하는 것이 순서다. 자기에 관한 번뇌가 정리됨은 곧 모든 번뇌가 정리될 수 있음을 뜻한다.

　－ 해탈에는 또 어떤 단계가 있는지요?

　• 다음의 번뇌는 희로애락애오욕인바 이것을 넘으면 중탈이라고 한다. 중탈의 단계를 넘으면 반은 간 것이 된다. 상탈은 완탈이기도 하며 생로병사와 희로애락애오욕 이외의 모든 것들이다. 상탈까지 가면 인간으로서의 마무리가 남는다.

초탈은 육신에 대한 것이요,

중탈은 마음에 관한 것이며,

상탈은 몸과 마음 모두에 관한 것이고,

료⁷탈은 스승으로부터의 인가이다.

이 네 가지를 일러 해탈이라고 하는 것이니 본성의 세계에 들면서부터 정리되는 것은 이 초탈과 중탈의 부분들이다. 단계가 있기는 하나 뚜렷한 구분이 있는 것은 아니요, 두 가지가 동시에 이루어지는 부분도 있을 것이다. 이 단계에서는 특히 서두르지 않을 것을 요한다. 서두르는 것은 모든 것을 망치는 근본인 것이다."

나는 이제서야 나와의 만남을 경험하고 있었다. 어느 날의 일기에서 옮겨본다. 나를 만났을 때의 감흥은 세상의 어떤 언어로도 표현이 되지 않았다.

"바보같이 어쩌려고 사랑을 안 해보고 컸어. 그건 사는 것이지 사랑이 아니었다고. 숨 막히고 가슴 저리는 사랑을 이제 경험하고 있는 거야. 없어도 되는 줄 알았지. 따라다니는 사람들만 있었으니 그 사람들 속을 헤아릴 수가 있나? 사랑은 그런 게 아니지. 내가 안달이 안 나봤으니 그 속을 몰랐던 거지. 나 잘난 것은 알아도 나보다 더 잘난 남의 존재는 인정하지 않았지. 그게 무슨 삶이야? 인생은 치여 봐야 제맛을 안다고. 당하며 자라는 거지. 이기며 자라는 게 아닌 것이지. 앞만 보고 걸었던 거야. 뒤를 못 보고 왔던 거지. 뒤를 잘 봐야 다 아는데, 앞만 보아 반만 살았던 거지. 좌도 우도 모르고 앞만 보았으니 출세는 했었으나 이제 와서 이 고생이지. 산다는 게 어디 그리 간단한 것인가?

정수는 빼놓고 이제껏 허물만 보고 산 것 아닌가? 그래 결국 알맹이는 어디에 있던가? 내 가슴속 마음속에 있지 않던가? 속俗에서 찾는 것은 한계가 있지. 이제 들여다보니 선계仙界가 어떻던가? 모르겠다. 머리 아프다. 떼쓰기보다 이미 들어와 있는 그곳이 내 자리인 줄 알고 나니 어떻던가? 이제껏 빼놓고 살아온 것. 비워야 할 것…… 지금 와서 주섬주섬 채우는 그 맛이 어떻던가? 선계의 문 앞에서 주저앉아 돌아보고 긁어모으는 그 맛이 어떻던가?”

또 어떤 때는 시詩가 절로 나왔다. 옮겨본다.

하늘을 들이쉬고 땅으로 내보내고

우주를 들이쉬고 아래로 내보내고

온몸으로 받아들이고 온몸으로 내보내고

한 번에 채우고 한 번에 비우고

단전을 의식하되 빠지지 말고

호흡에 실려 호흡에 실려

머나먼 그곳까지 갈 수 있도록 해야지

번뇌를 버려 평온을 얻고

평온을 버려 자유를 얻고

자유를 버려 해탈을 얻는다

해탈을 버려 영생을 구하고

영생을 버려 우주를 얻고

우주를 버려 자신을 얻는다

"주파수는 수련의 알파이자 오메가이다.
현대 물리학의 개념인 주파수는
어떻게 명상의 핵심이 되었을까?
호흡은 주파수의 해독解讀 그리고
나를 그 주파수에 일치시키는 열쇠이다."

6

다른 차원으로의
진입

텔레파시의 이해

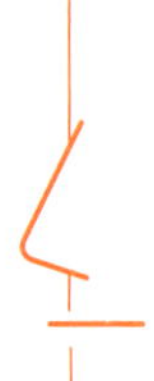

"– 텔레파시란 무엇인지요?

• 우주의 언어이다. 이 이상 정확한 의사를 전달하는 방법은 없으며 이 세계에서는 거짓이 통하지 않는다. 신체 주파수 중 뇌파를 이용하는 방법이며 세타파에서부터 가능하다. 잡념이 있는 상태에서는 혼선이 되므로 정확한 의사전달이 불가하며 정확한 송수신이 되기 위해서는 잡념이 없어야 한다. 잡념은 텔레파시의 가장 결정적 방해 요소이다.

동시에 여러 명에게도 가능하며 이 경우 상대방의 수신 여부도 확인이 가능하다. 수신 여부는 본인이 즉시 알 수 있으며 수신이 불가한 상태에서는 송신이 잘되지 않으므로 송신하지 않게 된다.

약한 텔레파시로는 상대방의 의중을 확인하기는 불가하다. 텔레파시는 의사전달 수단 중의 하나이며 이 방법으로 당사자 간 의사의 혼란이 없으면 혼선은 되지 않는다.

시공을 초월하나 같은 시대 간의 텔레파시가 가장 정확하고 전이나 후에 음성기록을 남겼다. 전하는 것은 공력이 높은 사람이 80%, 기타는 20-30% 정도 가능하다. 시간 지체의 경우 메시지에 계속 기가 실려 있어야 하므로 순간 보내고 끊는 것과는 방법이 다르다. 100% 정확한 텔레파시는 델타파 대역에서 가능하다."

텔레파시는 생각의 주파수로 상대와 의사소통을 하는 것이다. 말할 필요도, 상대의 말을 귀로 들을 필요도 없다. 내가 생각한 것을 상대가 바로 알아듣고, 상대가 생각한 것을 내가 바로 알아듣는다. 너무나 정확하게 내용이 전달되므로 서로 거짓말을 할 수가 없다.

내가 생각을 잘못해도 잘못 생각한 대로 상대에게 전달된다. 가장 신속하고 정확한 의사전달 수단이다. 생각만으로 전달되므로 발성기관인 입과 청각기관인 귀가 필요하지 않다. 우주인들을 보면 입과 귀가 퇴화해 있는데 이들이 입과 귀가 퇴화한 이유는 텔레파시로 의사전달을 하기에 사용할 필요가 없어서이다. 사용하지 않는 기관이 퇴화한다는 용불용설은 이렇게 우주에서 인간형 지능 생명체들에게도 적용되는 이론이다.

이 텔레파시는 에너지가 약하면 몇 km 정도에서 끝날 수도 있지만 에너지가 강하면 통달 거리가 길어진다. 발신자가 최강의 에너지를 갖고 있다면 이 우주에서 저 우주까지도 소통이 가능하다. 시속 30만km인 빛이나 전파의 속도보다 비교할 수 없이 빠른 동시 통달이 가능해서 우주의 교신에 적합하다.

사속思速, 생각의 속도이라는 개념은 텔레파시에서 적용된다. 생각하자마자 상대에게 도달이 가능하다는 것은 바로 0이 무한대와 같은 개념이란 것을 알게 한다. 0은 거리개념도 무한∞, 시간개념도 무한∞이므로 언제 어디에서든 시공을 초월한다. 우주에서 가장 효율적이고 가장 빠르며 가장 정확한 교신 수단이다. 어떤 유무선 통신수단으로도 대체 불가능한 궁극의 교신법이다. 우주가 존재하는 한 이 이상의 교신 수단은 없다.

우주선에 탑승해서 헤로도토스나 아니로로다 등 지구보다 수만 년 앞선 문명을 가진 별로 이동할 때 우주인들과 대화는 주로 텔레파시로 하게 되는데 이 경우 귀로 들리는 것이 아니며 머리 한가운데의 뇌송과체로 들린다.

텔레파시는 내가 전달하고 싶은 상대방에게만 전달되므로 군중 속의 한 사람에게만 귓속말처럼 사용도 가능하고 그 방안의 모든 존재에게 전달하고 싶다면 모든 존재에게도 전달할 수 있다.

다수의 상대방에게 동시에 의사를 전달할 수 있는 이 기능은 수만 명이 모인 대형시설에서도 마이크 없이 동시에 전달할 수 있으며, 각 지역에 널리 분산된 경우에도 동시 전달이 가능하다. 지구를 예로 들면 서울에 10명, 부산에 7명, 제주에 1명, 미국에 5명, 독일에 2명이 있어도 이들에게만 동시에 전달할 수 있다.

낮은 수준의 텔레파시는 시간차 전달이 불가능하지만, 델타권의 경우 내가 A에게 전달해야 할 사항이 있는데 30분 후에 전달하는 것도 가능하다. 이럴 때는 일종의 녹음 기능과 같은 방법을 이용해야 하지만 그렇게 할 필요가 없으므로 거의 사용하지 않는다.

텔레파시는 입을 움직이지 않으므로 옆에서 보면 아무 말도 하지 않는 것처럼 보이지만 내 앞에 있는 우주인이 누군가와 의사소통하고 있을 수도 있다. 이러한 텔레파시의 내용과 사용법은 유체 이탈과 유사한 공간 이동 시 나를 인도하는 존재와의 의사소통에 절대 필요하지만 경험해 보지 않은 사람은 이것을 알 수 없다.

나의 경우 델타인 선생님과 만났을 때부터 텔레파시로 대화하였으며 헤로도토스 우주인이 나를 안내하러 왔을 때도 텔레파시로 의사전달을 하였다. 안내하는 우주인이 내가 정확하게 알 수 있도록 메시지를 보냈으며 내가 답변하려고 생각한 것도 바로 알아서 더 이상 입으로 말할 필요가 없었다. 텔레파시는 상대가 알아들었는지도 알 수 있다. 상대가 잘못 알아들었을 경우 다시 보내면 알아들었다는 것을 알 수 있다.

이러한 의사전달 방법이 있다는 것을 우리는 SF 시리즈에서도 본 적이 없지만 수행하다 보면 일정 주파수가 되었을 때 실제로 이들과 텔레파시가 가능함을 알 수 있다. 선진 인류들이 텔레파시에서 사용하는 주파수는 델타파 하단의 주파수인데 이 주파수는 뇌파 중에서도 가능 낮은 주파수 대역이므로 장비로 확인하는 것은 현재의 과학기술 수준으로는 아직 어렵다.

그러나 호흡 수련을 해서 델타파에 이르렀을 때 텔레파시를 사용해서 대화하는 것이 바로 익숙해진다. 선진 인류들이 우리가 말로 하는 것을 알아듣고 대답하는 것은 그들이 우리처럼 입과 귀를 사용한 주파수로 대화하지 않아도 그 말을 하기 전에 생각한 우리의 뇌파를 해독해서 알아듣는 것이다. 지구인들은 나라마다 언어가 달라서 외국인과 대화하려면 그 나라의 언어를 배우고 익히거나 통역기가 있어야 대화가 가능하지만, 텔레파시의 세계에서는 생각이 그대로 전달되므로 어떤 상대와도 바로 대화가 가능하고 외국어란 개념이 없다.

자연을 인정하는 순간 그들과 대화가

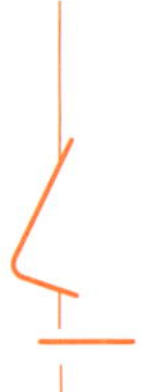

다음은 내가, 『격암유록』의 저자인 '남사고' 선생과 채널링을 통해 대화한 내용의 일부다. 내 수행기록의 대리출간서인 『한국의 선인들』 1권에 나온 내용이기도 하다. '남사고'란 이름은 델타인이 지구에서 존재하는 동안 사용한 이름이며 원래의 이름이 아니다.

"진리는 먼 곳에 있는 것이 아니었으며, 바로 옆에 날아다니는 먼지나 자신의 발바닥에 묻은 때에서도 발견되는 것이었습니다. 이 세상의 모든 것이 진리였습니다. 이 진리의 숲, 진리의 바다에 있으면서 저는 진리가 어느 먼 곳에 있는 고귀한 것으로 알고 있었던 것입니다. 어느 날 갑자기 현실에서 제가 가지고 있었던 모든 장벽은 무너지고 어디를 둘러보아도 전부가 진리뿐인 세상, 진리의 바다였습니다. 천지가 햇볕이었습니다. 온통 밝음뿐이었습니다. 순식간에 모두가 바뀌어 버린 것입니다. 그러나 이 장벽을 깨기까지 제가 부딪혔던 수많은 의문은 저의 성장에 더없는 밑거름이 되었으며, 이 밑거름을 만들기까지 엄청난 에너지를 소모한 후에야, 저는 자신을 낮추고 한낱 길가의 풀 한 포기까지도 더없이 소중한 의미를 지닌 우주 그 자체임을 알 수 있게 되었습니다.

이들의 존재를 인정하는 순간 마음으로부터 이들과의 대화가 열렸던 것입니다. 이들과 대화가 되는 순간부터 이들은 저의 스승이었습니다. 모래 한 알이 가지고 있는 역사는 우주의 역사였으며, 수억 년의 세월 동안 우주 만물의 일부로 존재하면서 우주의 역사를 바라보고 자신이 역사의 한 장을 쓰며 살아왔던 것입니다.

인간은 그 속에서 무엇이나 할 수 있으면서도 아무것도 하지 못한 채 세월만 축내고 있는 한없이 무능한 존재였습니다. 시간의 흐름은 대자연에는 무한하나 인간에게는 유한하였으며, 이 유한한 시간의 흐름 속에서 자신이 유한한 존재임을 모르고 있는 인간들에게 무엇인가 제가 깨달은 것을 알려야겠다는 생각이 들었습니다. 그래서 제가 알고 있는 것을 세밀히 기록하기 시작하였습니다. 허나 아직은 시기상조였습니다. 저는 그 이상 아는 것이 없었습니다. 모래 한 알의 역사가 아무리 우주의 역사라고 한들 직접적으로 도움이 되는 것이 아니었습니다.

우주가 인간의 생활에서 차지하는 비율은 극히 낮았습니다. 동물적인 인간의 생활에서 중요한 것은 당장 먹고, 자고, 입는 것이었으며, 그 모든 것이 지구, 즉 우주의 극히 일부에 이미 존재하는 것들을 찾아 먹는 정도에 그침에도 불구하고 인간들은 자신의 역량으로 만들어 생활하는 것으로 생각하고 있었습니다.

인간의 유한한 능력은 문제를 문제로 인식하는 단계조차도 미달하는 것이었습니다. 사람들 대부분이 그러한 상태에 있는 줄 알고 있었으나, 이미 저에 앞서 저보다 많은 것을 깨달은 분이 계셨습니다.”

진리가 따로 있고 허구가 따로 있는 것이 아니라 이 우주에서는 먼지 한 톨, 바람 하나에도 진리가 들어 있다. 눈이 열리면 진리 아닌 것이 없으며 눈이 닫히면 모두가 허구인 것이다.

아무리 오랜 세월 진리를 구한다고 해도 진리를 보는 눈이 없으면 손에 쥐어 줘도 모르는 것이 진리다. 인간으로 있는 한 아무리 보려고 해도 인간의 능력 이상 볼 수 없으며, 수련을 해서 경지에 도달하면 인간의 몸을 벗어나는 순간 모든 것을 볼 수 있다. 수련 초기에는 모든 것이 대단해 보이다가 점차 아무것도 아닌 것 같게 되기도 한다.

이런저런 경로를 거치면서 진위를 가리게 되고 그 안에서 정말 소중한 것을 찾아낼 수 있게 된다. 세타권을 지나면서 이런 훈련을 마치면 절대 진리의 공간으로 들어가게 된다. 모든 것이 진짜인 세상. 가짜는 전혀 없는 세상. 이 우주의 중심인 진리의 세계로 들어가는 것이다.

오소리에게 배운 단전호흡

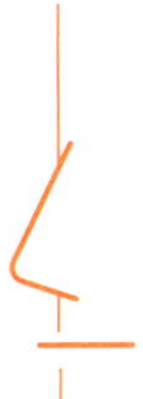

"− 오늘은 남 선인의 지상에서의 행적을 알아보십시다.

• 말씀드리겠습니다. 저는 조선 중기 경북 봉화에서 비교적 부농 집안의 5남 2녀 중 둘째로 태어나 풍족하게 자랐습니다. 어려서는 서당에 다녔으며 공부를 잘하였습니다. 신동이라고 할 것까지는 없으나 상당히 공부를 잘하였으며 동네 서당에서 책 2권 정도를 떼었습니다.

공부하던 중 하늘의 이치에 대하여 어렴풋이 알게 되었으며 그 후 책을 놓고 있던 기간 중 '진정으로 하늘에 관한 공부를 하고자' 생각하였던 것입니다. 부모님을 비롯한 가족들은 열심히 공부해서 과거를 볼 것을 기대하였으므로 제가 책을 놓자, 실망이 컸었습니다. 그러나 혼자서 하늘을 알 수 있는 방법은 없었습니다. 그래서 그간 구해 놓은 여러 책을 가지고 산으로 들어가 그 책 속에서 하늘을 알 수 있는 방법을 찾아보았습니다. 가지고 있던 책 중에 얄팍한 두께의 '천지호결'이라는 책이 있었는데, 이 책의 내용 중 '단전호흡을 하여 경지에 오르면 하늘과 통할 수 있다'라는 구절이 있어 단전호흡을 해보고자 했습니다. 그러나 주변에 그에 대하여 아는 사람이 없었습니다.

이러저러한 방법을 사용해서 여러 가지로 단전호흡을 연구해 보던 중, 하루는 대낮에 책을 보다가 잠시 쉬려고 제가 머물던 동굴 앞에 나오자 한 마리 짐승이 자는 것을 보았습니다. 이 짐승은 오소리와 같은 별로 크지 않은 짐승이었는데 신기하게도 배로 호흡을 하면서 자는 것이었습니다. 배로 하는 호흡이 상당히 편해 보였으며 제가 하는 흉식 호흡과는 다른 것 같았습니다. 바로 동굴로 들어가 가만히 그 동물과 같은 자세를 취하고 호흡을 해보았습니다. 약간은 불편하였으나 점차 익숙해지면서 그런 호흡이 가능해졌습니다. 다시 바로 누워서 해보기도 하고, 엎드려서도 앉아서도 해보고 서서도 해보았습니다.

이렇게 다양한 자세를 이용한 호흡이 점차 가능하게 되면서 어떤 자세를 취해도 호흡이 가능하게 되었습니다. 이 방법으로 기운에 대해서는 조금 알 수 있었으나, 이것을 모으고 운영하는 방법은 알 수가 없었습니다. 누군가 기를 운영하는 사람이 있다는 소식은 들었으나 실제로 하는 사람을 보지 못하였으므로 배울 수가 없었던 것입니다. 혼자서 여러 가지 방법을 연구하던 중, 하루는 풀이 바람에 따라 눕는 것이 보였습니다. 자연에 인간이 적응해야지, 자연이 인간에게 적응하도록 바랄 수는 없다는 생각이 들었습니다."

모래알과의 대화

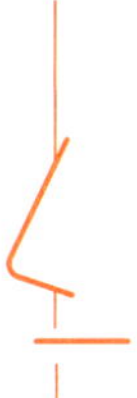

　내가 세타파 하단을 통과할 때 무생물 주파수 중 하나인 모래알과 대화를 했던 사례를 소개한다.

　모래알과 대화해보면 그들이 빅뱅 이후 지금까지 존재해 오면서 오랜 세월 지켜봐 오던 지구의 모든 정보를 품고 있음을 알 수 있었다. 인간이 만물의 영장이라고 할 수가 없었다. 큰 바위 하나가 자갈로, 모래로 변화하는 동안 우리는 단세포 생물에서 포유류로 진화하고 인간이 되어 역사를 만드는 과정에서 깨달음도 있었지만, 나를 위한 욕망을 채우기에만 급급하기도 하였다. 우리가 그들보다 뛰어나다고 할 수 있는 것은 아무것도 없었다.

　한낱 모래알과의 대화에서 이들이 수십억 년 동안 존재하면서 겪어온 모든 이야기를 들어보니 모래 한 알이 가진 정보가 인류가 지금까지 만들어 놓은 지구상의 모든 도서관에 있는 장서에 담긴 지식보다 더 많음을 알게 되었다. 상식적인 관점에서 참으로 보잘것없는 수준이라고 할 수 있는 이들과의 대화에서 점차 인간의 오만함, 만물을 구성하고 있는 기운의 실체, 이들이 지닌 어마어마한 에너지의 본질이 보이기 시작하였다.

진정 인간이 그들보다 훌륭하다고 할 수 있는 것은 아무것도 없었다. 한없이 낮아져서 겸손 밖에 가질 것이 없는 존재, 그것이 바로 인간이었다. 이렇게 우주에서 인간의 위치에 대한 자각과 저절로 겸손해지는 과정에서 그로 인한 주파수의 저하는 누구의 가르침도 없이 스스로 세타파 대역으로 들어가도록 하였다.

세타파 대역은 기초적인 초능력이 발휘되는 단계이다. 알파파로 진입하는 것을 걷는 것에 비유한다면 세타파 진입은 광속 돌파, 델타파 대역은 생각의 속도 즉 사속思速의 단계로 들어간다. 한 단계를 건너갈 때마다 열 배에서 천 배, 억 배 이상의 차이가 발생한다.

빅뱅 이후 우주의 모든 정보를 모래알이 알고 있다는 사실은 내가 무엇을 안다고 말할 수 없도록 입이 다물어지게 했다. 이처럼 무생물도 무생물마다 고유의 주파수가 있으며 그 주파수 대역에 동조되면 그 무생물과의 대화가 가능하다. 이때 비나 바람 등 무생물에게 메시지를 전달하면 내 부탁을 들어주기도 하는데 그것이 바로 호풍환우이다. 비바람은 물론 그 이상도 가능하지만 실제로 이런 기운의 변화를 가져오면 우주의 필요에 의해서가 아니라 내 임의로 에너지의 변화를 불러온 것이므로 큰 업보가 될 수 있다. 이런 일은 비가 오지 않아야 할 곳에 비가 오게 하고, 와야 할 곳에 오지 않도록 할 수도 있지만 그 감당을 내가 해야 하므로 너무나 엄청난 결과 앞에 감히 엄두를 내려는 생각이 사그라든다.

이런 정도의 주파수를 모두 알고 나야 받을 수 있는 것이 천서天書, 하늘의 말=델타권 채널링다. 천서가 뭔지도 모르고 천서를 받는다고 하거나 가짜 천서를 받아서 천서를 받았다고 하는 것은 동네 쓰레기통에 버려진 누가 썼는지도 모르는 낙서를 대통령의 편지라고 하는 것보다 더 어처구니없는 짓이다. 다음은 호흡 수련 중 '남사고 선인'과의 대화에서 발췌했다.

"– 격암유록은 어떻게 집필하게 되었는지 궁금합니다.

• 예. 제가 자연을 알고부터는 자연을 스승 삼고 벗 삼아 자연의 채찍질을 받기도 하고 도움을 받기도 하였으며 나중에는 자연을 도와주기도 하였습니다. 처음에는 자연과 대화를 트기 위하여 풀과 나무와 함께 지내기를 수년 여, 아무런 얻음도 없이 몇 년을 흘려보냈습니다. 자연은 자신과 동류가 되지 않으면 자신의 파장에 동조되는 것을 바라지 않는 것 같았습니다. 저는 잘난 인간이었으며 자연은 못난 상대였고, 비, 바람과 동식물은 인간을 위하여 존재하고 인간의 통치 대상이었으나, 다만 어떠한 일부의 면에서 인간이 어찌할 수 없을 뿐이라고 생각하고 있었습니다. 그저 마음만 먹으면 동시에 저의 것을 만들 수 있는 단순한 것이라고 생각하였으며, 이러한 시건방진 생각이 지속되는 한 자연은 저에게 주파수를 열지 않았던 것입니다.

자연과 우주를 별개로 생각하고 있었으며 자연은 아무것도 아닌 소나 개, 풀과 나무 등일 뿐이며 내가 통제할 수 있는 대상으로 보았습니다. 자연을 깊이 생각한다는 것이 어쩌면 별 쓸데없는 것에까지 신경을 쓰는 것 같아 일종의 사고의 사치가 아닌가 하는 건방지기 이를 데 없는 생각으로 매일을 보냈습니다.

이러한 생각이 머릿속에 가득 찬 채 자연을 상대하려 하니 자연이 저에게 마음을 열지 않을 수밖에 없었던 것입니다. 그러했던 동기는 인간이 만물의 영장이며 인간에 의해 우주가 통치된다는 엉뚱한 사고방식에 중독된 것이 계기가 되었던 것입니다.

이렇게 된 것은 제가 본 책 중의 한 권에 인간의 중요성에 대하여 적어놓은 것이 있었는데, 이 책을 본 순간 저는 일종의 착각에 깊이 빠지게 되었습니다. 인간이 우주의 중심이며 만물의 영장이고 모든 것을 지배한다는 사고방식, 하느님이나 창조주는 인간이 통치할 수 있는 천지 만물을 만드셨을 뿐이며 인간이 모든 것을 다 처리한다는 생각, 인간을 위해 모든 것이 만들어졌다는 건방진 착각은 제가 자연과 대화를 나누는 데 결정적인 장벽이 되었습니다.

이렇게 보내던 중 수년 후 아마도 7~8년 이상 어느 날, 생각의 막힘을 다시 한번 뚫어보려고 명상에 잠겨 있던 중 갑자기 모래 한 알이 솟아오르더니 제게 "당신은 누구냐?"라고 물었습니다. 전혀 상상할 수 없었던 일에 당황하기도 하고 어처구니없기도 하여 잠시 머뭇거리던 중, 이 모래는 바위로 변하고 지구로 변하여 저를 덮치는 것이었습니다. 놀라 버둥거리던 중 다시 보니 모래는 역시 모래였습니다. 허나 그때 다시 본 모래는 평소의 모래가 아니었습니다. 모래 한 알이 우주가 될 수 있음을 깨달았습니다. 모래 한 알에도 우주가 있음을 알게 된 이후, 그 잘났던 한 미물에도 미치지 못했던 저와 모래 한 알이 동일한 비중으로 다가왔던 것입니다.

그 이후 저에게 나타난 가장 큰 변화는 자신을 다시 돌아보는 것이었습니다. 자신을 돌아보고, 자신이 오직 미물에 불과하며 먼지 한 톨까지도 저보다는 위대함을 깨달아 스스로 자신을 낮추지 않을 수 없었습니다. 이들은 창조주의 작품이었고 모두 저보다 귀한 것들이었으며, 감히 인간이 이들에게 뭐라고 할 수 있는 그러한 존재가 아니었습니다. 인간은 그렇게 대단한 존재가 아니었습니다. 너무나 하찮은 존재였습니다.

먼지 한 알 그 자체는 별로 대단한 것이 아니지만 그것이 대자연의 일부로 존재할 때는 대자연을 대표하는 것이었으며, 그 작은 부분이 대자연 전체를 대표하고 있었습니다. 먼지 하나가 대자연을 그대로 표현하고 있었습니다.

어느 것 하나 쓸데없는 것이 없고 어느 한 가지 필요 없는 것이 없었습니다. 이 세상에 필요 없는 것이 이렇게 많은가 생각하였던 것들이 모두 필요한 것들이었으며, 전부가 있어야 할 곳에 있는 것이었습니다.

자연의 이치를 당연히 받아들이게 된 이후 저는 풀 한 포기, 모래 한 알, 별 하나의 무게가 전부 동일한 값어치를 가진 것임을 알게 되었습니다. 완벽한 기운의 균형, 이것이 어긋날 때마다 다시 균형을 잡으려는 신속하고도 격렬한 그리고 완만하면서도 조용한 움직임, 그 속의 일부로 존재하면서 전혀 한 점의 동요도 없이 자신의 자리에서 자신의 역할을 하고 있는 대자연의 구성 요소들. 하찮게만 보이던 이 작은 하나하나가 우주의 무게를 지니고 있었으며, 이들이 가진 것들은 전부 진리였습니다. 이러한 기운의 움직임은 우주의 어느 구석에도 미치지 못하는 부분이 없었으며 어느 한 곳에도 소홀한 것이 없었습니다.

가볍거나 무겁거나 전부 우주의 일부로서 자신들의 역할을 다하고 있었으며, 그 움직임을 느끼고 보며 그 기운에 동화되어 체감하는 순간은 말로 표현하지 못할 정도로 너무나도 장엄하였습니다. 우주였습니다. 그 작은 세계가 우주였던 것입니다. 저는 큰 것만이 우주인 것으로 생각하고 있었으나 아주 작은 그 속에도 우주가 있었던 것입니다. 대우주, 그냥 우주라고 부르기에는 너무나 큰 대우주, 은하의 크기가 한낱 티끌만하게 느껴지는 그런 대우주가 있었던 것입니다.

시골 마을의 구멍가게 집 초등학교 다니던 아이가 서울 거리의 한복판에서 드높은 빌딩과 거대한 공장을 바라보았던 느낌, 아마도 제 표현으로는 가장 비슷하게 말씀드린다고 하겠으나 이 놀람의 수억 배 정도의 크기로 다가온 놀람이었습니다. 깨달음의 시초는 이렇게 제게 다가왔습니다. 이것이 서막이었습니다. 그 이후의 세상은 모두가 달랐습니다. 지금까지 보던 세상이 아니었습니다.”

    남사고 선인 역시 나처럼 모래알과의 대화를 해본 것이었다. 이처럼 모래알과의 대화는 수행하다 보면 누구나 한번은 겪게 되는 과정이다. 채널링은 높은 주파수 대역에서 낮은 주파수 대역으로 낮아져 가는데, 모래알과 대화를 할 정도면 무생물의 영역 중에서도 상당히 내려간 것이다. 이런 과정을 통하여 우주의 모든 것과 대화가 시작된다.

초능력에 대하여 – 메시지

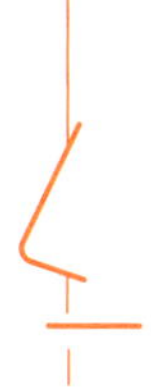

"초능력은 자신이 쌓은 업보에 따라 결정되며 금생에서 욕심낸다고 되는 것이 아님을 알라. 오직 그런 것에 욕심부리지 않고 진심으로 해탈 쪽으로 가면 금생에 허물을 벗을 수도 있다.

초능력이란 현대과학으로는 합리적으로 설명할 수 없는 초자연적인 능력. 염력, 예지, 텔레파시, 투시 따위를 통틀어 이르는 말이다.

자신이 쌓은 업보에 따라 결정된다고 함은 사람마다 주파수를 조율할 수 있는 능력이 다르므로 어떤 주파수에 튜닝Tuning할 수 있는 능력이 A는 가능하지만, B는 불가능할 수 있다. 초능력이란 주파수의 튜닝에 따른 결과이므로 자신이 맞출 수 있는 주파수가 사람마다 다르기 때문이다."

물고기들이 자신들이 대화하는 주파수로 동시에 자신들을 위협하는 동물을 피하는 것을 볼 수 있다. 이런 주파수도 수행하면서 검색하는 주파수 대역에 들어 있다.

주파수가 낮아지는 과정은 무중력 상태에서 아래쪽 방향으로 서서히 내려가는 것과 같다. 아주 가벼운 깃털이 중력이 없는 곳에서 내려가듯 내려가면서 옆면의 모든 층의 대상들을 모두 확인하는 것처럼 내려간다.

내 경우는 아주 천천히 내려가며, 이 주파수 대역을 전부 보면서 주파수를 낮춰 내려가려면 시간이 며칠 걸리는데 대화가 필요 없는 대상들의 주파수 영역은 거의 그대로 지나갔기 때문이다. 이 세상의 모든 동물원 수천 개, 모든 식물원 수만 개 정도의 규모를 하나하나 살피면서 내려간다고 생각해 보라. 오래 걸리면 몇 달이 걸릴 수도 있다. 개개 수련생의 역량이나 관심도에 따라 머물며 대화하고 싶은 영역이 있고 그렇지 않은 영역이 있어서 추후 튜닝 분야가 다르게 되므로 초능력이 발휘되는 분야가 달라진다. 이렇게 주파수 대역을 확인한 후 필요할 때 필요한 주파수 대역을 찾아서 대화해보면 해법을 알 수 있다.

이때의 대화가 텔레파시로 이루어지며, 내가 생각하면 바로 상대에게 전달되고 상대의 생각이 바로 나에게 전달된다. 생각하는 내용이 그대로 전달되므로 거짓이 있을 수 없다. 인간계에서는 거짓말로 상대방을 속일 수 있지만 텔레파시의 세계에서는 '거짓'이란 단어가 없다. 그런 개념 자체가 존재하지 않기 때문이다.

동물의 일부는 세타파 대역에서 대화가 가능하며, 식물은 델타파 대역에서, 무생물은 델타파와 무파장 대역에서 대화가 가능하다. 이 정도의 주파수를 경험하고 나면 어떤 초능력을 사용하고자 할 때 어떤 주파수 대역을 선택해야 하는지 알 수 있다.

"수행을 한 수련자가 중간에 초능력을 받더라도 수련을 위해서만 사용하여야 한다. 수련 외의 목적으로 사용해서 타인의 기를 흩트러 놓은 일이 없도록 해라. 내가 초능력을 사용하면 다른 사람은 그만큼 기를 빼앗기게 되어 있다.

지상의 일은 지상의 기로 해결해야 하니 내가 많이 쓰면 지상의 몫이 적어져 그만큼 베풀어야 하는 이유가 거기에 있다. 초능력을 사용하고 베풀지 않으면 그 자체가 하나의 업이 된다. 혹시 초능력을 사용하는 것이 괜찮다고 생각한다면 잘못 아는 것이다. 인간으로서 정상적이지 않은 행위이므로 천벌의 가능성이 있다.

자칫하면 상대방의 업보에 영향을 주게 될 수 있는데 이런 행위는 상대에게 좋은 영향을 주더라도 누군가에게는 피해가 될 수 있으므로 문제가 될 수 있다. 따라서 초능력을 사용할 수 있게 되더라도 한 번 정도의 시연으로 끝내야 더 이상 실수가 없다."

델타권 진입 순서

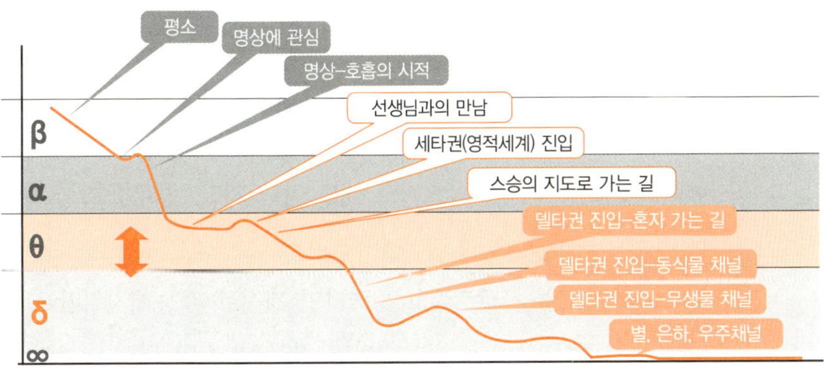

초능력 주파수의 연결원리

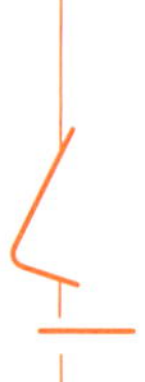

　내가 누군가와 전화로 통화하려면 주파수가 맞아야 한다. 이것처럼 주파수는 동일한 주파수일 때 서로 의사소통이 가능하다. 어떤 자연현상의 주파수에 내 주파수가 연결되었을 때 그 주파수 대역에서 일어나는 정보를 수신할 수 있는 것은 이런 주파수의 이치다.

　초능력은 수행 단계에 따라 주파수가 낮아지면서 저절로 경험하는 것이며 특별한 것이 아니다. 따라서 그 능력이 발휘되는 주파수 대역까지 뇌파 등 나의 상태를 낮추지 못하고는 아무리 하려고 해도 되지 않는다. 공부하지 않고 장학금을 받으려고 해도 안 되지만, 공부를 열심히 하면 저절로 장학금을 받는 것과 같은 이치다.

　어떤 초능력도 주파수를 낮추려고 노력하면 저절로 가능해지지만 그렇지 않고 초능력을 얻으려는 노력만 한다면 결코 내 것이 되지 않는다. 초능력을 얻게 해준다고 하면서 접근하는 사람은 선생을 빙자한 사기꾼일 수 있으며 그들이 만들어 줄 수 있는 것이 아니다. 초능력이란 말 그대로 인간의 영역을 벗어난 능력이므로 인간의 힘으로 가능하지 않다는 점을 명심하면 알 수 있다. 설령 초능력이 잠시 오더라도 그 주파수 대역에서만 가능하므로 그 주파수를 벗어나는 순간 사라진다. 초능력이 발휘되었을 때 그 초능력을 오래도록 사용하고 싶어 그 주파수에 머문다면 수행 진도가 더 이상 나가지 않는다. 즉 수행이 그 자리에 멈춰있는 것이므로 깨달음을 향한 진화는 불가능하다.

그 초능력의 위력을 확인하기 위해 한두 번 시험하는 것은 허용되지만 계속 허용되는 것은 아니다. 초능력을 아무렇게나 허용하면 타인의 운명 흐름을 바꾸는 결과를 가져오므로 업보가 될 수 있다. 대부분의 초능력은 델타파 영역에 있으므로 각고의 수행이 필요하다. 극도로 주의해야 할 점은 어떠한 능력을 받더라도 그 수준에서 머문다면 그 이상의 수행이 불가능하다는 것이다. 초능력이란 나에게 주어지는 시험이지 재량이 아니기 때문이다. 더구나 그것을 나의 능력으로 착각하여 타인에 대한 영향력을 행사한다면 그 사람의 영적 스케줄에 내가 개입한 것이 되므로 업보가 된다. 많은 치유가나 영성가들이 초능력을 꿈꾸지만, 그것은 '불개입의 원칙'이라는 우주의 법을 역행하는 것이며 어디까지나 자신의 진화를 위해서라는 원칙을 벗어나서는 안 된다는 것을 명심해야 한다.

우주로 진입 - 메시지

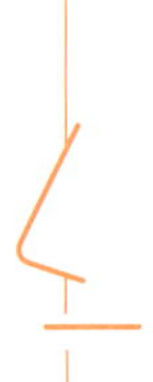

수련 중 백열전구에서 나오는 것과 같은 빛이 온몸을 황홀하게 감싼다. 그에 대한 이유를 여쭤보았다.

"우주 기운이다. 우주 기운의 한가운데 앉아 있다 나온 것이다.

내려온 것이 아니고 끌려 올라간 것이며 그 상태가 오래 지속되는 것이 좋다. 곧 독립의 사고방식을 가질 수 있을 것이다. 스스로 판단할 수 있음은 자존自存의 길에 들어서는 것이며 그 단계를 넘으면 독학이 가능하다.

힘겨운 고비를 넘긴 것이며 이제부터 수련이 순행順行의 길로 접어들 것이다. 갈수록 단전 의식을 놓치지 않아야 하며 단전 의식에서 벗어나지 않음으로써 깨일 수 있는 기초가 마련될 것이다. 단전을 놓치지 않도록 해라. 나중에는 놓치지 않음에서도 벗어나야 한다. 다시 '길 없는 길'로 들어서게 될 것이다. 마음의 중심이 잡히면 쉽게 갈 수 있을 것이다."

모든 것에서 벗어나는 것, 몰아沒我의 단계, 무아無我, 몰아沒我의 완성.

어떤 대상에 집중해서 나조차도 잊은 상태를 말한다. 그때까지 모든 집중의 주체였던 나조차도 없는 단계. 수련하다 보면 모든 것이 즐겁고 순탄하게 진행되지 않는다. 오히려 그렇게 된다면 바람직스럽지 않은 것이다. 수련처럼 즐거운 고행苦行이 없다. 수행을 고행길이라고 하지만 괴로운 고행길이 아니다. 타의에 의해 이 길에 들어섰다면 괴로운 고행이 될 것이다. 스스로 이 길에 들어섰으므로 즐거운 고생길인데 그러한 고행은 모든 수행자들이 너무나 원하는 고행이다.

이 모든 것이 '나'를 위한 것이지만 결국은 나조차도 잊는 상태. 이렇게 나조차도 느껴지지도, 생각하지도 않는 단계는 어떤 단계일까?

긴 시간 앉아서 호흡으로 심신을 다듬는 것도, 그 먼 길, 몸의 감각을 바늘 끝처럼 작은 것까지 놓치지 않는 것도, 그 긴 시간 집중을 놓치지 않는 것도, 긴 날숨, 들숨을 고르게 하는 것도, 고요한 정적을 오래오래 유지하는 것도, 그래서 델타인 선생님과 만나는 것도, 극히 낮은 주파수 대역에서의 피 말리는 문답도, 그러한 과정을 거치면서 점점 나를 단련시켜 가는 것도 모두 나를 위한 것이다.

모두 1등이 되고 싶어 한다. 하지만 1등이 되고 나면 앞으로 계속 1등을 지켜야 한다. 속세에서 1등의 자리에 올라서 기쁨을 누리는 시간이 지나면 그 자리를 지켜야 하는 어려움이 오고 그 어려움은 그동안의 모든 과정보다 더 힘들 수도 있었다. 하지만, 이 수행에서 완성의 자리에 들면 더 이상 누구와 경쟁하는 단계가 아니다. 나의 경쟁상대는 오직 나뿐, 이 우주에 그 누구도 없다. 이 단계에 가면 모든 것을 그 누구도 알려줄 수 없고 스스로 알아서 판단해야 한다. 그동안의 모든 과정과 앞으로 해 나가야 할 모든 일들을 아무도 도와줄 수 없다.

자존의 길. 혼자 설 수 있는 사람만이 갈 수 있는 길에 들어선 것이다.

지금까지 단전에 집중해야 했던 것도 나를 위한 것. 단전에서 벗어나는 것도 나를 위한 것이다. 이제 나조차도 놓아야 하는 정말 마지막 단계. 어디로 가야 할지, 어떻게 가야 할지, 무엇을 해야 할지, 아무것도 정해진 것이 없지만 앞으로의 모든 일은 오직 우주를 위한 일이어야 한다. 나를 벗어나는 것은 우주의 일원으로 우주의 일을 해 나가야 함을 의미한다.

나를 잊고 나를 벗어난 이유는 그보다 더 큰 우주를 위해 모든 일을 해야 하는 단계에 들어섰다는 것이다. 내가 우주와 동격이 되면 나의 중심이 우주의 중심이다. 우주의 일원이 되고 나면, 더 이상 수행을 하지 않아도 되는 경지에 이르면 그때부터 새로운 길을 가게 된다.

길 없는 길. 하지만 가장 명쾌한 길. 그 길을 가야 하고 그 길을 가는 것이다.

"채널링은 우주의 전 대역을 커버하는 통신 기술이죠.
우주의 모든 주파수와 정보를 알 수 있어요.
중요한 건 현실을 진화시켜 나가는 겁니다.
내가 그곳으로 조금씩 옮겨가는 거죠. 이게
만법귀일이고 염화시중의 미소고 일체유심조지요."

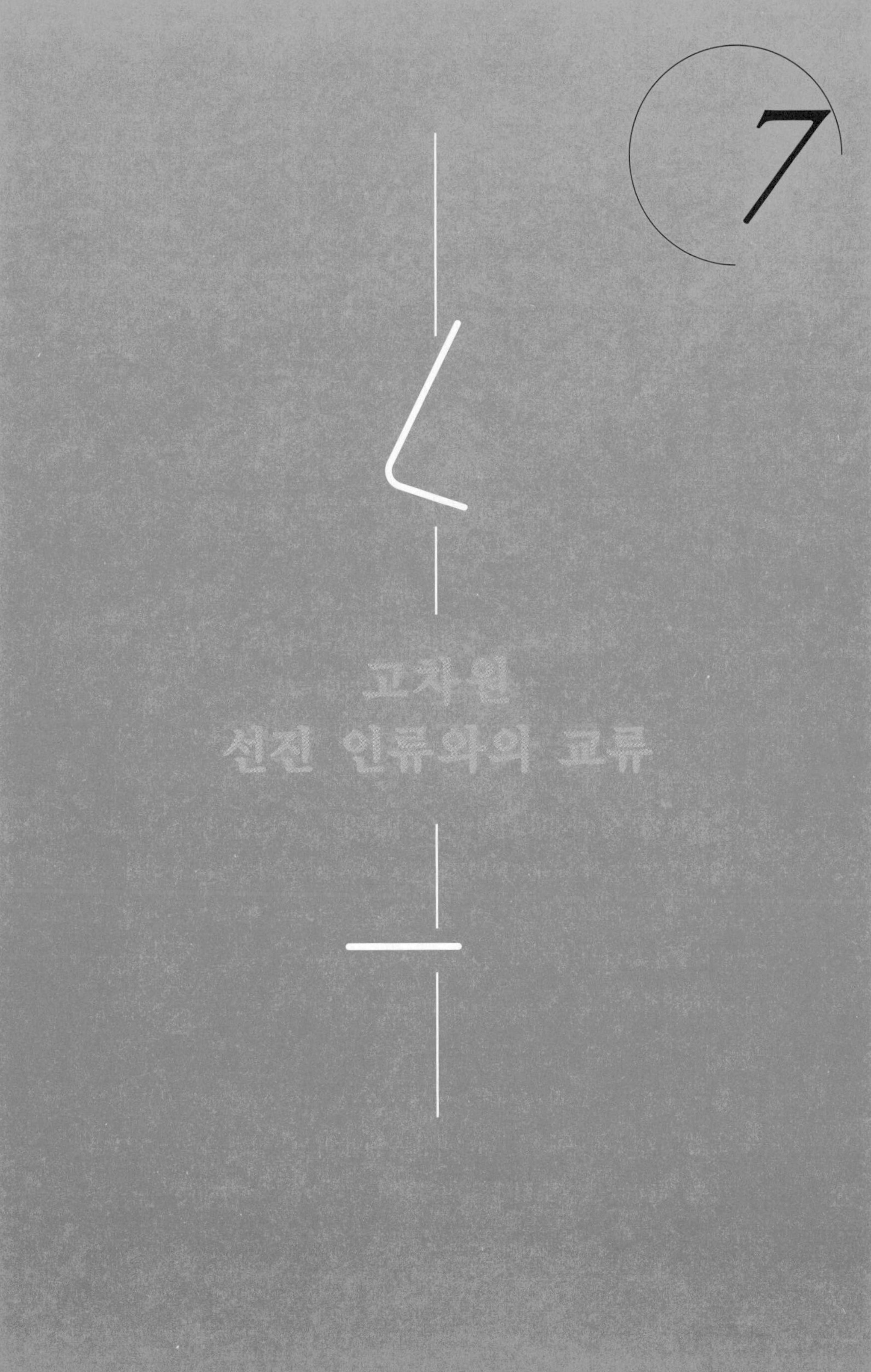
7
고차원
선진 인류와의 교류

우주인이 찾아오다

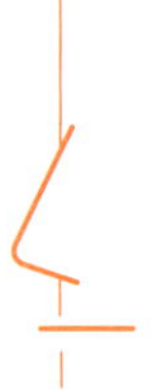

오후에 수련하는데, 곁에 누군가가 다가오는 느낌이다.

고개를 돌리지 않고 기안氣眼-기적인 눈: 눈은 앞쪽을 향해 있지만 마음으로 고개를 돌린다고 생각하면 그쪽의 현상을 보게 된다으로 보니 한 사람의 형상사람의 모습이긴 한데 사람이 아님이 다가온다. 기 상태에테르체의 우주인이 찾아왔다. 몸은 존재하지 않지만 에너지만으로 존재하는 선진인류다.

기안기적인 눈으로는 앞뒤, 상하를 구분하지 않고 내가 보고 싶은 상대를 볼 수 있다.

상대의 기운이 탁기나 악기惡氣가 아닌 선기善氣이므로 방비하지 않고 맞이했다. 다가와서 내게 인사한다. 나로서는 처음 경험하는 일이다. 옷은 입지 않은 것 같으나 자세히 보니 피부로 보이는 것이 옷인 것 같다. 기의 세계가 아닌 속세의 평상시 상태에서 일반적인 상식으로 보면 상당히 이상할 수 있는 모습이나 기의 세계에서는 모두 동일하게 느껴지므로 특별히 그러한 느낌이 없다.

판단의 기준은 오직 상대의 기氣인 것이다. 선한 기운을 가지고 있음을 알겠다. 기의 세계에서는 텔레파시로 대화하므로 입을 움직이지 않아도 된다. 내가 생각하면 상대도 알아채며 상대가 생각하는 것이 나에게 느껴지므로 서로 느끼는 것으로 대화가 진전되는 것이다.

피부가 파충류에 가깝게 보이는데 이 피부는 피부가 아니라 우주복의 외피다. 우리의 우주복은 부피도 크고 무게도 상당하지만, 우리보다 많이 앞선 우주인들의 경우 가볍고 부피도 작으며 행동에도 전혀 불편이 없는 우주복을 사용해서 그냥 보기에는 평상복에 가깝다.

그들이 입이 작은 것은 말하는 기능이 필요없으므로 발성을 위한 부분이 불필요하기 때문이다. 하지만 텔레파시를 보내기 위해서는 강력한 에너지가 필요하기에 머리는 큰 편이다.

텔레파시는 상대방이 생각하는 그대로 전달되므로 거짓말을 할 수 없다. 상대방이 거짓을 생각하면 그 내용이 그대로 전달되어 오기 때문이다. 따라서 우리보다 훨씬 진화된 이들의 경우 자기 생각이 그대로 전달되는 것이 너무나 당연하게 되어 있다.

텔레파시는 상대방의 주파수를 들으면 상대의 등급을 바로 알 수 있다. 등급이 높은 우주인일수록 주파수가 낮다.

우리보다 7,000년 정도만 진화해도 이러한데 델타권은 백억 년 이상 우리보다 진화한 상태이다. 우리가 지구의 문명발달 수준으로 따라가는 것은 100% 불가능하지만 정신 수행으로 가능한 것은 주파수를 맞춰서 대화가 가능하기 때문이다.

악한 기운은 안 좋은 느낌이 오지만 선한 기운은 편안한 기운이 온다. 나의 마음을 상대가 알지 못하도록 하고 싶다고 생각하면 상대가 알아채지 못한다. 하지만 상대의 수준이 높으면 그렇게 할 수 없다. 기계氣界의 선배 앞에서는 어떠한 거짓말도 불가능하다. 기감으로 상대의 의도를 알아챌 수 있기 때문이다. 따라서 기를 이용한 장난이 통하지 않게 된다.

인간끼리는 속일 수도 있고 속기도 한다. 세타권도 동일하다. 하지만 델타권은 그런 생각 자체가 절대 불가능하다.

당시에는 분명히 보이지 않았으나 델타인은 앉아 있는 모습으로 그대로 이동한다. 공중에 떠 있으므로 자세와 이동은 무관하며 어떠한 자세에서도 의식만으로 이동이 가능하다. 올 때는 앉은 자세 그대로 하늘에서 내려오며 지상에서 약 50cm 정도 떠 있는 상태에서 대화를 한다. 기 상태의 우주인들은 거의 중성의 모습에 가까운데 이분은 더욱 그랬다.

"– 누구인가?

• 기氣 인간입니다.

– 육체 인간과 기인과는 어떤 관계인가?

• 진화를 위한 육체 생명 사용이 가장 상위급 용무이고 자체에서 번식함으로써 대기하는 것이 둘째 임무입니다. 나머지는 아직 스케줄이 없는 경우와 예정되지 않은 생명이 있습니다. 기인들은 최초 창조 단계에서 어느 정도 등급이 정해져 있으며 그 자체로 기 변화 욕구가 포화상태에 이르렀을 때 육체를 통한 시련을 겪고 상품上品으로 진화하게 되는데 백여 칸을 진화해야 합니다. 육체가 아닌 기 상태로는 극심한 변화를 수용할 수가 없으므로 진화가 되지 않습니다. 그대로 있으면 편하기는 하나 진화가 되지 않으므로 답답할 뿐입니다.

– 기인과 육체 인간과의 차이는 어떤 것인가?

• 기인은 우주에서 자생합니다. 육체인도 자생의 점에서는 차이가 없으나 기의 형태가 응집되어 나타난다는 점에서 차이가 있습니다. 육체

인간은 기의 인간과 접목되지 않고 자체만으로 진화가 불가한 것과 마찬가지로 기의 인간도 육체가 없이는 진화가 불가합니다.

– 서로 필요하다는 것인가?

• 그렇습니다. 일정 단계에 다다른 우주의 기인들은 그렇지 않으나 지구의 기인들은 필요합니다."

진화 정도가 낮은 우주인은 육신을 필요로 할 수 있다. 하지만 진화 정도가 높으면 영적인 힘만으로 진화가 가능하다.

"– 우주의 주거 조건은 어떠한가?

• 인간의 우주 개념은 너무 좁습니다. 우주는 인간이 알고 있는 게 전부가 아닙니다. 지구인들이 상상하는 것도 일부에 지나지 않습니다. 기인의 우주가 따로 있습니다. 물질 우주는 그중의 일부에 지나지 않으며 어느 정도 중복되어 있다고 보면 됩니다.

지구인들의 눈으로는 볼 수 있는 것만 보일 것입니다. 우리는 우리의 것과 지구인들의 것이 모두 보입니다. 우주인 중에는 육체를 지닌 것과 없는 것이 있는데 육체를 지닌 것은 그 별 자체가 더 진화가 필요한 것입니다.

별에도 진화의 사이클이 있는데 그 별의 진화 스케줄보다 먼저 그 별의 인간이 진화할 수는 없습니다. 진화의 과정에는 많은 위기가 오게 되는데 그 위기를 잘 극복한 인류는 계속 번창하게 되나 그 위기를 극복할 정도의 영적 능력을 소유하지 못한 인류는 종말을 고하게 됩니다. 육체인과 기인의 단계 역시 쉽게 넘을 수 있는 것은 아니고 영원히 육체인은 남아 있으나 그 이용자는 순서에 의해 바뀌게 되어 있습니다.

주거환경은 기적인 상태이므로 인간과 같은 환경은 아니나 기의 상태에서 산천과 일월이 있으며, 가장 편안한 온도에서 생활하면 되고 모든 것이 원하는 대로 존재하게 되므로 불편한 점은 없습니다. 육체인은 상당한 변화를 겪지 않고는 그 자체가 기인으로 되지는 못합니다. 특수한 경우 큰 진전을 가질 수 있는데 이를 우화羽化라 합니다."

나는 수행 중 주파수가 낮아진 상태에서 이런 유형의 진화된 인류와 많은 대화채널링를 해 왔으므로 이런 일이 다반사이나 처음 읽은 분들은 잘 이해가 가지 않는 부분이 있을 것이다. 점차 『선계에 가고 싶다』 외의 다양한 자료를 보면서 이해가 될 것이다.

가장 좋은 방법은 호흡 수련으로 자신의 주파수를 낮추어 이들과 직접 소통해 보는 것이다. 너무나 다양한 가지각색의 진화된 인류가 있으므로 만나는 것은 그리 어렵지 않다. 우리가 수행을 하면서 주파수를 낮추어 내려가던 중 동물의 주파수 대역, 식물의 주파수 대역, 무생물의 주파수 대역을 거쳐 내려간다는 것을 알고 있다.

이 글에서 알려준 주파수 대역보다 낮은 주파수가 우리보다 진화된 인류와 소통하는 주파수이다. 동물, 식물, 무생물과 대화를 하는 주파수도 텔레파시이므로 이 단계에서 익힌 소통방법을 약간만 변화시키면 우주 인류와 소통이 가능하다. 이런 정도의 텔레파시 사용법을 익히고 있어야 그들이 나와 연결해 오고 나도 그들과의 소통이 가능하다.

수련으로 익힌 기법들은 이렇게 우리의 실생활에 국한되지 않고 우주 전체에서 사용할 수 있는데 이러한 모든 것이 호흡 수련으로 가능하다.

"– 왜 나를 만나러 왔는가?

• 우리들 세계에 대해서 궁금한 점이 있으신 것 같아 알려 드리러 왔습니다."

당시에는 그가 어디에서 온 우주인인지 확인하지 못했었는데 후에 ○○○별에서 온 우주인임을 알게 됐다.

○○○별은 같은 평면에 별이 5개 있는 것이 아니다. 지금까지 온갖 잡지식이 난무하는 게 별자리이다. 이 우주인이 대충 설명한 것이나 자세한 내용은 다르다.

영계의 지배를 받는 일부 무속인이나 점성술에서 나름의 의미를 부여하고 있으나 실제 그 별의 에너지를 모르는 사람들이 만들어낸 이야기일 뿐이다.

○○○별의 다섯 별이 모두 같은 거리에 있는 것은 아니다. 양쪽 끝 두 별을 빼고, 세 별만 대략 80만 광년 거리에 함께 모여 있는데, 같은 방향으로 움직이고 있어 운동성단이라고도 한다. 우리에게는 별자리처럼 크게 보이지만 지구에서 멀리 떨어진 곳에서는 다섯 별이 오밀조밀 모인 성단으로 보일 것이다. 양쪽 끝 두 별은 다른 방향으로 움직여 십만 년가량 후의 ○○○별은 지금과 사뭇 다른 모습이 될 것이다. ○○○별의 변화를 바라보기에는 인간의 삶이 너무 짧다.

헤로도토스와 태극심공 – 메시지

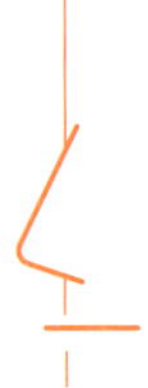

"– 헤로도토스와 천상계=세타권(영계) 상단에 존재하는 '천국' 이상의 델타권을 의미는 어떻게 다른지요?

• 헤로도토스 역시 천상계에서 수련을 위해 창조한 또 하나의 별에 불과하니라. 헤로도토스의 역사도 천상계의 소관하에 있으므로 그 범위를 벗어날 수 없는 것이니라. 헤로도토스인들이 지구의 인류와 동일한 것은 사실이나 그들은 영적으로 많은 진화를 거듭해서 현재의 지구인들과 비교하면 백만 년 정도의 정신문화 수준의 차이가 있을 것이다."

실제로 가서 보면 헤로도토스의 물질문명은 약 15,000년 정도 앞선 별이다. 그러나 정신문명은 100만 년 정도 앞섰다. 물질문명은 현재의 우리로서는 상상할 수 없을 정도의 수준에 도달해 있다. 호흡 수련으로 주파수를 낮춰 내려가다 보면 연결되는 곳이다. 세타파와 델타파를 사용하므로 날숨 30초, 들숨 30초 정도의 단계에 이르렀을 때 연결될 수 있다.

"• 현 상태의 지구로서는 정신문명의 개발밖에 따라갈 길이 없다. 정신문명 속에 물질문명이 있는 것이므로 물질문명만을 따로 떼어서 말한다고 하면 그 한계는 이미 뻔하다 할 것인데 즉 정신문명에 근거를 둔 물질문명을 개발해야 하는데 이 방법의 가장 근본은 정신만으로 이동이 가능한 에너지를 발견하는 데서 시작해야 한다. 현재 지구 상에도 기(氣)라는 이름 하에 이런 종류의 에너지가 수없이 깔려 있으나 이를 이용하는 열쇠를 몰라 그대로 쌓여 있는 것이다.

물질문명으로 따라가려면 너무나 많은 도약의 과정을 거쳐야 한다. 이러한 도약은 단계별로 이루어지다가 오는 것이니 쉽지 않다. 정신력으로 이동이 가능한 에너지를 사용하는 것 역시 호흡 수련으로 연결가능할 수 있다. 그 이용의 열쇠가 바로 태극이다. 태극을 놓고 수련을 해 보면 그 이유를 알게 될 것이다. 이름하여 '태극심공'이라고 하느니라. 이 태극심공을 익힌 후 물질의 입구에 들어가면 모든 물질이 의사대로 움직이게 된다. 우주에서는 영능력으로 물질을 움직이는 것이지 손으로 하는 것이 아니다. 에너지로 하는 것이다.

그런 일을 할 수 있으려면 영능력을 상당한 수준까지 올릴 필요가 있다. 이렇게 올리고 나면 물질의 조성이 가능하게 되고, 가능하게 된 후에는 그것을 수련만을 위해서 사용해야 한다. 이 능력이 수련을 위해서 사용될 때 전에 네가 본 직경이 수 km에 이르는 우주비행선 제작이 가능한데 그 상태에서는 우주비행선의 제작은 순간에 가능하다. 해체도 불론 순간에 가능하나 이런 것들은 모두 우주의 발전을 위해 사용되어야 한다.

우주의 발전은 역사의 법칙이다. 퇴보는 그 자체가 우주의 법칙에 어긋나는 것이 되며 그로 인해 영원히 다시 복귀하지 못하는 수도 있다. 정신 에너지로 물질까지 움직이려면 초강력 에너지가 있어야 하므로 이 부분은 별도로 수련하여야 한다. 우주비행선 등 초고속 우주선의 경우 세부적인 설계보다 그 우주비행선을 가동할 수 있는 정신 에너지를 가져야 한다.

　유체이탈로 우주인들과 함께할 수 있는 단계는 호흡 수련으로 주파수를 낮추는 방법밖에 없다. 그들과 소통할 수 있는 수준이 되면 저절로 연결된다.

　— 저는 현재 어떤 상태에 있는지요?

　• 몸은 지구에 있으나 이미 그곳을 떠난 것과 같으며 계속 공을 쌓을수록 덕이 높아질 것이다. 나보다는 남을 위해 살라. 남을 위해 살기 위해 자신의 발전을 소홀히 하지 말라. 수없는 관문이 많이 있을 것인즉 그것을 모두 통과하기 위해서는 현재 정도의 수련으로는 안 된다. 지속적으로 박차를 가하고 밀어붙여 빨리 경지에 닿을 필요가 있다. 현재는 본 수련에 입학자격을 얻은 것이지 입학한 것이 아니므로 계속 수련을 게을리하지 말고, 박차를 가하도록 해라.

　— 우주의 정보는 더 많이 받아야 하는지요?

　• 아직은 계속해야 한다. 너를 위해서라기 보다 네가 앞으로 이끌어 줄 사람들을 위해 필요하다. 항상 자세를 똑바로 갖도록 하고 호흡에 신경을 쓰도록 해라.

　— 어떻게 해야 합니까?

　• 단순한 단전호흡이 아니고 한 차원 올린 호흡으로서 몸 전체로 해 보도록 해라. 상당히 빨리 갈 수 있을 것이다. 여기서 몸 전체로 호흡을 하라는 것은 온몸의 기혈이 열려서 피부호흡이 되어야 함을 말한다. 이 정도의 단계가 1분 1호흡 정도 되었을 때이다.”

UFO 탑승과 헤로도토스 방문

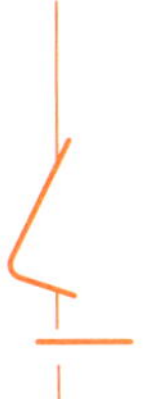

　　호흡 수련을 하다 보면 감각의 범위가 깊고 넓어지면서 평소에는 느끼지 못했던 경험을 많이 하게 된다. 그중의 하나가 우리가 ET라고 부르는 선진 인류와의 조우이다.

　　어느 날 수련 중 창밖의 하늘을 보니 수많은 우주비행선들이 떠있다. 아주 작은 무인용, 소형 20~30cm, 1m, 5m 정도의 1인용, 7~8m 정도의 2~3인용, 15m 정도의 5~7인용, 그 외에 유리창으로 보이는 우주인의 숫자가 10인용. 30인용 등도 있고 100명 이상 탑승 가능한 직경 100여m의 우주비행선, 1km 정도 되는 크기 등 다양하다. 가장 큰 것은 지구 궤도에 떠 있는 것이 보이는데 수만 명도 탑승 가능할 것 같다.

　　이들 우주비행선은 규모가 작아도 이 별에서 저 별까지 이동이 가능하다. 자체 동력이 아닌 순환시스템을 이용하므로 연료탱크 용량이 항속거리와 관계있는 것이 아니기 때문이다. 그들에게 별에서 별로 이동하는 것은 우리가 가까운 도시에 가는 것 정도에 불과하다.

　　며칠 동안 창밖의 하늘에 우주비행선들이 떠서 왔다 갔다 하는 것들이 보였지만 그것이 나와 관계가 있는 것이라고는 생각지 않고 가끔 창

밖을 바라보며 호흡만 열심히 하고 있었다.

그러던 어느 날 주위에 아무도 없는 길을 혼자서 걸어가고 있었다. 사방이 어두운데 내가 있는 곳만 하늘에서 환하게 빛이 내려 비치고 있다. 위를 보니 20여m 위에 직경 10m 정도의 우주비행선이 아무 소리도 없이 떠 있다.

가만히 보고 있는데 그 우주비행선의 한가운데가 열리더니 빛이 나에게 내려 비친다. 직경 1m 남짓한 원기둥 모양의 빛이 나에게 비추자 잠시 후에 내 몸이 서서히 위에 떠 있는 우주비행선 아래에 있는 원형 구멍으로 올라가기 시작한다. 잡아당기거나 들어 올리는 힘도 느껴지지 않는데 몸이 공중으로 천천히 올라가고 있다. 공중으로 올라가면서 저 아래 땅이 내려다 보이는데 불안함 같은 것은 전혀 느껴지지 않고 떨어지면 어쩌나 하는 생각도 들지 않았다.

그렇게 올라가서 잠시 후 우주비행선의 내부로 들어갔는데 바닥에서 5cm 정도 높이에 떠 있다. 내가 올라온 원형 구멍에 태극 모양의 금속재 문이 스르르 돌아가면서 닫히니 그냥 바닥이 되었고 나는 그 자리에 서 있었다.

방금 내가 들려져서 올라 온 바로 그 자리인데 딛고 선 채로 내려다 보니 태극 모양으로 부드럽게 회전하면서 닫혔던 금속제 문들이 원래 하나였던 것처럼 이음새가 보이지 않는다. 정밀하게 이어져서 그 틈새가 보이지 않는 것이 아니라 바닥 전체가 원래 하나의 판으로 되어 있던 것처럼 본체와 이음새가 전혀 없다. 우주를 광속의 수십 배로 비행해도 이어진 자리에 저항이 생기지 않도록 매끈한 상태가 되었음을 알 수 있었다.

앞을 보니 나와 비슷한 체구의 남성 한 명이 몸에 붙는 매끈한 복장으로 서 있다. 탑승하자마자 수직으로 상승, 상당히 빠른 속도로 올라간다. 우주왕복선 정도는 비교도 할 수 없을 만큼 빠른 속도로 올라가니 순간 잠시 약한 어지러움이 느껴졌다. 기의 세계에서는 이동으로 인한 압력이나 어지러움이 없는데 아마도 지구의 감각에 익숙해진 나의 타성에서 비롯된 것이라 생각하니 어지러움이 없어진다.

서서히 속도를 높이더니 점점 빨라지는데 바깥의 별들이 지나가는 속도를 볼 때 광속 이상임을 알겠다. 초광속으로 비행하는 중에도 내부에서는 가속의 느낌도, 소음도 전혀 없고 안온한 느낌만 있다. 이들의 우주선 안에서는 가속도의 원리나 중력의 원리가 적용되지 않는다. 어떤 장비도 보이지 않는데 모든 에너지가 나에게 맞게 잘 세팅돼서 지구에 있을 때보다 더 편안하다.

어떤 중력권에 있는 우주인들이 탑승하더라도 모두 그 별의 중력을 만들어서 편안하도록 만들어주는 개인별 중력 조절장치로 중력이 자동 조절되고 있어서, 어떤 별의 어떤 존재가 탑승해도 편안히 비행할 수 있을 것 같았다. 우주비행선의 내부는 완벽하게 외부의 영향권을 벗어나 있으므로 급가속해서 광속 이상으로 아주 빨리 날아가고 있음에도 내부는 별도의 에너지장이 형성되어 있어서 전혀 영향을 받지 않았다.

최상의 편안함, 최적의 에너지 밀도, 공기의 성분도 최적이다. 산소가 필요하면 산소를, 질소가 필요하면 질소가 공급된다. 공기 중에 모든 영양소가 고루 들어 있고 호흡만으로 필요한 에너지를 받을 수 있어서 식사도 필요 없다. 그들이 얼마나 진화된 존재인지 알 수 있다. 이 우주비행선은 0Hz에 가까운 주파수를 동력으로 갖고 있어서 속도가 거의 무한대이다. 기체가 금속 같은 재질로 되어 있는데 유리창처럼 바깥에 별들이 휙휙 지나가는 것이 보인다. 금속인데도 이렇게 바깥이 내다보이는 것도 놀랍다. 하지만 필요할 때는 닫혀서 보이지 않고 보호기능을 한다. 모든 것이 자동이다.

우주비행선의 승무원과 텔레파시로 대화한다.

"– 처음 뵙겠습니다.
• 어서 오십시오. 저희 헤로도토스로 모시겠습니다.

– 어떻게 제가 이렇게 갑자기 탑승해서 가게 되었는지요?
• 모시고 오라는 지시를 받았습니다.

– 어디로 가나요?
• 헤로도토스로 갑니다.

– 그 별은 어떤 별인가요?
• 지구보다 15,000년 정도 앞선 별입니다."

대화하는 사이에 우주 공간을 한참 날아 어떤 별에 당도한다. 한참이라고 하지만 10분 이내의 시간으로 생각된다. 안드로메다 성운 내 헤로도토스 별이라고 한다. 저만치 별이 보인다. 지구보다는 조금 작을 듯한 별이다. 지구는 각종 공해로 오염되어 있으나 이 별은 참으로 깨끗하다는 느낌이 든다.

어느 한적한 곳에 착륙한다. 소음이나 공기의 움직임이 전혀 없다. 그 자리에 원래 있었던 것처럼 그렇게 착륙한다. 주변을 돌아보니 숲속이다. 흙이 그렇게 부드러울 수가 없다. 가만히 보니 완벽한 흙이다. 이 물질이 전혀 없는 100% 영양소로 구성된 흙. 이런 흙이 있다니….

공기도 너무 맑아서 멀리 있는 것들이 아주 맑게 보인다. 약간 뿌옇게 보이는 것은 오염이 아니라 공기 원래의 성분 탓인 것으로 보인다.

숲에는 나무가 자라고 있다. 습기도 나무가 자라기에 알맞은 정도이다. 아마도 수종樹種이 다른 나무들이 자라는 곳은 그 나무가 자라기에 적당한 습도가 유지되고 있을 것이다.

나무 아래 흙에는 풀이 없다. 풀은 풀이 있어야 할 곳에 있다. 나중에 보니 야산 같은 곳에 나무는 없고 풀이 있었다. 나무의 종류는 다양했으나 모든 나무의 키는 약 3m 정도로 크지도 작지도 않다. 각종 과일이 적당히 달려있는데 수확에 대비하여 적당한 크기로 키우고 있는 것 같다. 아니면 유전자 조작을 한 것일까? 전혀 부자연스러움이 느껴지지 않는다. 원래 그 정도로 자라도록 합리적인 과정을 거친 것 같다. 어쩌면 조물주의 허락을 받아 그런 모습으로 자라도록 한 것은 아닐까? 2-3cm 정도 크기의 빨간색 꽃이 드문드문 피어 있는데 어딘가 요긴하게 쓰임새가 있는 것으로 보이지만 용도는 알 수 없다.

천천히 걸어서 숲에서 나온다. 주변을 보니 아무도 없다. 저 멀리 성城 같은 건물이 보인다. 지붕이 뾰족한 중세의 유럽 건축 양식과 인도에서 볼 수 있는 동양식 등 다양한 형태의 건축물들이 보인다. 그 옆에 초현대식 건축물도 있다. 건물들은 그리 높지 않고 수십 층 정도가 제일 높은 것으로 보인다. 도시인 것 같다.

도시로 들어간다고 생각하자 어느새 도시에 들어와 있다. 한복 같은 옷을 입은 사람도 있고 양복 같은 옷을 입은 사람도 있는데 복장에 구애받지 않고 다닌다. 나의 복장은 우주복처럼 달라붙는 옷이었는데 그런 복장은 나밖에 없다. 건물 가까이에 가보니 건물들은 모두가 수정으로 된 최신시설인데 정원이 무척 많다.

이들은 지상에서 이동할 때 걸어서 이동하는 것이 아니라 서 있는 상태 그대로 이동한다. 델타권 주파수가 동력으로 작용하므로 특별히 에너지의 공급이 필요 없다. 자연의 에너지는 100% 순환시스템으로 완벽 재생되고 낭비가 전혀 없다. 모든 것이 100% 최적화되어 있다. 모든 것이 한참 앞서있고 인체 구조도 다르다. 인구도 그 별 모두 가장 쾌적한 수준이며, 키, 체중 등이 비슷하여 마르거나 뚱뚱한 사람이 없고 적당한 체격이다.

모든 시스템이 너무나 단조롭지만, 필요한 것은 전부 다 갖춰져 있다. 어떤 것도 부족함이 없는 세상인데 대기 중의 온도, 습도 등까지 모두 자동으로 조절된다. 델타권 가장 입구인 여기가 바로 유토피아일 것이다. 자극을 받아야 진화의 길을 가는 우리와 비교된다.

병이 없으니 병원도 없고, 범죄가 없으니 경찰이나 경비원도 없다. 화재나 재난이 없으니 소방관도 없고 재판받을 일이 없으니 법원도 없다.

헤로도토스는 15,000년 전 지구의 인류가 옮겨간 인공별로 원주민은 지구의 서기 5,000년이나 6,000년 정도 수준의 문명생활을 하며 현재 지구인과 영적인 수준이 비슷하다. 그들 중 일부는 그곳에서 산악 생활을 하고 있는데 정신적인 깨우침이 없이 육체노동에만 종사하며, 정신문명을 가진 헤로도토스인과 다른 별의 인류가 사용할 물자를 재배하는 일을 하고 있다.

이들에게 지구는 유배지이며 지구에서의 수련 정도에 따라 다시 돌아갈 자격을 심사받는다. 유배지란 현재의 자리에서 어떠한 원인으로든 정상적인 판단을 못 한 것으로 인해 책임을 질 필요가 있는 기적인간氣的人間이 일정 기간 자유로운 활동을 하지 못하고 수련 과정의 일부인 시험에 들어야 하는 곳이다. 이 시험에 합격하지 못하면 원래의 자리로 복귀가 불가능하다. 일정한 시험에 통과하면 복귀가 가능하며 점수가 높으면 승급도 허락된다. 다시 돌아가면 오래도록 그 별에서 살게 된다.

근처에 있는 헤로도토스인들이 다양한 용도로 사용하는 산악 별, 농사짓는 별, 휴양 별 등을 답사하였다. 헤로도토스는 세 개의 위성을 거느리고 있는데 첫 번째는 산으로 구성된 수련용 별이며, 두 번째는 밭과 농장으로 구성된 농장별이고, 세 번째는 휴양지로 사용하는 별이다. 이 위성들 역시 인공별이지만 천연적인 조건 중에서 최상의 조건만 구비하고 있는 것 같다. 생활하는 중에도 인공별이라는 생각이 전혀 들지 않으며 조건으로 보아 따뜻한 봄날이 계속되는 듯한 기후로서 무릉도원이라고 할만하다.

땅이 적당한 습도를 머금고 있어서 인공강우도 필요치 않다. 하지만 인공강우가 필요하면 언제고 가능하도록 시설은 되어 있는 상태였다. 인공강우를 사용할 때도 여타 기후조건에 영향을 주지 않도록 배려되어 있었다. 모든 것이 인위적으로 가능하였으나 그러면서도 자연의 조건을 흩트리지 않게 되어 있었다.

산으로만 구성된 별은 헤로도토스인들이 수련 시 사용하는 별이다. 지구와 달 정도의 거리에 있으면서 각종 식물이 번성하여 기적으로 너무나 완벽한 조건을 갖추고 있었다. 여기에서 나의 수련이 승급할 기회를 가질 수 있었다.

어느 날 산악별의 M1 산 정상에 있는 T1 수련장에서 수련하고 있던 중 오늘은 뒷문이 열고 싶었다. 지구의 산 같으면 정상에 있는 산이니 뒷문을 열면 뒤쪽의 산 아래가 보여야 하나 그 뒤로 또 하나의 산이 있었다. 틀림없이 내가 들어올 때는 지금의 자리가 산의 정상이었음에도 뒷문으로 또 하나의 거대한 산이 보이는 것이다. 뒷산의 정상으로 올라갈 수 있는 거대한 구름다리가 놓여 있었다.

뒷문으로 나와서 구름다리를 오른다. 다 올라가니 T2 수련장이 있었다. 수련장은 한 사람 정도 호흡 수련을 하며 기거할 수 있는 정도의 오막살이 초가이다. 헤로도토스에서는 공기로 영양분이 공급되므로 식사가 필요치 않아 식사에 필요한 도구는 없어도 된다. 누울 때 사용하는 목침 하나가 있을 뿐 바닥도 왕골로 짠 자리로 되어 있다. 수련하는 사람에게는 더없이 좋은 조건이다. 어느 정도 호흡 수련을 하여 몸이 가벼워지면 다시 뒷문을 열고 싶은 생각이 드는데 오늘도 뒷문을 열고 보니 또 다른 뒷산의 정상이 보이고 그곳으로 올라갈 수 있는 구름다리가 있는 것이다.

틀림없이 내가 지금 있는 T2 수련장이 M2 산의 정상에 있었음에도 두 번씩이나 같은 현상이 일어난 것이다. 이것은 수련이 어느 정도 되어도 항상 나보다 높은 곳이 있음을 알려 주어 방심하지 못하도록 하는 시스템 같았다.

뒷문으로 나와 다시 구름다리로 오른다. 처음 올라갔던 M1 산에서 M2 산으로 올라갈 때는 구름다리가 상당히 튼튼하였으나 이번에는 그보다는 약한 구름다리다. 올라가 보니 M3 산의 정상에 T3 수련장이 있다. 점차 산으로 올라갈수록 점점 나무도 없고 풀도 없어진다. 이런 과정을 일곱여덟 차례 겪으면서 보니 다리가 점점 가늘어진다.

M5에서 M6으로 오를 때는 굵은 실 정도의 굵기였다. M6에서 M7으로 이동할 때는 가는 실 정도의 굵기여서 중심을 잘 잡지 않으면 오르기 힘든 정도이다. 그런데 이번에는 M7 산의 T7 수련장에서 M8 산의 T8 수련장으로 오르려고 뒷문을 열고 내다보니 올라갈 다리가 없다. 가만히

살펴보니 거미줄 같은 다리가 있긴 있는데 너무 가늘어서 보이기도 하고 안 보이기도 하는데, 바람에 흔들리고 있는 가느다란 실이 햇볕의 반사에 따라 보이기도 하고 안 보이기도 하는 것이다.

그래도 올라가기는 해야 할 것 같았다. 마음을 다잡고 다시 올라가니 그래도 올라갈 수는 있었다. 마음속에 번뇌를 갖고는 도저히 올라갈 수는 없는 다리였다. 흔들림도 흔들림이거니와 마음의 무거움이 다리를 건너지 못하도록 하는 것이다. 다행히 이전까지의 수련으로 마음의 짐을 많이 덜어서 무사히 올라갈 수 있었다.

이것보다 더 가늘게 놓인 M9 산의 수련장을 거쳐 M10 산까지 와서 뒷문을 열어 보니 이제는 더 이상의 산이 보이지 않았다. 마음의 무게를 검증받아 더 이상의 확인이 필요치 않은 단계에 다다른 것이다. 몸이 가벼워진다. 원래 기체氣體이므로 가벼운 상태였으나 그래도 약간의 무게는 있었는데 지금은 가느다란 실을 타고도 올라갈 수 있을 만큼 가벼워진 것이다. 산을 열 번 올라가니 그 뒤로는 아무리 살펴봐도 더 이상 올라갈 산이 없다.

이제 내려와 산에서 내려다보았던 항구에 가본다. 항구에 아주 큰 배가 있는데 우주 기지라고 한다. 우주비행선은 생각으로 이동하며 우주인은 기계 감시만 한다고 했다. 구경이 끝나고 다시 우주비행선을 타자 우주인들이 내 껍질몸을 벗기고 빛으로 태우니 내 몸이 기화氣化된다. 이제부터는 아무 별이나 순간에 갈 수 있게 됐다고 한다. 물질은 그대로 통과할 수 있으나 별의 안쪽은 마음대로 지나지 말라고 경고한다. 그곳의 시간으로 약 두 달간의 수련을 마치고 귀환했는데 지구로 와 보니 겨우 하룻밤이 지났을 뿐이었다. 밤새 다녀온 것이었다.

두 번째 UFO 탑승

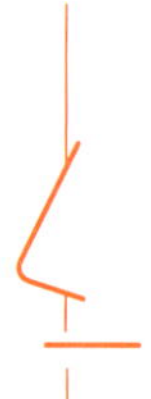

　돌아와서 다시 평소처럼 혼자 수련을 하고 있는데, 또 우주비행선이 와서 타라고 한다. 이번에도 빛의 기둥을 통해 편안하게 올라간다. 한 번 타보니 익숙하다. 이번 헤로도토스 우주인은 키는 1m 정도 되고 은색의 우주복을 입었다. 이 우주인은 우주인 중 가장 많이 진화되었으며 몸에 비하여 머리가 크다. 몸은 이동에 지장이 없을 정도로 적당한 힘을 보유하며 강력한 힘은 없다. 아주 가벼운 천으로 된 금빛과 은빛이 섞인 우주복을 입었으며 이 우주복을 입으면 화염 등 극한 조건이나 어떠한 탁기 속에서도 지장이 없다. 우주복의 빛은 수련 정도에 따라 다르나 기적인 신분은 높고 낮음보다 수련의 등급 정도를 구분하는 의미가 크다. 아주 맑은 눈으로 상대를 응시하며 그 앞에 서면 내 생각이 들여다보이는 듯하여 거짓말을 할 생각을 아예 갖지 못할 정도이다. 마음을 동력으로 사용할 수 있으며 마음이 아니면 우주의 무한 에너지를 사용한다.

　우주선은 가장 진화된 것으로서 유선형이며 아주 매끄럽다. 직경 30~40m 정도의 크기로서 우주에서 가장 보편적인 형태의 우주선이다. 사용하기 편리하게 제작되어 있으며, 언뜻 보아도 표면처리 상태만으로 선진기술이 사용되었음을 알 수 있다. 광속의 200% 이동이 가능한 우주선이므로 생각을 잘해야 한다. 우주선의 종류는 내가 본 것만도 수십 종류이다. 작게는 직경이 3~4m에서 큰 것은 수십 km 정도까지 있으며 모양도 다양하다.

탑승 후에 승무원과 대화가 시작된다.

"– 어디서 온 누구신가요?
• 안드로메다 성운 내 헤로도토스 별에서 왔습니다.

– 헤로도토스는 어떤 별인가요?
• 인간이 살고 있는 별입니다. 2~3만 년 후의 인간이고 기 세계의 인간입니다.

– 수명은 어떤가요?
• 2~3만 년 정도입니다.

– 그 별이 생긴 것은 언제인가요?
• 역시 2~3만 년 전입니다.

– 타 별과 같이 생겼는가요?
• 그렇습니다. 지구는 자子별입니다. 지구는 우주인들이 자손을 번식 시켰다가 데려가는 곳입니다.

– 지금 지구는 어떤 상태인가요?
• 실패작입니다.

- 수련생은 어떤가요?
• 수련생 때문에 유지되는 것입니다.

- 어떤 면에서 말인가요?
• 수련에 대한 면에서 그렇습니다.

- 당신들은 우리에게 무엇을 해 줄 수 있는가요?
• 수련을 도와줄 수 있습니다.

- 어떤 식으로 도와줄 수 있나요?
• 기氣로 도와줄 수 있습니다.

- 기로 어떻게 도와주나요?
• 개혈開穴, 보기補氣, 약처방 등으로 도와 줄 수 있습니다.

- 누구의 허락으로 왔나요?
• 당신의 스승이신 연정천신蓮靜天神의 지시를 받고 왔습니다.

- 내 스승은 당신들과 어떤 관계인가요?
• 우리 종족의 일부입니다.

- 그럼 대부분의 수련생은 누구인가요?
• 우리의 먼 후손들입니다.

- 당신들의 후손들이 지구에서도 수련하는가요?
• 그렇습니다.

- 앞으로 수련생들의 수련은 어찌 될 것인가요?
• 잘될 것입니다. 성의 있게 하는 한 일취월장할 것입니다.

- 기가 부족할 땐 어떻게 하나요?
• 현재의 방법으로 축기를 하면서 우리에게 도움을 청하면 됩니다.

- 알아서 해줄 수는 없나요?
• 그것은 어렵습니다. 일일이 체크하기가 불가능하기 때문입니다.

- 그동안 얼마나 많은 사람을 도와 왔는가요?
• 별로 없습니다. 이번이 처음이라고 할 수 있습니다. 다음에 뵙겠습니다."

깨끗한 천으로 나의 혈 자리를 닦아낸다. 아무리 닦아도 천이 깨끗하다. 자동으로 정화되는 시스템을 갖추고 있는 천 같다. 혈 자리 청소가 끝나자 인사하고 나간다.

처음 헤로도토스에 함께 왔을 때는 15,000년 앞서 있다고 하였으나 이번에는 2~3만년 후라고 한다. 시공을 초월한 존재들이므로 우리와 모든 개념이 다르고 생활방식이 달라서 나의 잣대로 측정할 수 없는 무엇이 있으나 더 물어볼 시간이 부족했다. 알려주어도 내가 알아들을 수도 없거니와 이해할 수 있는 것도 아닐 것 같았다. 나중에 저절로 알게 될 것이니 그러려니 하고 넘어갔다.

헤드로포보스 우주인과의 대화

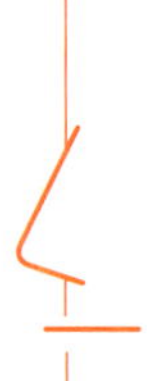

어느 날 지금까지 보았던 우주선과 다른 모양의 우주비행선이 온다. 몇 번 탑승해 본 적이 있으므로 마음 편히 기다린다. 역시 견인광선으로 탑승한다. 지금까지의 헤로도토스인이 아니다.

우주인 중 가장 근육질이며, 우주복 역시 두터운 것을 착용한다. 재질은 두터우나 움직임에는 전혀 불편이 없다. 영적으로 상당히 영민하나 육체적으로는 아직 덜 진화된 상태이다. 헤로도토스인보다 체형이 크고 우락부락하다. 일견一見으로 헤로도토스인보다 덜 진화되었음을 알겠다.

그들의 우주선은 다소 투박한 모양새로서 정신적인 면에 40% 물질적인 면에 60% 사용된다. 정신적인 면이라 함은 수련 시 장소로 사용하는 것이며, 물질적인 면은 이동 시 사용하는 것이라고 한다. 모양에 비해 사속의 90% 정도까지 비행할 정도로 성능은 우수한 편이다. 이번에는 말을 편히 하라는 전갈이 텔레파시로 온다.

"– 어디에서 왔는가?

· 헤드로포보스라는 별에서 왔습니다.

– 어디에 있는 별인가?

• 말씀드려도 모르십니다. 지구의 천체도天體圖에 나와 있지 않습니다.

– 지금 무엇 하는 것인가?

• 당신을 연구해 봐야겠습니다.

– 나를 연구해서 어쩌겠다는 것인가?

• 우주의 발전에 이바지할 것인지 확인해야겠습니다.

– 발전에 이바지하지 못할 것 같으면 어쩔 것인가?

• 우리는 떠날 뿐입니다.

– 이바지할 수 있다면?

• 계속된 기계 설치와 인력 증원으로 도울 것입니다.

나는 기공 수련 시 몸의 각 부분에 기적氣的인 기계를 설치하고 있었다. 이 기계는 상실됐던 인체의 DNA를 복원시켜 원래의 기능을 찾기 위한 것으로 기계장치의 내부는 마치 컴퓨터의 내부를 연상시킨다.

– 현재의 기계도 당신들 것인가?

• 그렇습니다.

– 어떻게 알고 내려보냈는가?

• 당신 스승의 요청을 받았습니다.

- 수련생이 요청하면 어떻게 되는가?
- 오긴 오되 불량품이 옵니다. 서두르기 때문입니다.

- 서두르지 않게 하는 방법이 있는가?
- 본인에게 달렸습니다.

- 인력이 증원된다는 것은 어떤 의미인가?
- 당신이 지휘할 수 있는 기인氣人들이 늘어나는 것을 말합니다.

- 수련은 운명을 거역할 수 있는가?
- 완전한 거역은 불가능합니다. 인간의 운명은 각자에게 주어진 스케줄이기 때문입니다.

- 일부는 가능하다는 것인가?
- 어느 정도는 가능합니다

- 어떻게 가능한가?
- 기로 통과할 수 있습니다.

- 운명도 하나의 장애물인가?
- 그렇다고 볼 수 있습니다.

- 누가 만드는 것인가?
- 본인이 만드는 것입니다.

– 본인이 치울 수 있는가?

• 겪어 넘겨야 하는데 수련이 깊어져서 욕심이 없는 상태가 되면 통과할 수 있습니다. 대개 욕심을 그대로 지닌 채 통과하려 하므로 통과가 불가합니다.

– 욕심을 버리는 것은 수련 이외의 방법으로도 가능한가?

• 수련 자체도 욕심을 버리는 방법을 깨닫는 것 중의 하나이며 가장 빠른 길 중의 하나일 뿐입니다.

– 그 외에 더 빠른 방법도 있는가?

• 우리는 가능하나 당신들처럼 육신을 가지고 있는 상태에서는 불가합니다.

– 그것을 알 수는 없는가? 참고 사항으로 알고 싶다.

• 그건 그때 가서 알게 됩니다.

– 당신들 세계에서도 수련이 있는가?

• 수련하지만 초기에 극히 짧게 합니다.

– 그것으로 충분한가?

• 방법을 알려줄 뿐이므로 본인이 하기에 달렸습니다.

– 우주인도 불가능한 일이 있는가?

• 많습니다. 우리도 진화된 인간이라고 생각하면 됩니다.

- 우주인도 하늘의 존재를 믿는가?

• 하늘은 있습니다. 우리도 하늘의 이치에 따라 생활하는 한 부분에 불과합니다.

- 이 세상에서 별은 얼마나 있는가?

• 2억 개짜리 집단이 4억 개 정도 있다고 보면 됩니다.

- 지구와의 교신이 가능한 별도 있는가?

• 있지만 너무 멀리 있어 아직은 어렵습니다.

- 그들도 수련하는가?

• 수련하는 별도 있고 안 하는 별도 있습니다.

- 수련을 안 하면 전혀 진도가 없는가?

• 생활이 곧 수련임을 깨달으면 수련을 안 해도 진도는 나가지만 수련과 생활이 따로 있다고 생각하면 어렵습니다.

- 지구는 앞으로 어찌 되는가?

• 계속 이 상태로 존재할 것입니다.

- 오존층의 감소 등 문제는 어찌 되는가?

• 지구는 우주에서도 소중한 별 중의 하나이므로 우주에서 멸망하도록 방치하지 않습니다. 다만 스스로 교훈을 얻어 자체에서 수정하여 나갈 수 있는 능력이 생길 때까지는 그대로 둘 것입니다.

– 그러면 스스로 하는 것 아닌가?

• 아닙니다. 능력이 생기고 나면 우리가 도와줍니다.

– 당신들도 지구에서 지냈던 시간이 있는가?

• 있습니다. 짧게는 5~6회 길게는 50~60회까지 지구에서 보냈습니다.

– 당신들은 한번 떠나면 다시 올 일이 없는가?

• 다시 오는 경우도 있으나 배우러 오는 일은 없고 가르치러 올뿐입니다.

– 당신들은 우주인 중에 어느 위치인가?

• 초등학교 교장 정도 된다고 보면 됩니다.

– 내 스승도 당신들과 같은가?

• 아닙니다. 우리에게 지시할 수 있는 수준입니다.

– 우리 수련생들은 앞으로 어떻게 수련해야 하는가?

• 우선 스승님께서 일러주시는 대로 충실히 따라야 합니다.

– 사람마다 자신이 만들어놓은 길이 다른데, 같이 갈 수는 없는 노릇 아닌가?

• 모두 스스로 해결해야 하는 문제지만 답답함에 치여 넘어지지 않도록 해야 합니다.

– 항상 당신을 만날 수 있는가?

• 전 언제나 당신 곁에 있습니다.

– 언제부터 옆에 있는가?

• 당신이 태어나기 전부터 있었습니다.

– 내가 왜 이제야 알았는가?

• 이제야 때가 됐기 때문입니다.

– 당신을 어떻게 대해야 하는가?

• 저는 후배처럼 생각하면 됩니다.

– 기적氣的으로 나를 도와줄 수 있는가?

• 도와줄 수 있습니다.

– 나의 일이 잘되도록 할 수도 있는가?

• 당신의 욕심을 위한 것이 아니라면 가능합니다.

– 욕심을 섞으면 불가능한가?

• 욕심이 없으면 모두 잘될 것입니다.

– 아직 많이 해야 한다는 뜻인가?

• 그렇습니다.”

세 번째 UFO 탑승

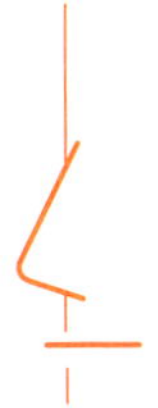

구면이므로 대화가 부드럽다.

"– 그동안 별일 없었는지 궁금하다. 새해 행복하길 빈다.

• 우리에겐 복福의 개념이 없다. 인간으로 있을 때나 복의 개념이 필요하다. 우리는 이미 일정한 스케줄에서 벗어나 있으므로 행운이 변수를 뜻하는 복과는 거리가 있는 생활이다. 다만 당신의 성의는 고맙게 받겠다.

– 나의 이런 마음이 당신에게 도움이 되는가?

• 도움은 된다. 다만 우리 세계의 개념을 설명했을 뿐이다.

– 당신은 어느 별 출신인가?

• 전에 말했듯이 헤로도토스 출신이다.

– 전에는 헤드로포보스 출신도 있었는데.

• 그들과는 약간 다르다. 우주인도 모든 것에 정통한 것은 아니다.

당신들이 모두 다 알고 있지 못하듯 우리도 그렇다고 생각하면 된다.

– 어느 정도 알고 있다고 보면 되는가?
• 10만~20만 년 정도 앞서 있다고 보면 된다.

– 헤드로포보스는 어떤가?
• 5만~6만 년 정도 앞서 있으며 지배층은 10만 년 정도까지 앞서 있는 경우도 있다.

– 지배층이란 어떻게 구분되는가?
• 그 별의 역사를 창조하는 계급들이다.

– 기의 세계에서도 계급이 존재하는가?
• 그렇다. 기의 맑고 탁한 것, 강도, 기적인 기여도 등에 의해 결정되나 본인의 뜻은 아니다. 본인의 생활에 따라 향상되기도 하고 후퇴되기도 한다.

– 지구에 나타나는 각종 우주인은 어떻게 구분할 수 있는가?
• 지역별로 구분이 되고 다시 시대별로 구분해야 하므로 상당히 복잡한 구분이 필요하다. 당신이 있는 그 자리에도 먼 과거로부터 아주 먼 미래에까지 수많은 종류의 사람들이 생활해 오고 있다. 인간의 몸은 지구상에서 계속 존재할 것이다. 하지만 그 몸을 사용하여 진화를 거듭하는 기계氣界의 인류는 계속 바뀔 것이다.

- 영체는 기의 세계의 인류와 다른가? 다르다면 어떻게 다른가?

• 다르다. 단순한 영체는 지구에서만 생존이 가능하다. 즉 지기에 의해서만 가능하다. 지구를 떠날 수도 없고, 떠나서는 존재할 수 없다. 그들은 별마다 있으나 지구의 것도 역시 이 세계를 벗어나지 못하는 낮은 등급의 기인氣人들이다. 좀 더 승화되면 기 세계의 폭넓은 생활이 있으나 아직은 그들의 눈에 보이지 않는다. 천국에도 지옥에도 가지 못하는 인간과 기인 중간단계의 상태가 영계靈界이다.

그 영체의 세계를 벗어나 참 기의 세계로 와야 우리 같은 생활이 가능하다. 영체 상태에서는 특별한 절차 없이 다시 인간으로 돌아갈 수 있으며 이런 경우는 죽은 사람이 살아나는 것 같은 경우로서 일종의 스케줄이 잘못 입력된 것과 같은 것이다. 기계에 진입하면 일정한 절차를 밟지 않고는 다시 인간의 몸으로 돌아가기가 불가하다. 영체는 마이너스의 상태로 볼 수 있으며 기의 상태는 마이너스와 플러스의 중간 단계에 있는 것이 가장 중요한 차이점이다.

어느 쪽으로 쏠려도 극단적인 사고에 말리므로 정상적인 판단이 안 된다. 간혹 편향적인 사고방식을 가진 우주인들이 지구에 나타나 지구의 인간들에게 잘못된 지식을 전달하기도 하는데 중용을 강조하거나 중용을 강조하지 않아도 중심이 확고한 사고방식을 가진 이들은 파장을 바르게 받고 보면 된다. 헤로도토스에도 아직 마이너스나 플러스 쪽으로 편향된 생각을 가지고 우주를 보는 우주인들이 있다.

※ 註 : 델타권이라고 해서 모두 완벽한 것은 아니다. 0주파수만이 100% 완벽하며, 그 이하는 약간씩 미완의 부분이 있다. 0.0001은 그만큼의 부족함이 있다는 것이며 그로 인해 발생하는 떨림이 외부로 정보를 전달하는 역할을 하게 된다.

- 헤로도토스는 어떤 별인가?

• 헤로도토스는 당신도 알다시피 이 우주에서 가장 정리가 잘 된 별 가운데 하나이다. 이 별은 우리 헤로도토스인들에 의해 창조된 인공별이므로 모든 시설이나 구조가 우주에서 가장 바람직한 상태로 되어 있다.

- 예를 들면 어떤 것이 있나?

• 전 별의 사용 동력이나 식량, 기타 쓰레기 처리 문제까지 완전 자동이라고 보면 된다.

- 그래도 일이 없지는 않을 것 아닌가?

• 물론이다. 일은 생활하기 위해 있는 것이다. 하고 싶으면 하고 하기 싫으면 안 해도 된다. 모든 일은 하고 싶어서 하는 일만 있다 아무리 힘든 일도 좋으면 되는 것이다. 좋은 일을 하면 결과도 좋고 좋은 기가 발생함으로 점점 좋아질 수 있다.

가장 중요한 일이라면 이 상태를 더 좋은 기로 가득 채워주는 일이다. 모든 시설은 자동이나 보다 더 향상된 기로 바꾸는 일은 우리 헤로도토스 등 모두의 염원이지만 뜻대로만 되지는 않는다.

- 헤로도토스의 일 년은 지구의 몇 년인가?.

• 지구는 태양의 주위를 한 바퀴 돌며 사계절이 바뀌는 것을 기본으로 하고 있으나 우리는 그렇게 빨리 바꾸어야 할 필요가 없을 뿐만 아니라 우리가 중심으로 삼고 있는 별 역시 인공 태양이므로 천천히 회전하게 만들어 놓았기 때문에 아마 지구의 시간으로 하면 63년 2~3개월 정

도가 될 것이다.

개월의 개념은 없고 필요한 시간 단위로 나뉘어져 있으며 가치로 말하자면 우리의 한 시간이 지구의 열 시간 정도가 될 것이다. 그 이하는 몇천만 분의 일 초에서 몇억 분, 몇십억 분의 일 초까지 관리되고 있으나 필요한 부분을 제외하고는 크게 신경 쓰지 않는다.

– 그럼, 별마다 기준이 다르다는 말인가?

• 그렇다. 지구가 있는 태양계에서도 별마다 시간이 다르지 않은가? 같은 지구에서도 시간이 다른 부분이 있는 것과 같다.

– 우주에서도 시간의 계산은 일 년이나 그 이하의 단위가 공전이나 자전을 중심으로 이루어져 있는가?

• 대개 그런 방법이 많다. 거의 그렇다고 볼 수 있다. 과학 문명이 발달할수록 대단위 시간보다 극히 미세한 순간의 개념이 중요해지고 헤로도토스는 수천억 분의 일 초도 때로는 상당히 긴 시간이며 다시 그 수천억 분의 일 초까지도 나누어서 활용한다. 아직 지구인들은 낭비하는 시간이 많다.

– 당신들의 경우 시계는 어디에 있는가?

• 각자의 몸이 시계인 경우도 있고 스스로 시간을 안다는 뜻이다, 지니는 경우도 있다. 어떤 시계도 시간 조절이 가능한 상태에서 마이너스, 플러스가 가능하며 수천억 분의 일 초까지 체크가 가능하다. 모두 디지털임은 물론이다.

– 지구에서 발행되는 책 중 당신들 우주인들에 관한 많은 것들이 있는데 플레이아데스에서 온 셈야제나 타 우주인들은 어떻게 보아야 하는가?

• 플레이아데스는 지구보다는 많이 앞서 있으나 헤로도토스에 비하면 더 발전해야 한다. 거의 모두 착한 사람들이며 지구에 도움이 될 수 있는 사람들이니 사귐을 확대하는 것이 좋을 것이다.

– 많은 시간 고맙다.

• 나도 고맙다.”

이들과 대화하다 보면 같은 별에서 왔지만 시대적으로는 상당한 차이가 있다. 몇만 년 이상 차이가 있는 것으로 보아 여러 시대에서 온 것으로 생각된다. 하지만 이들은 시공을 초월해서 존재하므로 우리와 같이 시간이 절대적인 개념은 아니다. 우리와 전혀 다른 세상에서 존재하는 이들이므로 우리의 방식으로는 이해가 안 되는 것이 오히려 정상일 것이다.

헤로도토스인이 지구에 오는 이유

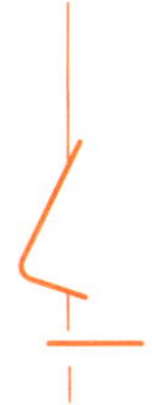

"– 만나서 반갑다.

• 나도 반갑다.

– 이런 날씨에 오는 데 지장이 없는가?

• 전혀 지장이 없다. 기적 상태의 인간에게는 비나 눈이 큰 지장을 주지 못한다.

– 인간의 몸으로 이런 날 컨디션이 나쁠 땐 어떻게 해야 하는가?

• 우선 한 곳에 가만히 앉아서 주변의 기를 가라앉히고 자신을 바라본다. 의념으로 바라보아 이상이 있는 부분의 기를 극하는 색의 기로 살며시 감아 내리면 아픔이 빠져나갈 것이다. 현재 목과 가슴, 하체가 뻐근한 상태이므로 더운물을 자주 마시고 누워서 서쪽으로 기를 뽑으면 도움이 되는데 탁기만 걷혀 나가도록 주의해야 한다. 이렇게 하루 정도 하면 나을 수 있다.

– 어깨의 경우 기를 보내는 것은 잘못인가?

• 아니다. 잘한 것이다. 그런 역할이 앞으로 계속 있을 것인데 지금 부지런히 축기를 해야 한다.

― 도우 중 한 분이 어깨가 아프다고 해서 기를 보낸 적이 있었다. 수련 시 가장 주의할 것은 어떤 것인가?
• 잡념의 침범이다. 잡념이 들면 우리가 보내는 정보를 받을 수 없게 된다. 우리가 보내는 정보에는 상당히 고급 정보가 있는 경우도 있으며 집중이 깊을수록 고급 정보를 받을 수 있다.

― 고급 정보란 어떤 것인가?
• 우주의 실체에 접근하는 방법을 알면 고급 정보에 자연스럽게 접근하게 되는데 그 방법을 알기 위해서는 상당히 집중이 깊어야 도달할 수 있다.

― 당신들은 우주의 모든 것을 아는가?
• 우리도 완전히는 모른다.

― 헤로도토스와 헤드로포보스는 어느 정도의 거리인가?
• 지구의 시간으로 60만 광년이다.

― 우주에서 그 정도는 이웃인가?
• 그렇다. 헤로도토스와 헤드로포보스는 상당한 거리에 있으나 문명 사적으로 헤로도토스가 많이 앞서 있다고 보면 된다.

- 당신 스승도 원래는 헤로도토스 출신이 아닌가?

　나의 원래 스승님을 말하는 것이다. 나중에 알게 된 일이지만 기공 스승님은 중간 단계에서 이끌어 주신 분이셨고 필요에 따라 다른 스승님의 감독하에 나를 지도하셨다. 기공도 원래는 한 뿌리에서 뻗어나간 것이므로 수행이 전혀 다른 맥은 아니다. 목적지가 다를 뿐이다.

　- 헤드로포보스에서는 왜 우리를 돌보려 하는가?
　• 헤로도토스는 이미 이런 뒷받침이 필요 없는 단계에 있지만 그들에게는 지구의 도움이 필요하다.

　- 어떤 도움말인가?
　• 2세를 태어나게 하기 위한 면에서 도움이 필요하다.

　- 그러면 헤드로포보스에서는 자녀를 낳을 수 없는가?
　• 아직 기적氣的으로 자녀 생산이 불가하다.

　- 헤로도토스는 가능하다는 말인가?
　• 가능하다. 하지만 정원이 차 있는 상태이므로 자녀 생산이 필요 없다.

　- 헤로도토스 출신 지구인들을 어떻게 생각해야 하는가?
　• 극히 엄선된 영혼을 가진 사람들로 다시 한번 재교육이 필요한 사람들이라고 생각하면 된다. 헤로도토스는 지금 적정 인구를 유지하고

있으므로 다시 더 이상의 인구 증가가 필요치 않다.

　－ 헤드로포보스는 왜 인구가 필요한가?
　· 아직 해야 할 일이 많기 때문이다. 헤로도토스는 우주에서 가장
선진화된 별 중의 하나로서 자체에서 모든 것이 충족될 수 있는 별이다.
세트화된 별은 이 우주에 그렇게 흔치 않다.

　－ 나를 기다린 이유는 무엇인가?
　· 당신의 도움이 필요하기 때문이다.

　－ 어떤 면에서 당신을 도울 수 있는가?
　· 수련을 열심히 해서 우리와 대화할 수 있는 많은 사람을 양성해 주
면 된다.

　－ 당신의 모습을 그들에게 보여줄 수 있는가?
　· 수련이 진전되면 자연히 볼 수 있다.

　－ 수련하지 않는 사람도 당신을 볼 수 있는가?
　· 현재로서는 불가능하다.

　－ 우주비행선은 어떤 경우에 사용하는가?
　· 헤드로포보스에서 진화가 덜 된 C−D급이 사용하는 것이다. A−B
급은 우주비행선이 필요치 않다.

- A-B급은 어떻게 이동하는가?
• 의식으로 이동한다.

- 의식으로 이동할 수 있는 범위는 어디까지인가?
• 자신이 알고 있는 곳까지 이동이 가능하다.

내가 두 번째 헤로도토스에 갈 때는 의식만으로 갈 수 있었다. 그곳에 가고 싶다고 생각하면 그곳에 가 있었다. 이런 여행이 가능해지려면 자신이 가고자 하는 별이 어디에 있는지 정확하게 알아야 한다. 우주항법이 가능해져야 이런 여행도 가능하기 때문이다.

- 우주비행선을 사용할 때는 의식 이동과 어떻게 다른가?
• 목적지나 이동 시간은 비슷하나 우주비행선은 기로 부족한 부분을 보충해 주는 것이다.

- 우주비행선은 누가 만드는가?
• A급 중 기술자들이 만든다.

- 공장이 있는가?
• 필요한 때 필요한 곳에서 만들 수 있다.

- 언제 쓰는가?
• A급으로서 자신이 관리할 수 있는 C-D급을 같이 이동시킬 때, 또는 임무를 시킬 때 사용한다.

- 헤로도토스는 우주비행선이 필요 없는가?
• 필요하다. 물자 수송이나 수련 미진 단계의 수련생을 돕는 일, 원주민 이동 시 필요하다.

- 헤로도토스에서도 지구에 오는가?
• 가끔 온다.

- 어떤 목적으로 오는가?
• 지구에서 재교육 중인 자성인自星人들을 살피러 온다.

- 와서는 어떤 가르침을 주는가?
• 자성인들은 이미 지구에 태어날 때 프로그램을 가지고 오므로 더 이상의 가르침은 필요 없고 그것을 소화하느냐 못하느냐는 본인의 문제이므로 완전히 소화할 때까지 버려둔다.

- 인간들이 하나님이라고 생각하는 존재는 당신들인가?
• 때에 따라 우리를 그렇게 부르기도 한다. 우리 정도만 해도 인간의 힘으로 불가능한 많은 것이 가능하다. 우주에서의 순간이동이 그것이다. 그것만도 시공을 초월하는 것 아닌가?

- 당신들도 부처님을 아는가?
• 부처님은 우주를 생기게 한 조물주와 가깝다.

- 그럼, 지구인들이 흔히 말하는 하나님은 어디에 계신가?

• 부처님과 인간의 중간 단계에 계신다.

– 헤로도토스인들인가?
• 우리도 포함되고 다른 별에 있는 성인聖人들도 포함된다.

– 다른 별도 많이 있는가?
• 우주에는 현재 인류가 살고 있는 별과 앞으로 살 별이 있다. 앞으로 살 별은 현재 무인 상태로 관리 중이며 얼마의 시간이 흐른 후 인류가 살게 될 것이다.

– 그게 언제쯤인가?
• 인간의 시간으로 500년은 더 흘러야 자연스럽게 될 것이다.

– 공해 문제는 어찌 되는가?
• 200년은 가야 완전히 해결될 것이다.

– 당신들은 지구에 어떤 임무를 갖고 있는가?
• 수련생들과의 연락책이다.

– 연락은 잘되고 있는가?
• 아직은 확실치 않다. 보는 단계이다.

– 내 스승님은 어떤가?
• 우리의 지구 기지를 총괄하는 분이다.

- 다른 곳에도 가지고 있는가?

· 있으나 활동 범위가 다르다.

- 스승님은 어떻게 그 역할을 하실 수 있는가?

· 본인의 양해하에 가능하다.

- 스승님은 어디에서 오셨는가?

· 우리도 확실한 것은 모른다. 우리도 알 수 없는 차원에서 오신 것만은 분명하다.

- 당신들이 도움을 받고 있는 것인가?

· 그렇다고 볼 수 있다.

- 지시 명령을 받는 상태인가?

· 때로는 그렇다.

- 언제부터 그런 관계인가?

· 우리가 알기 전부터이다.

- 같은 종족이라고 이야기한 적이 있지 않는가?

· 지구인이 아니고 우리와 비슷한 성운에서 오셨다고 생각했기 때문에 한 말이다.

- 앞으로 당신들의 스케줄은 어떤가?

　•계속 수련생들에게 기계적, 정보상의 문제에 대해 도움을 줄 것이다.

　－빨리 받아들이게 하는 방법은 없는가?
　•본인의 문제이다.

　－오늘 많이 알려줘서 고맙다.
　•동감이다.

　－의문 사항이 있을 때 수시로 만나자.
　•그렇게 하자."

헤로도토스와 지구의 정신문명

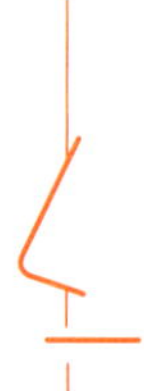

　헤로도토스 우주인과 다시 만나 대화를 한다. 이제는 헤로도토스까지 이동하지 않고 바로 만나서 대화를 한다. 또 가야 할 필요가 없는 까닭이다. 일단 델타인끼리 알고 난 후엔 아무리 멀리 있어도 시공을 초월해서 바로 앞에 있는 것처럼 대화가 가능하다.

　"– 우주에는 몇 종류의 우주인들이 있는가?

　• 수억 종의 우주인이 있으나 지능이 일정 수준 이상 되고 과학 문명을 가졌으며 언제나 공간 이동이 가능한 종족은 수십만에서 백만 종족이다. 일부는 같은 은하계 내에서도 비행이 불가하다. 지구처럼 같은 태양계 내에서조차 이동이 안 되는 종족까지 합하면 수백만 종족은 된다.

　– 당신들은 왜 지구를 택했는가?

　• 물질문명의 수준은 낮으나 정신문명이 발달하여 상당히 멀리 있는 별에까지 에너지를 보내는 별은 흔치 않으나 지구는 그런 별 중의 하나로서 우주에서 상당한 정도의 문명을 이룩한 별에서는 지구의 존재를 알고 있다고 보면 된다.

- 정신적 에너지 말인가?

• 그렇다. 정신문명의 에너지는 BC 시대 이전부터 지구가 상당히 높은 편에 속한다.

- 현재의 수준은 어떤가?

• 정신적인 면에서는 기원전보다 오히려 후퇴하고 있다. 물질에 구애받으면서 인간들은 그들 본래의 모습에서 욕심으로 가득 채워진 모습으로 많이 변화되어 있다.

- 당신들 세계에서 욕심은 어떤 것인가?

• 우주의 발전이다. 원래 물질의 세계에 있지 않으므로 물物에 대한 욕심은 없는 편이다.

- 당신들 세계에서 지위의 상승은 어떤 의미가 있는가?

• 자기 뜻을 펼 수 있고 우주발전에 더욱 이바지할 수 있음에 그 의미가 있다.

- 지구는 당신들이 창조한 것인가?

• 아니다. 조물주에 의해 창조된 것인데 다만 우리도 사용할 뿐이다.

- 태양계 내에서 당신들이 사용하는 별도 있는가?

• 달과 화성을 가끔 사용한다.

- 그곳에도 생명체가 있는가?

• 아직 생명의 단계에 이르지 않은 유기체의 상태이다.

- 인간의 우주탐험에 대해 어떻게 생각하는가?
• 긍정적으로 생각한다. 가끔 사고가 벌어지기도 하는데 인간이 모르는 일은 도움을 줄 수 있으나 인간이 알고 있는 것은 도움을 주기가 불가하다.

- 인간의 힘으로 가능한 거리는 어디까지인가?
• 수천 년 후 가까운 태양계까지는 가능할 것이다.

- 그 이상은 불가능하다는 것인가?
• 우리의 도움을 받으면 가능하나 인간의 물질문명으로는 불가할 것이다.

- 물질문명은 어디가 끝인가?
• 자연으로 돌아가기 위한 노력으로 바뀌고 인공생명 창조가 가능한 선에서 마무리될 것이다.

- 그 이상은 어떻게 되는가?
• 정신문명으로 바뀔 것이다.

- 정신문명으로 시공간 이동이 가능하다고 했는데….
• 가능하다. 물질문명으로는 수천 년이 걸리지만 정신문명으로는 현재도 가능하다. 당신도 경험하고 있지 않는가?

– 일부에서 환상으로 생각하는 것은 어떤가?

• 절대 환상은 아니다. 기의 세계는 환상이 있을 수 없다.

– 우주탐험을 정신문명으로 하면 물질의 수송은 어떻게 하는가?

• 있는 그대로 사용하면 되지 옮기고 말 것이 없다. UFO는 필요시 현장에서 제작되고 불필요하면 현장에서 다시 자연으로 돌아갈 수 있는 소재이다. 그런 기술을 개발해야 한다.

– 정신력으로 그런 물체가 제작 가능한가?

• 여태껏 보아 오지 않았는가?

– 우주 팽창설에 대해서는 어떻게 생각하는가?

• 맞는 말이다. 현재도 팽창하고 있다.

– 얼마나 팽창할 것인가?

• 계속 팽창할 것이다. 어디까지인지는 나도 모른다.

– 그것을 알고 있는 사람은 누구인가?

• 아직은 별로 없을 것이다.

– 당신들의 역사는 언제부터 시작인가?

• 수만 년 전부터였다고 보면 된다.

– 지구의 공룡시대는 당신들과 어떤 관계인가?

· 인공생명 창조를 위한 시험 단계였다.

— 그럼, 공룡시대의 종말은 당신들의 작품인가?
· 아니다. 그건 우주의 스케줄이었다.

— 지구상에서 인류의 출현은 당신들과 관계가 있는가?
· 일부는 관계가 있고 일부는 우리보다 더 진화된 별의 우주인들과
관계가 있으며 일부는 자연발생적이다.

— 어떻게 구분할 수 있는가?
· 차후에 자연히 알게 된다. 정신문명에 종사하는 사람, 물질문명에
종사하는 사람, 이것도 저것도 아닌 사람 등으로 보면 된다.

— 종교는 당신들의 작품인가?
· 거의 우리 우주인의 작품이다.

— 왜 종교가 필요했는가?
· 인간의 영격 상승을 위해서 필요했기 때문이다.

— 인간은 자신의 스케줄대로 간다고 하지 않았는가?
· 우리는 향상을 위한 도움을 줄 수 있는 사람에게 필요한 도움을
줄 뿐이다.

— 그런 도움을 받은 사람은 얼마나 되는가?

• 숫자로 밝힐 수는 없으나 당신 주변에도 상당히 있다고 보면 된다.

– 수련 방법에 대해서도 아는가?
• 스승님께서 알아서 하실 것이다.

– 기의 세계는 어디가 끝인가?
• 우주의 끝과 같다.

– 우주도 끝이 있는가?
• 우주의 끝은 없다. 별이 있는 공간의 끝은 있다.

– 빅뱅을 인정하는가?
• 인정한다.

– 당신들은 알고 있는 사실을 어떻게 배웠는가?
• 인류가 우주인들과 교신이 가능하게 되면서부터 문명은 급속도로 발달할 것이다. 죽기 위한 문명보다 살기 위한 문명이 될 것이다.

– 지옥과 천당은 어떻게 되는가?
• 있다. 기의 세계의 지하 세계와 천상 세계이다.

– 지구의 지하인가?
• 아니다. 기의 세계의 지하이다. 영급이 낮은 사람들이 교육적 차원에서 가는 곳이다.

- 천당은 어떤가?

• 상당한 수준에 이른 영체들이 거주하는 곳이다. 그곳에서는 UFO의 제작이 가능하다.

- 천당도 별의 어느 곳인가?

• 아니다. 기의 세계이다.

- 인간은 죽으면 모두 그곳으로 가는가?

• 가는 때도 있고 못 가는 때도 있다.

- 못 가면 어떻게 되는가?

• 다시 태어난다.

- 지옥에는 얼마나 많은 사람들이 있는가?

• 이루 헤아릴 수 없다.

- 지구의 인간만이 가는 곳인가? 타 별에서도 오는 곳인가?

• 모두 간다고 보면 된다. 지옥에 관심이 많은 것을 보니 갈까 봐 겁나는가? 신경 쓰지 않아도 된다. 천선天線이 연결되면 가고 싶어도 갈 수가 없다.

- 천당에서도 영생이 가능한가?

• 가능하다.

– 수만 년의 세월이 지루하지 않은가?

• 지루할 시간이 없다. 모두 각자의 일이 있기 때문이다.

– 천당과 지옥이 별이 아니고 기의 세계라면 그 기의 세계는 이 우주와 함께 존재하는가?

• 그렇다. 함께 존재한다.

– 서로 어떤 영향을 주고받는가?

• 상당한 관계에 있다. 기의 세계는 일종의 네거티브 스페이스Negative Space라고 보면 된다. 동전의 앞과 뒤와 같다.

– 그 세계에서도 우주의 개념이 있는가?

• 인정되나 물질계처럼 대단히 취급되지는 않는다. 그저 있을 뿐이고 연구의 대상도 미지의 세계도 아니다.

– 양쪽은 어떤 관계인가?

• 서로 연결되어 발전하고 있다.

– 당신들은 시간의 흐름을 거역할 수 있는가?

• 거슬러 오를 수도 있고 앞으로 가볼 수도 있으나 정지시키기는 불가하다. 다만 혼자서 정지는 가능하다. 주변을 고정시키고 나면 나도 정지되어야 한다. 그래서 별 의미가 없다.

– 당신들도 생사가 있는가?

• 있긴 있으나 별 의미가 없다.

– 당신들은 기의 세계와 물질의 세계를 자유로이 이동이 가능한가?
• 가능하다.

– 어떤 경로로 가능한가?
• 의식으로 가능하다.

– 우주비행선은 순간이동이 가능하다고 했는데 네거티브 스페이스 Negative Space에서도 별 간의 이동이 필요한가?
• 필요하다.

– 고맙다.
• 자주 만날 것이니 절차는 생략함이 좋겠다.”

헤로도토스인이 말하는 예술

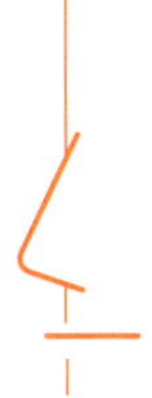

헤로도토스 친구가 또 찾아왔다. 서로 말씨가 매우 친근해졌다.

"– 인간 중에서 예술가들은 어떤 사람들이야?
· 선천적으로 우주의 신호를 받을 수 있는 사람들이야.

– 어떤 신호가 있는데?
· 우주에 필요한 각종 신호가 있어. 다만 받을 수 있는 사람이 따로 있을 뿐이지.

– 그들은 그것을 알고 있어?
· 대부분 99.999% 알고 있지.

– 누가 내려보내는데?
· 우주의 스케줄이네.

– 운명이라고 하는가?

• 그렇다고 볼 수도 있지. 앞으로 타인의 수신 정보의 종류를 보면 그 사람의 재능을 볼 수 있고 그 사람의 수신 능력을 통해서 보내고 싶은 정보를 보낼 수도 있네. 어떤 능력을 개발시키기 위해 우주의 다른 정보를 그 사람이 수신하게 할 수도 있지.

– 우주에도 문학이 있는가?
• 있으나 모두 기의 상태로 존재함으로 시로도 소설로도 그 밖의 어떤 것으로도 변할 수 있는 상태로 있지. 형태는 별로 중요한 것이 아니야. 의미가 중요하네. 그 작품을 통해서 받아들여야 하는 진리가 중요한 것이네.

– 어떤 책을 봐야 하는가?
• 각계의 전문가가 추천하는 책을 보게.

– 그게 어떤 책인데?
• 우주의 주파수에 가장 맞게, 아주 100%는 아닐지라도 순도가 높은 것이네.

– 주파수란 존재 형식인가? 아니면 전달 방법인가?
• 그 자체가 존재 형식일 수도 있고, 전달 방법일 수도 있어.

– 보내는 시간이 따로 있는가?
• 없어. 지금 경험하고 있잖아?

- 우주에서도 휴식이 필요한가?
• 필요 없어. 자연스레 기의 소모와 보충이 이루어지므로 인간처럼 충전의 시간이 필요치 않아.

- 잠은 단순히 충전의 의미만 있는가?
• 그렇지 않아. 그 상태에서 받을 수 있는 파장은 수면 시에 들어오네.

- 당신들은 아무 때나 가능한가?
• 그래.

- 수면 시에 받을 수 있는 주파수는 어떤 것이 있나?
• 자네들이 델타파라고 하나? 아주 낮은 영역의 주파수로서 잠재의식에 작용하는 주파수야.

- 그것을 선별해서 받을 수 있나?
• 본인이 취침 전에 선택하고 자면 되네.

- 어떤 종류의 것들이 있는지도 모르고 있지 않는가?
• 우선 기가 좋은 장소에 가서 잔다고 생각하면 기적으로는 그곳에 가 있게 되므로 그것만으로도 상당히 좋으나 취침 시에도 계속 수련에 관한 정보를 받고 있다고 생각하면 상당한 정보가 들어오게 되네.

- 기록이 불가하지 않은가?

• 기록하지 않아도 되는 것만 받으면 되지.

– 이 공부는 어디가 끝인가?
• 나도 몰라. 나도 하는 중이니까.

– 이 공부를 실생활에 사용하는 것은 어떤가?
• 좋은 방향으로 사용하면 된다네.

– 타인의 생활에 대한 것은 어떤가?
• 마찬가지야."

헤드로포보스인과의 재회

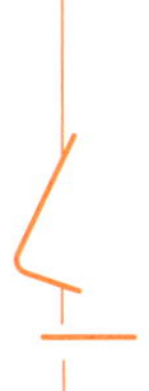

헤드로포보스 친구가 오랜만에 왔다.

"– 오랜만이다. 잘 있었는가?

• 요즈음은 왜 우리를 찾지 않으셨나요?

– 너무 피곤했다. 여러 부분에 신경을 쓰다 보니 너무 피곤했다.

• 피곤할 때 쓰는 방법을 가르침 받았는데 알려드릴까요?

– 어떻게 하는 것인가?

• 기를 모으는 것입니다. 모을 수 있다고 생각합니다.

– 어떻게 모을 수 있다고 생각하는가?

• 스승님께 배운 축기 동작과 집중으로 가능하다고 생각합니다.

– 정말 축기가 되는가?

• 됩니다.

– 그 동작 외에 더 배운 것이 있는가?

• 없습니다. 또 한 가지 가르쳐 드리겠습니다. 우리들은 예로부터 이 방법을 사용해 왔습니다.

– 언제 하는 것인가?

• 아무 때나 가능합니다.

– 어떻게 하는 것인가?

• 숲이나 물속에 있다고 강하게 의념하는 것입니다. 이제껏 본 것 중 가장 맑고 좋은 곳을 집중합니다. 그 속에 앉았다고 집중하고 자연스레 축기가 되도록, 몸에 스며들도록 집중합니다.

– 이 방법으로는 스며드는 것만 가능한 것 아닌가?

• 스며든 후 단전으로 모으면 됩니다. 단전에 모은 후 가슴에 모으고 뼛속에 담으면 됩니다. 다시 뼈에서 머리, 주변으로 퍼지면 주변 사람이 영향을 받게 되고 모든 일이 잘 풀릴 수 있습니다. 수련이 좋은 것은 수련으로 힘이 넘치게 되면 어떤 고난도 가볍게 넘길 수 있는 점입니다. 수련한다고 해서 고난 자체가 오지 않는 것은 아닙니다. 단지… 큰 바퀴는 작은 장애를 쉽게 넘는 것과 같은 이치입니다.

– 고맙다."

266

600만년 후의 인류, 아니로로다 우주인

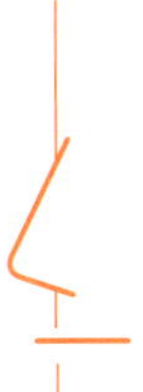

헤로도토스 우주인과 비슷하나 머리는 그들에 비하여 작다. 진회색 피부를 가졌으며 피부가 우주의 각종 나쁜 에너지에 대한 저항을 가지도록 진화되어 있어 우주에서 아무 불편 없이 행동해도 된다. 필요에 따라 손에 도구를 들고 있기도 하는데 이것은 기적인 물질로서 필요한 장소에서 필요한 도구의 형태로 변화한다. 우주에서 과학 분야에 종사한다.

우주선은 구형球形으로 생긴 것인데 직경이 2m 이내이다. 아주 매끄럽고 알루미늄 같은 재질로 이루어져 있다. 우주선은 창이 없으나 이 세계에서는 창이 없어도 얼마든지 밖을 볼 수 있으므로 우주선의 경우 창이 있고 없음은 밖을 내다보는 것과는 무관하다. 창의 목적은 밖을 보는 것보다는 다른 목적, 예를 들면 외부의 빛을 받아들인다거나 하는 목적이 있는 경우가 대부분이다.

"– 어디서 왔는가?
• 아니로로다에서 왔다.

– 어디에 있는 별인가?

• 600만 년 후의 지구이다.

– 어떻게 왔는가?

• 원형으로 남아 과거로 왔다.

– 무슨 목적으로 왔는가?

• 멸종된 식물의 종자 채집차 왔다.

– 저 우주선은 당신이 타고 온 것인가?

• 그렇다.

– 시간 이동만 가능한가?

• 시공의 이동이 모두 가능하나 주로 시간 이동 시 쓴다.

– 조종은 의식으로 하는가? .

• 아니다. 저 기계는 수동으로 한다.

– 수동인데 정확성이 있는가?

• 중요한 것은 이미 입력돼 있고 극히 필요한 것만 수동으로 한다. 99.8%의 자동도 수동이라고 한다.

– 시간 이동의 원리는 어떻게 되는가?

• 우리는 만들어진 것을 사용만 할 뿐이다. 원리는 모른다.

– 타임머신에 타면 어떤 현상이 일어나는가?

• 주변이 갖가지 색으로 바뀌었다가 흰색으로 되었다가 다시 여러 가지 색으로 바뀌면서 제자리로 온다.

– 당신들의 모습은 어째서 현재 인간의 모습과 이렇게 다른가?

• 생존하기 위한 변화이다.

– 그 모습이 생존에 도움이 되는가? (피부가 너무 진회색이고 두껍다) 당신은 기의 세계에 존재하는 인류가 아닌가? 기의 세계의 인류도 생존하기 위한 몸의 변화를 갖는가?

• 기계氣界의 인류가 아니지만 시간 이동 상태에서는 서로 영향을 미치지 못하도록 기氣상태로 온다.

– 그렇게 변화가 가능한가?

• 가능하다.

– 어떻게 가능한가?

• 몸은 놔두고 기만 이동하는 기계가 있다. 기 상태로는 옮겨 오는 것은 변화시키면서 다시 육체화할 수 있다."

이 외에도 수련으로 델타파에 들어가면 다양한 선진 인류와 만나고 시간을 함께하며 그들과 교류할 수 있다. 어느 정도는 필요하지만, 그들과의 교류가 목적이 아니므로 더 이상의 대화는 하지 않았다.

델타권과 차원의 법칙: 3차원에서 15차원까지

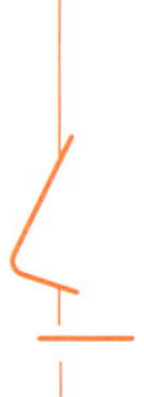

우주에는 다양한 차원이 존재한다.

우리가 살아가는 세상은 3차원이며 세타권영계는 4차원이다. 델타권우주는 15차원까지 존재한다. 차원마다 적용되는 법칙이 다르다. 15차원까지 존재하는 이 우주에서 모든 원리는 8차원을 기준으로 완전히 달라진다. 설명하는 방법에 따라서는 20차원으로 구분하기도 한다.

3차원은 시간과 공간의 제한을 벗어날 수 없다. 4차원은 시간의 제한은 벗어나지만, 공간의 제한을 벗어날 수 없다. 4차원 세계의 영들은 지구의 에너지를 벗어날 수 없으므로 이 지구에서 계속 윤회할 수밖에 없다. 빛조차도 느려서 사용할 수 없는 우주에서 우리가 알고 있는 상식의 영향을 받는 것은 6차원 이하다.

헤로도토스는 7차원이다. 7차원부터 부분적으로 중력이나 가속도 등 우주의 일반원칙을 벗어나고 8차원 이상이 되면 완전히 벗어난다. 속도나 거리의 제한이 사라지고 전 구역에서 동시 이동의 원칙이 적용된다. 동시 이동의 원칙은 출발점과 도착점이 한 시공에 존재하는 것이다.

인간과 신의 영역처럼 모든 것이 달라진다. 우리의 예를 들면 일반인과 대통령처럼 모든 규칙이 다르게 적용되는 것보다 더 변화가 많다. 일반인은 교통신호를 지켜야 하지만 대통령은 교통신호를 지키지 않아도 되는 것은 그의 위치와 임무가 말해준다. 이런 원칙은 구급차, 소방차 등에도 일부 예외적으로 적용된다. 군대를 예로 들면 장군이 지켜야 할 규칙과 사병이 지켜야 할 규칙이 다른 것처럼 인간의 세상과 신의 세상은 존재 방식과 행동 방식이 완전히 달라진다. 여기에서 신이란 영적 존재가 아닌 역량이 전혀 다른 존재들을 말하는 것이다.

우리가 알고 있는 상식의 예외가 원칙이 되는 세상. 모두 델타권이지만 7차원은 구급차, 소방차와 같고, 8차원 이상은 대통령과 같다고 볼 수 있다.

수행자가 3차원 세상에서 8차원 이상의 세계로 비약하는 것은 궁지기가 왕이 되는 것보다 더 예외적 사안이다. 하지만 그것은 그가 상근기일 때 가능하다. 이러한 도약은 오직 호흡으로만 가능하다.

백성이 사람을 죽이면 살인죄가 되지만 왕이 사람을 죽이면 면책이다. 절대자인 왕에게는 인간의 목숨조차도 처분할 수 있는 권한을 주었기 때문이다. 이 우주에서 어떤 일도 정당한 이유 없이 일어나는 일은 없다.

8차원 이상은 왜 이러한 우주의 일반적인 존재 방식에서 벗어나는 것일까? 8차원 이상의 존재들은 왜 거의 느낌이 없는 것일까? 그들은 어떻게 델타파로 존재하며 대화하고 델타파로 이동하는 것일까?

모든 것이 델타파 대역에서 이루어진다. 그들끼리만 아는 것, 바로 주파수의 법칙이다. 우리에게 예외가 그들에는 일상인 세상. 그들은 우리의 모든 것을 알 수 있지만 우리는 그들의 세상을 짐작도 할 수 없다. 8차원 이상이 되면 모든 것이 우리와 달라서 예외처럼 보이는 이유는 바로 그들의 주파수가 다르기 때문이다. 델타권이라는 곳이 바로 우리의

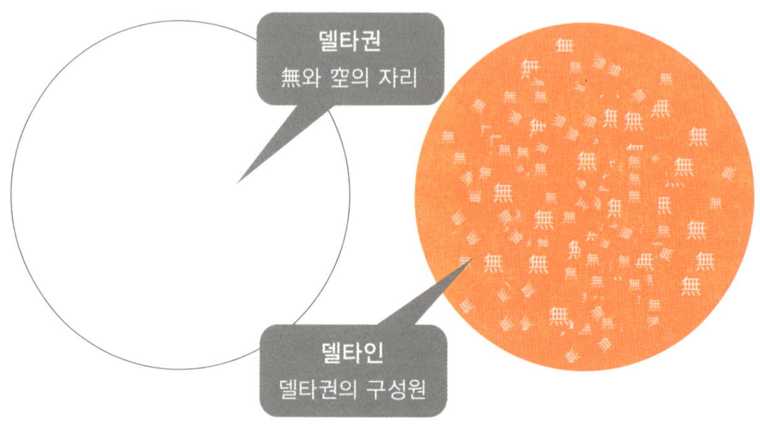

시각으로는 예외 사유에 해당하는 것처럼 보이지만 그들에게 그것은 일상이다.

우리네 상식으로 볼 때는 속도제한도 없어서 무한대의 고속 질주가 가능하므로 아무리 우주공간이라고 해도 교통사고가 나야 정상이지만 그들은 절대로 그런 일이 없다. 출발지와 목적지가 같은 시공에 존재하므로 중간에 거치는 것이 없기 때문이다. 이것이 바로 델타권이다. 여기에서 풀리는 것은 속도만이 아니라 생명의 기간도, 윤회의 조건도 풀린다. 그래서 영생의 세상이 된다.

우리에게는 절대 불가능한 것이 그들에게는 당연한 이유는 존재 이유가 다르기 때문이다. 군에서 훈련병과 장군이 같을 수 없다. 3차원 존재인 우리와 우주 최상단에 존재하는 8차원 이상의 그들이 같을 수 없는 것은 이수한 과정과 하는 일이 다르기 때문이다.

이 원칙이 풀리기 시작하는 구간이 7차원이다. 완전히 풀리는 것은 8차원 이상이다.

예수의 재림이 가능한 이유, 불교가 존속하면서 중생을 깨달음으로 인도하는 이유, 성경이 지속성을 가지고 존재하는 이유, 코란이 존재하는 이유는 모두 8차원 이상의 존재들이 보내주는 에너지를 담고 있기 때문이다.

지구의 영적 진화를 담당하는 존재들의 가르침, 이것의 진짜 의미를 알면 이 단계를 벗어날 수 있다. 그것이 바로 7차원 이상으로의 도약이다. 이것은 호흡으로만 가능하다.

이 지구상에서 가장 오랫동안 존재해 왔던 생명체는 식물이다. 식물의 영적 수준은 어디까지가 있을까? 동물이 그다음인 것은 왜일까? 지구에서 가장 늦게 출현한 존재가 인간이다.

식물도 동물도 모두 인간보다 훨씬 더 오래 이 지구에 존재해 왔다. 진화의 정도는 기간에 비례한다. 인간보다 훨씬 더 오래 존재했던 그들. 왜 지진이 나기 전에 동물들이 먼저 알고 회피하는지? 왜 대기는 저기압 고기압을 따라서 스스로 알아서 이동하는지? 왜 해류나 대류는 모두 물과 바람과 구름 같은 무생물들이 스스로 알아서 움직이는 것처럼 보일까? 그들은 모두 델타권의 주파수를 따라 움직이고 있다. 인간인 우리가 그것을 모르고 있을 뿐이다.

아직 인간의 지혜가 그들의 지혜를 따라가지 못하고 있는 부분들이 너무나 많다. 인간들이 겪는 재해는 바로 인간이 그 규칙을 지키지 않기 때문에 오는 것이다. 인간의 한계는 그 기준을 지킬 수 있으면서도 지키지 않는 것이다. 우리에게는 예외가 원칙이 되는 세상이 델타권이다.

왜 신선들은 학을 타고 날아다닐 수 있고, 편안하게 바둑만 두어도 되고, 어떤 것도 바쁘게 서둘지 않아도 되는 것일까? 그들은 바둑을 두고 있는 것처럼 보이지만 사실은 다원 집중으로 이 우주의 모든 일을 하고 있다. 바둑 한판 두는 동안 도끼 자루가 썩어나가는 것은 실제로는 시간이 그만큼 흘러버렸기 때문이다. 신선들의 세상에 들어갔던 나무꾼이 잠시 다른 차원으로 들어갔기 때문에 그걸 못 느꼈을 뿐이다.

보이지 않으면 아무것도 하지 않는 것처럼 생각하는 우리의 3차원적 사고가 그들이 놀고 있는 것처럼 보이도록 하기 때문에 그들이 하는 일을 우리가 알지 못하는 것이다. 내가 수행 중 처음 만나서 나를 영접했던 영적 존재들과 그들이 거느리고 있던 수많은 영은 모두 무생물과 동식물을 관장하는 델타권의 영들이었다. 우리가 볼 때는 예외처럼 보이지만 그 세계에서는 그것이 원칙이다.

선배 영장류의 조건

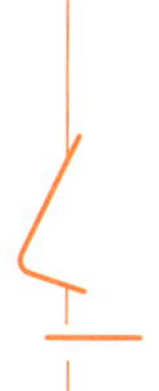

　타별의 영장류 중 고도로 발달한 문명을 지닌 우주인들은 질소 등비 산소 계열의 기체나 심지어는 진공 속에서도 기적인 호흡이 가능하다. 진공이라고 해도 공기가 없을 뿐 기적인 에너지가 존재하지 않는 것이 아니므로 기적인 호흡에는 전혀 지장을 받지 않는 것이다. 이러한 이유는 집중을 통하여 어디에서든 기운을 가져올 수 있으며, 어떠한 기운이든지 긍정적인 역할을 할 수 있는 기운으로 변화시킬 수 있기 때문이다.

　이들은 인간처럼 특정 조건에서만 생존이 가능한 것이 아니라 다양한 기적 상태를 받아들여 내부에서 동력으로 활용하는 방법을 현실화할 수 있는 수준까지 진화하였다. 외부의 어떠한 조건이라도 수용 가능하다는 것은 바로 우주에서 생존 및 진화를 위한 경쟁력의 척도이다. 우주의 일부에서만 생존이 가능한 것이 아니라 우주의 어느 곳에서도 생존이 가능함은 바로 우주의 주인으로서의 자격을 말해주는 것이다.

　우주에서 기본 생활이 가능하기 위해서는 우주의 모든 조건을 수용할 수 있어야 한다. 수억도 이상의 고열과 영하 수천도 이하의 저열은 물론이고 이동이나 식생활 등이 어떠한 조건에서도 모두 일상적인 조건의 범위에 들 수 있도록 역량의 범위가 넓어야 하며 이렇게 광대한 수용 능력을 가짐으로 인하여 온 우주에서 다양한 활동과 진화가 보장되는 것이다.

지구인이 지구에서 아무런 보조장치 없이 생존과 진화가 가능하듯 우주인이란 우주에서 어떤 도움도 없이 기본 생활이 가능하여야 하며, 그렇지 않고 온갖 보조기구를 동원하여 우주를 살짝 엿본 정도로서는 우주의 객체일 뿐 우주의 주체가 될 수 없기 때문이다. 이렇게 우주의 모든 여건을 자신의 생활 범위에 넣고 있음은 바로 우주의 일원으로서 자신이 일정한 역할을 담당할 수 있음을 말한다. 이러한 능력은 델타권에서도 인정하는 바로서 인간보다 오랜 기간 진화하여 온 선배 영장류들이 우주에서 상당 부분의 업무를 담당하여 온 것은 이러한 능력에 힘입은 바가 큰 것이다.

우주에서 인간의 힘으로 가능한 부분이 있기는 하나 인간의 힘만으로는 불가능한 것들이 대부분이며, 이러한 부분을 현실화하기 위해서는 우리에게 우호적인 생각을 가진 선배 영장류나 델타인의 도움이 필요하다.

선배란 우선 인간에 가까운 우주 인류요 그다음이 델타인이다. 타별의 선배 영장류와 통할 수 있는 방법은 주파수요, 델타인에게 의사를 전달하는 방법 역시 주파수를 통하여 교류가 가능한 기적인 통로를 만드는 것이다. 우리가 보통 알고 있는 외국의 채널링들은 대부분 델타권의 존재로부터 받은 메시지가 아닌 세타권 상층부로부터 받은 메시지이다. 호흡 수련이 아니면 델타권의 정보를 받을 수 없기 때문이다.

인간들이 이러한 선배 영장류들의 생활방식을 따라가지 않는다면 앞으로 우주에서 물리적으로 성장하여 다양한 활동을 펴는 것은 불가능하다. 호흡 수련이 절대적으로 중요한 이유다.

"내가 '선생'이나 '스승'이란 말을
사용하지 못하는 이유는, 인간의 모습으로 있는 한
우주의 지혜를 완벽하게 전달할 수 없기 때문이다.
그것의 설명은 단 한 글자
0 Zero,零이라는 단어로만 설명할 수 있다."

8

호흡의 완성
- 우주와 연결되다

내 안의 에너지길 완성 – 내주천內周川

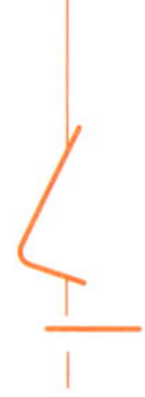

내주천의 개념

일상의 숨에서 말하는 '내주천'은 인체의 내부에 에너지의 길을 만들고 그 경로를 통하여 운기를 완성함으로써 내 몸의 에너지 흐름을 완성하는 것이다. 기존의 수행자들이 말하는 소주천小周天과 유사하다. 차이는 기존 선도에서는 소주천만으로도 하늘과 통한다고 하지만 내가 해본 바에 의하면 소주천만으로는 우주의 이치를 깨달을 수 없다. 우주의 이치와 연결되지 않는 이유는 우주의 에너지장과 연결될 만큼 나의 수준이 높아지지 않기 때문이다.

초등학생 실력이면 초등학교에 다니고 중학생 실력이면 중학교 과정을 이수하며, 대학생 수준이면 대학에 재학하는 것처럼 우주에서 무궁한 진리의 장에 연결되려면 그 진리의 장과 연결될 수 있도록 나의 에너지 수준을 끌어올려야 한다. 하지만 내 몸 안에서 에너지를 아무리 강하게 운기를 해도 이런 수행만으로는 우주와 연결되지 않는다. 만약 스스로 연결되었다고 생각한다면 그것은 자신의 주위에 있는 지구 수준의 정보장과 연결된 것을 우주의 정보로 착각하는 것이다. 우리의 주변에 있는 에너지장은 지구에 축적된 정보의 수준을 능가할 수 없고 내주천으

280

로는 그 이상의 단계에 연결될 수 없다.

인간이 만든 지식을 우주의 정보로 착각하는 일은 없어야 한다. 음양 오행이나 10간 12지 등은 지구에서 통용되는 인간 수준의 지식이지 우주를 설명할 수 있는 지식이 아니다. 이런 단어로 우주를 설명하는 우를 범하지 않아야 한다. 이런 수준밖에 보이지 않는다면 그다음 수준은 절대 보이지 않는다.

지금까지 수행 길에 들었던 수많은 수행자가 스스로 자신의 에너지 경로를 완성하기 위한 단계와 내외부의 에너지장 연결과 통합 등의 차이를 정확하게 설명하지 못하였다. 소주천과 대주천의 개념조차 명확하게 정의되지 않았다.

일상의 숨에서 말하는 내주천은 우주의 중심에 존재하는 진리의 장인 무無와 공空에 연결하기 위해 나의 에너지 상태를 완성시키는 기초과정에 불과하며 내주천을 완성했다고 해서 절대 우주의 진리와 연결되지 않는다. 이것은 수학을 모르다가 구구단을 배우고서 그 신기함에 수학을 전부 아는 것으로 착각하는 학생이 있듯이 운기의 첫 단계를 익히고 나면 알아지는 초보적인 지식을 우주의 근원에서 전해지는 지식으로 착각하는 데서 생기는 혼선이다. 내주천과 외주천이 되고 그 후 우주의 정보와 연결되어야 우주의 정보를 받을 수 있다.

내주천은 '단전 – 생식기 – 회음 – 허리 – 척추 – 목 – 정수리백회 – 윗입술 – 아랫입술 – 가슴 한가운데 – 배꼽 – 다시 단전'까지의 경로를 따라 에너지를 한 바퀴 돌리면서 기운의 흐름을 연결하고 그 길을 따라 에너지를 회전시키는 것이다. 나중에는 반대로 회전하기도 하는데 결과적으로 인체의 중심을 따라 에너지를 한 바퀴 돌리는 것은 동일하다.

이것은 기초적인 수행 단계 중 하나로서 내 몸 안에 에너지가 흐르는 길을 만들고 그 길로 에너지를 움직임으로써 에너지를 연결하여 전신의 센서를 이용하는 방법이다. 이 수행은 다음 단계로 진입하기 위해 나의 에너지 경로를 만드는 과정에 불과하다.

지금까지는 이런 과정을 소주천小周天이라고 해서 하늘 천天자를 써서 표현했다. 하지만 몸 안에서 에너지의 흐름을 원형으로 연결하는 정도의 기본적인 수련을 하늘 천天자로 표기하는 것은 타당치 않다. 인체의 내부에서 에너지를 회전시키는 것을 굳이 하늘 천天를 써서 과장할 필요가 없으며 기운의 시내, 개천 정도의 의미인 내 천川자를 사용하는 것이 맞다.

지금까지 과거의 확인되지 않은 추상적 상태를 과장해서 표현하는 습관에 길들여진 수행자들의 경우에는 이런 용어의 문제성을 모를 수도 있다. 특히 인체의 내외부에서 둥근 환의 형태로 회전하는 두 개의 회전 고리가 만들어내는 막강한 에너지가 우주로 확장되고 다양한 주파수를 받아서 그 안에 들어 있는 정보를 해독하는 외주천外周川 단계를 수련해보면, 내주천이 어떤 수준의 수련이며 왜 필요하고 그 수련의 필요성은 무엇인지, 그 한계는 어디까지인지, 너무나 분명하게 알 수 있다. 일상의 숨에서는 인체의 내부에서 에너지를 흘려보내면서 길을 열어나가는 것을 소주천小周天이 아닌 내주천內周川으로 표기한다.

내주천의 효과

우리 몸 안에는 혈관이나 신경처럼 혈액이나 정보를 전달하는 길이 있다. 이러한 길 중에 우리가 평소에 사용하지 않지만 존재하는 길이 에너지가 흐르는 길이다. 이 길은 수행을 하면서 정신력으로 에너지를 움직일 수 있을 때 그 에너지의 힘으로 하나하나 열어서 연결하면 에너지가 흐르면서 내 몸 전체의 에너지 길이 완성된다.

우리 몸에 이런 길이 있다는 것을 일반인들은 알 수 없다. 해부학적으로는 존재하지 않지만 수련하면서 운기를 하다 보면 알게 되는 것이나 이 길을 따라 에너지를 회전시키는 것은 일반인들은 상상도 불가능하고 수행을 하는 자들의 경우에도 초보자의 경우에는 쉽지 않다. 더군다나 거의 모든 수련생이 중간 중간 막힌 곳이 많아서 그 위치를 열면서 나아가는 것이 만만한 일이 아니다.

인체의 내부에서 에너지의 흐름이 연결되었다 해도 나의 몸 안에서 에너지의 흐름을 완성하는 것일 뿐 그 이상 특별히 이루어지는 것은 없다. 즉 내주천內周川은 그 다음 단계인 외주천外周川으로 가기 위한 전 단계의 수행법일 뿐이다. 혹자는 소주천이 하늘에 닿는 수행법이라 하는데 실제 수행을 해보면 이 말은 수행을 해보지 않은 자의 착각일 뿐 이 단계만으로 되는 것은 없으며 다음 단계로 가기 위해 거쳐야 하는 기초 과정일 뿐이다.

내주천 5단계

이 에너지가 흐르는 길을 열어나가는 순서는 대략 5단계로 진행된다. 처음에는 운기를 해도 느낌이 아주 약해서 정말 운기가 되었는지 모를 정도로 가늘게 이어지는데 중간중간 끊어진 것 같은 느낌이 오기도 한다. 그러나 일단 연결되면 기운이 계속 흐르면서 명주실 정도의 가늘기에서 점차 굵은 실 굵기 – 볼펜 심 정도의 굵기 – 연필 굵기 – 나아가

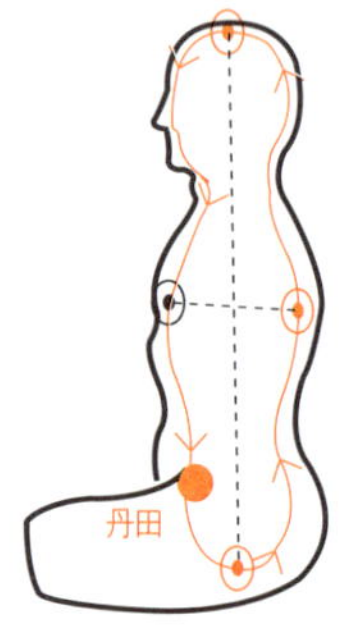

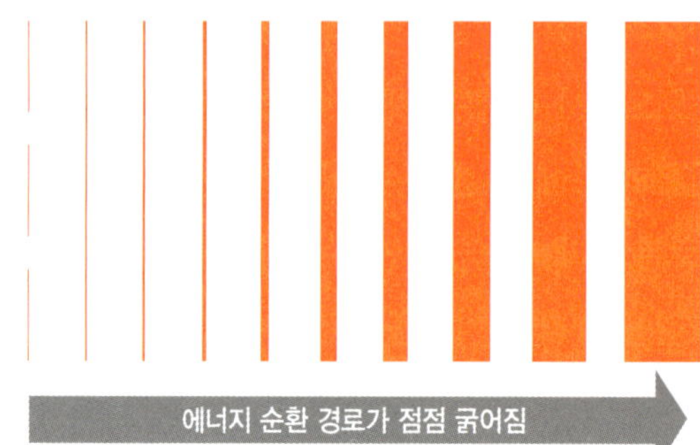

서는 엄지손가락 굵기 정도로 굵어진다.

그다음은 그 에너지 흐름의 속도다. 처음에는 모든 경로에서 막힌 부분을 열면서 나가야 하므로 1회 운기에 며칠이 걸리기도 하지만 나중에는 에너지가 광속 이상의 속도로 회전하므로 이 단계에서 기운의 흐름을 놓치지 않아야 한다. 이 기운의 흐름을 놓치지 않는 방법은 다원 집중이다. 지속적인 축기와 집중으로 전신의 에너지가 흐르는 것을 내가 통제할 수 있어야 한다. 내 몸 안에서 아무리 에너지가 강해져도 그 한계 이상의 관리능력을 가져야 한다. 속도는 물론 에너지의 굵기와 강도 등에 이르기까지 모두 나의 역량으로 조절할 수 있어야 다음 단계로 나아갈 수 있다. 이것을 놓치는 것은 말을 타고 달리다가 고삐를 놓치는 것보다 더 위험하다.

이러한 흐름, 즉 운기가 강화되면 에너지가 활발하게 움직이면서 온몸의 모든 에너지 선이 이 기운 줄에 연결되므로 별도로 다른 에너지의 흐름을 임독맥에 연결하는 수련을 할 필요가 없다. 내주천 수련은 다음

284

내주천 (인체 내부의 운기)

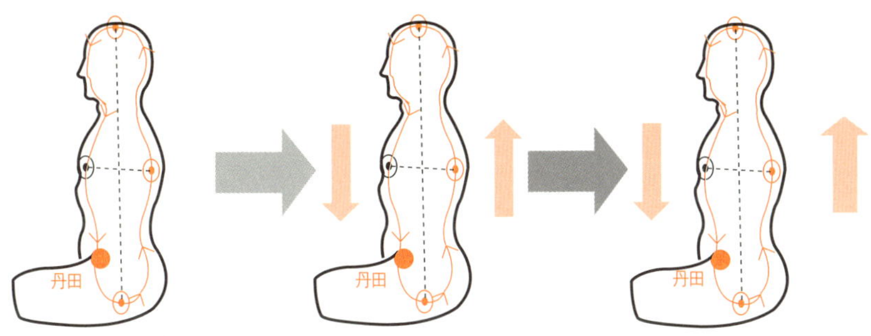

의 5단계로 이루어진다. 이 5가지 단계는 어디에서도 본 바 없으나 내가 혼자 수련을 하면서 터득한 것을 적어놓은 것으로써 일상의 숨 수련생들에게는 이 방법을 알려주고 있다.

내세주천 內細周川

아주 가늘게 몸의 중심을 따라서 한 바퀴 에너지 선을 연결하는 수련법이다.

1) 처음 배꼽 아래 5cm, 안쪽으로 5cm 지점의 탁구공 크기 단전에 에너지를 충분히 모은다.

2) 에너지가 충분히 모이면 열감이 생긴다.

3) 이 열감이 체감상으로 40도 정도가 되도록 축기를 한다.

4) 이 열감을 정신을 집중해서 30분 이상 유지할 수 있을 때 조금씩 천천히 운기를 시작한다.

내중주천內中周川

몸의 앞뒤로 연결된 에너지 선이 손가락 굵기로 굵어진다. 이때부터 에너지의 흐름이 원활해지며 몸 안의 에너지 길이 시원하게 연결된다.

내광주천內光周川

내주천 에너지의 회전속도가 빛의 속도가 되며 엄청난 파워가 생긴다.

내반주천內反周川

에너지의 회전 방향이 반대가 된다. 운기 되는 에너지가 좌우로 나뉘어서 왼쪽은 앞에서 뒤로 회전하고, 오른쪽은 뒤에서 앞으로 회전한다. 이런 에너지의 흐름이 반대로 바뀌어서 왼쪽은 뒤에서 앞으로, 오른쪽은 앞에서 뒤로 회전한다.

내겹주천內袷周川

이렇게 운기 되는 속도가 높아지다가 좌우의 에너지 흐름이 하나로 모여서 모두 뒤에서 앞으로 흐르거나 앞에서 뒤로 흐르다가 나중에는 이런 흐름이 부드러워지면서 손목 굵기의 에너지 흐름으로 고정된다.

나와 우주의 연결 – 외주천外周川

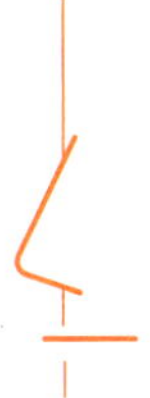

외주천의 개념

나는 수행자들이 말하는 대주천의 개념과 결과에 대한 세부적인 내용을 들어본 적도, 어떤 자료도 본 적도 없다. 하지만 내주천을 하고 나서 다음 단계가 어떻게 이루어져서 우주의 근원과 연결되는지 직접적인 체험으로 알고 있다.

나의 경험에 의하면 내주천을 완성한 수행자들이 내주천 운기를 최대한 강력하게 지속하다 보면 인체의 바깥에 우주의 근원과 연결하는 또 다른 에너지장이 만들어진다. 내 몸 안에서 에너지가 흐르는 것이 내경이며, 그 에너지의 흐름에 영향을 받아서 내 몸의 바깥에서 만들어지는 에너지의 고리가 외경이다. 몸 밖의 에너지 고리Ring가 만들어지는 단계가 외주천이다.

외주천外周川도 내주천內周川과 마찬가지로 하늘 천天이 아닌 내 천川자로 적는다. '기운이 흐르는 하늘'이 아니라 '기운이 흐르는 내 몸 바깥의 길'이기 때문이다. 이렇게 몸의 외부에 또 하나의 에너지장을 만들어지면서 그 영향이 점차 확장되어 우주의 근원에까지 이른다. 내주천으로는 절대 이런 단계에까지 도달하는 것이 불가능하다. 따라서 소주천으로 득도한다는 것은 절대 불가능하고 인간 수준의 지식을 우주의 지혜로 착각하는 것이다.

기존 수행자들이 대주천이라고는 하지만 어떤 수련을 하였고 그 결과 어떤 정보와 연결되며, 어떤 내용을 수신하고 그것의 내용이 무엇인지 아는 기록을 찾지 못했다. 내가 직접 경험하고 체득한 내주천 다음 단계의 수행법은 '외주천'이다.

외주천의 효과

내주천이 되고 나서 나의 내부에 흐르는 에너지의 흐름이 만들어 내는 힘으로 외주천이 완성되면 내경과 외경을 아우르는 에너지장이 완성된다. 내 몸 안에는 손목 굵기의 에너지 흐름이 생기고 내 몸의 바깥에 직경 10cm 정도 굵기의 원형 에너지가 회전하면서 점차 두 개의 에너지 고리가 맞물려 서로 영향을 주고받으며 연결되기 시작한다.

인체의 내외부에 만들어진 두 개의 고리가 발전기의 내부 코일과 외부 코일이 회전하면서 전기를 만들어내듯 점차 강력한 에너지장을 만들어내기 시작한다. 이 에너지장이 내 주위에서 지구, 태양계, 은하계를 거쳐 은하군 이상으로 확장되어 나간다. 이렇게 확장되는 에너지장이 드디어는 우주에 존재하는 근원과 나를 연결시킨다. 연결된 후에는 점차 우주와 나를 일체화시켜 나가는 과정이 진행된다. 통주천의 단계가 되면 근원의 주파수와 공명을 일으키면서 근원의 정보를 수신할 수 있게 된다.

외주천 6단계

외경형성 外經形成

내주천이 완성되면 인체의 외부에 또 하나의 에너지 고리 Ring가 만들어진다. 이 에너지장은 처음에는 가늘게 형성되고 안개처럼 있는 듯 마는 듯 미미하게 존재한다. 나도 처음에 내경 운기를 하던 중 내주천의 에너지 흐름을 따라 내 몸의 바깥에서 아주 희미한 안개 같은 에너지의 고리가 생기는 것을 바라보고 있었는데 이 기운의 고리가 점점 강해지면서 선명한 우유빛 고리가 만들어지고 있었다. 이 에너지장을 외경이라고 한다.

외정주천 外正周川

외주천 에너지가 점차 손가락 굵기 정도가 되면서 내외주천이 약하게 서로 에너지의 영향을 주고받는다. 외경의 회전이 내경의 영향을 받는 단계로 간다.

외주천(1)-외경인체 외부의 에너지장 **형성과 강화**

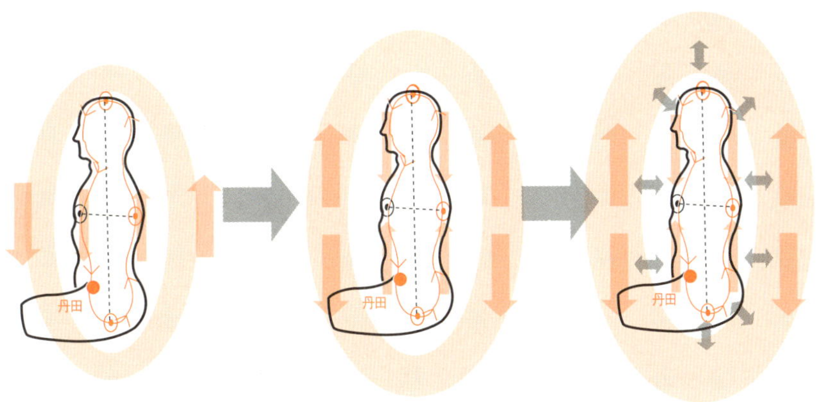

외반주천外反周川

내외경의 에너지가 서로 반대 방향으로 회전하면서 에너지의 굵기가 직경 5cm 정도로 굵어진다.

외확초주천外擴初周川

내외경의 에너지가 손목굵기로 굵어지며 에너지가 강해진다.

외확중주천外擴中周川

외주천이 직경 10cm 정도의 굵기의 에너지로 확대된다.

외확광주천外擴光周川

내외경의 에너지가 강력하게 회전하면서 점차 내외경 사이의 에너지장이 우주로 확대되어 나간다.

외주천(2)-외경 강화에 따른 에너지장 확장

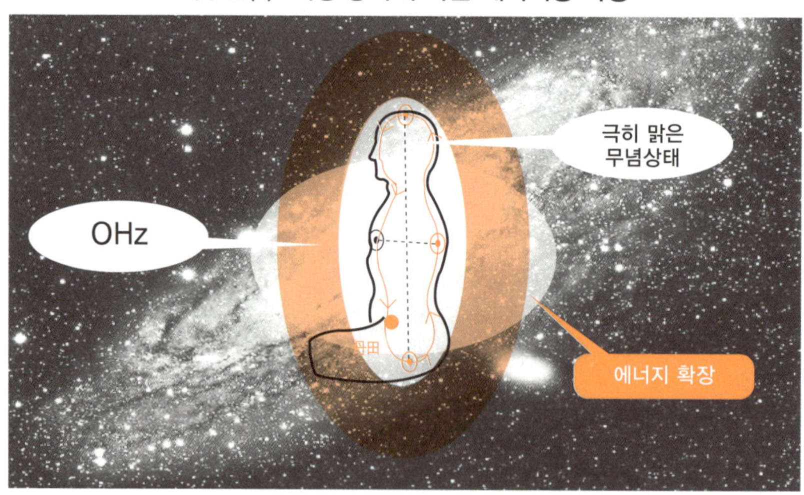

외주천(3)-외경 강화에 따른 에너지장 확장

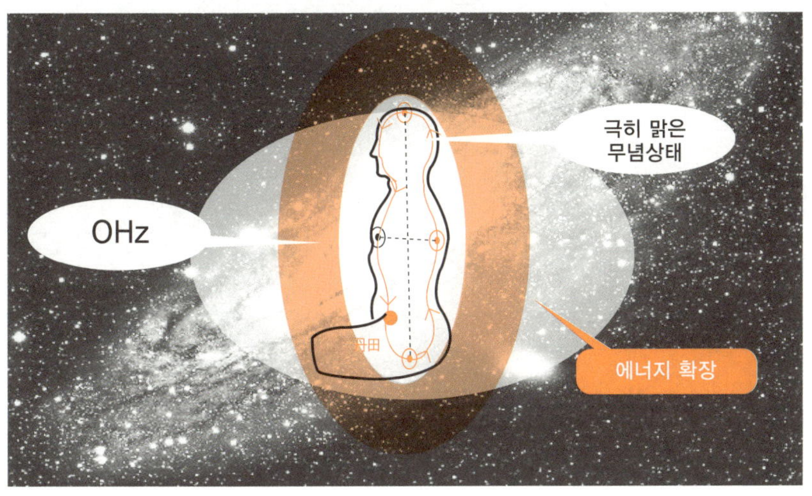

근원과의 합일 – 통주천通周川

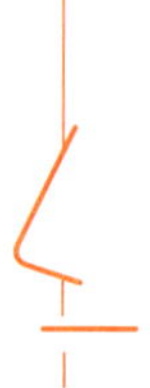

　내외경의 에너지가 완전히 하나의 흐름으로 이어지며 외주천의 에너지장이 우주의 끝까지 확장되면 근원에 연결된다. 이 상태에서 외경이 무궁한 지혜의 장에서 받아들이는 정보를 내경으로 전달하게 되고 그것을 내가 수신할 수 있게 된다. 이러한 과정이 진행되면서 외경, 내경, 우주가 하나의 에너지 흐름으로 만들어진다. 외주천 6개 단계를 지나 통주천이 되면 우주와의 합일이 이루어지며 근원의 뜻을 읽고 그것을 알 수 있게 된다.

　이렇게 수련이 진전되면서 점점 더 강력한 에너지장이 만들어지는데 중요한 건 그 에너지장에서 일어나는 에너지의 흐름을 내가 통제할 수 있어야 한다는 것이다. 에너지의 흐름은 강력해지는데 통제할 수 있는 힘이 없으면 에너지의 흐름을 놓치게 되고 그렇게 되면 주도권을 잃게 된다. 그러면 지금까지의 수행이 모두 허사가 되고 폐인이 될 수도 있으므로 아주 조심해야 한다. 주화입마란 바로 이런 상태에서 벌어지는 일이다. 고속도로에서 고속주행을 하다가 핸들을 놓쳐서 사고가 나는 것처럼 내외주천과 통주천 과정에서 운기의 통제권을 놓치는 것은 대단히 위험하므로 정신을 바짝 차려야 한다.

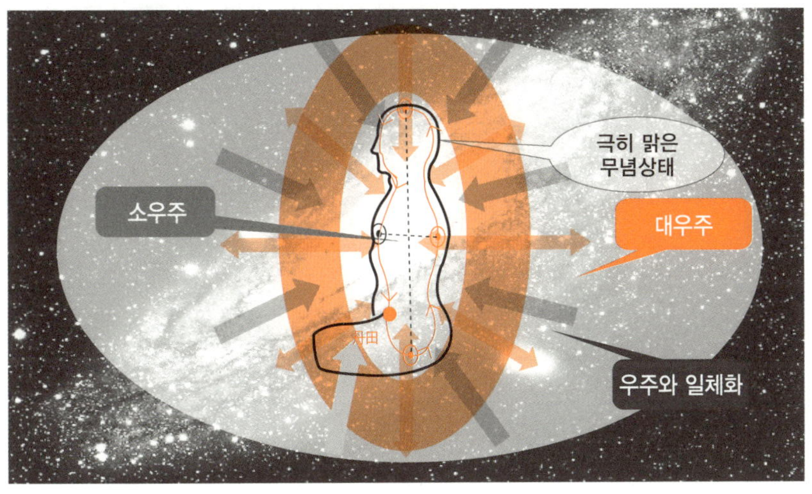

자동차를 운전하는 목적은 이동이나 운반을 효율적으로 하고자 함이다. 하지만 운전자가 차량을 정상적으로 제어하지 못하면 사고가 나듯 내외주천을 하면서 기운의 흐름을 놓치면 영영 수행을 하지 못하게 될 수도 있다. 자전거는 넘어지면 나만 다치지만 고속열차나 크루즈선이 사고가 나면 수천 명이 희생된다. 이처럼 수련 단계가 올라갈수록 점차 나의 에너지가 강해지므로 관리 역량도 함께 향상되어야 한다. 이러한 관리능력이 에너지의 확장범위 이상으로 강해져야 모든 수행이 안정적으로 진행된다.

그러나 우리가 존재하는 3차원 시공의 한계로 인하여 이 모든 과정에서 일어나는 세부적인 내용을 수행자들에게 글로 전달하는 것은 한계가 있다. 따라서 수행자들이 직접 그 단계를 경험할 때 받아들일 수 있는 만큼의 Knowhow를 전달할 수밖에 없다. 아무쪼록 그 범위 내에서 안전하게 최선을 다하여 전달하고 구현하도록 주력하고자 한다.

"우리가 여기서 시간과 공간의 한계를
경험해야 하는 이유는, 시공의 무한함을
이해하기 위한 절대적 조건이다.
시공의 초월은 시공의 한계를 아는 사람만이
가질 자격이 있기 때문이다."

9

호흡 수행을 위한
준비

생각하는 힘 기르기

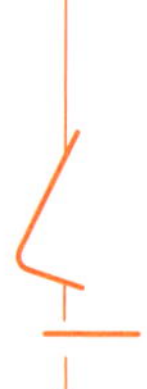

생각하는 힘을 길러주는 데는 화두 참선이 좋다. 자신이 해야 할 과정을 확인하고 단서를 잡아 거기서부터 생각하는 힘을 키우고 올바른 결론을 찾아가는 데 매우 유용하다. 인간이 동물과 다른 것은 바로 이 생각하는 힘 때문이다.

모든 동물은 본능적으로 움직이지만 이 움직임은 상당히 정확하여 생존을 가능하게 하는 힘을 갖고 있다. 오히려 인간의 생각이 욕심으로 가려짐으로써 동물보다 못한 결과를 가져오기도 한다. 이것을 미리 방지하기 위해 생각을 바로 하는 훈련을 하는 것은 수행자에게 절대 필요하다. 작은 생각 하나가 행동에서는 큰 차이를 불러오기 때문이다. 문제의 정답을 찾아내는 일은 결코 쉽지 않다. 실력을 쌓기 이전에 생각하는 힘을 길러야 한다. 수행 초기에 내가 수행으로 정답을 찾아내는 힘을 기를 수 있을 거라 생각했던 것은 오판이 아니었다.

실제로 고객의 이름을 바꿔 주면서 정답을 찾아내는 힘이 향상된 경우를 많이 보았다. 이러한 힘을 기르는 방법에는 여러 가지가 있지만, 이름은 가장 빠른 시간 안에 가장 손쉽게 에너지의 균형을 잡고 평정심을 기르는 방법 중의 하나다.

올바른 생각을 하지 못하는 이유는 여러 가지가 있다. 그중 가장 큰 이유는 뇌파의 균형이 깨진 것이다. 물론 뇌파의 불균형이 뇌에만 원인이 있는 것은 아니다. 몸과 뇌는 상호 밀접하게 연동되고 있기에 몸의 에너지 불균형이 뇌의 불균형을 초래한다. 이러한 것은 전문장비로 테스트해 보면 바로 알 수 있다. 우리 몸에서 머리와 뇌가 상호 연동하는 현상은 심장과 뇌에서도 일어나는데 이러한 에너지의 매커니즘을 알면 훨씬 빨리 정답을 찾아갈 수 있다.

뇌의 좌우 균형을 이루는 온전한 건강 상태가 판단에 영향을 준다고 생각하는 사람은 별로 없을 것이다. 그러나 이것은 과학적으로 확인되는 명백한 사실이며 사람들이 알지 못할 뿐 우리의 현실에 큰 영향을 미친다. 만약 리더의 에너지가 불균형상태라면 기업이나 단체 또는 나라의 방향이 잘못될 수도 있다.

사회적인 현상을 바라보는 시각을 나타내는 좌파 우파의 개념도 우리 몸의 어느 한쪽에 에너지가 몰려 있을 때 일어나는 현상인지도 해석할 수 있을 것이다. 그런 면에서 의학이 이 세상을 바로잡는 방법으로 핵심적인 자리에 오를 수도 있다. 아무리 많은 지식도 올바르게 사용할 때 의미가 있다. 똑같이 배우고 똑같이 공부했는데 성적에 차이가 있는 이유가 건강 때문일 수 있는 것이다. 그렇다면 먼저 건강을 좋게 하는 것이 성적을 향상시키는 방법인데 그 이유는 뇌가 균형상태가 되면 판단력과 사고력과 통찰력이 높아지기 때문이다. 이처럼 생각하는 힘은 우리 삶에서 너무나 중요하다. 이 힘을 길러야 수행도 원하는 만큼 진행이 될 것이다.

수련의 목표

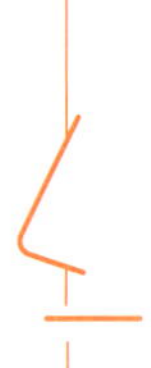

　수련의 목표는 항상 최종적인 부분에 두어야 한다. 다만 중간 목표와 단기 목표는 별개이지만 큰 목표는 멀리 놓아야 할 필요가 있다. 목표가 가까우면 그곳까지 갈 필요도 없거니와 가봤자 남는 것이 없으니, 목표는 항상 멀리 놓는 것이 좋다. 최종적인 목표는 깨달음이다. 사람마다 목표가 다를 수 있는데 근기에 따라 목표가 다르니 그건 어쩔 수 없는 일이다.

　이 수련의 참맛이 원래 밋밋하여 그 실체를 알기 전에는 별맛이 없는 것과 같으며 별맛이 아닌 이 맛의 의미를 알기 위해서는 평소에도 희로애락 등 감정적 번뇌에서 벗어나기 위해 많이 노력해야 하니 그런 수행 자체가 쉽지 않은 까닭이다. 희로애락에서도 벗어나고 자신의 인간적, 수련적 면에서 해야 할 일도 열심히 하되 결과에 구애받지 않을 수 있어야 한다.

　마인드 컨트롤이라는 것도 따지고 보면 집중 상태에서 다른 코드로 옮기는 것과 같으니 그 이치를 알면 모두 쉬울 수 있다. 호흡만이 이 모든 것을 가능하게 한다.

　수행의 목표는 모두 깨달음이다. 그것을 얻기 위해 기나긴 고행을 하는 것이다. 하지만 고행을 한다고 해서 모두 동일한 과정을 경험할 수 없는 것은 개개인이 모두 다른 조건에서 출발하기 때문이다. 전생의 업이 다르고, 금생의 경험이 다르며, 앞으로 겪는 모든 일에 대한 반응이 모두 다르다. 서울에서 부산에 가는 것에 비유한다면 출발지가 다르고 경로가 다르다. 어떤 사람은 중구에서 출발하고 어떤 사람은 도봉구에서 출발하며 어떤 사람은 서초구에서 출발한다면 같은 시간에 출발해도 도착 시간이 모두 다를 것이다. 어떤 사람은 서해안을 거쳐서 가고, 어떤 사람은 동해안을 거쳐서 가며, 어떤 사람은 내륙으로 가므로 경로도 다르다. 이러한 것 외에도 방법이 다르다. 어떤 사람은 기차를 타고 가고 어떤 사람은 버스를 타고 가며 어떤 사람은 걸어서 간다면 그것도 다를 것이다. 나이가 다르다. 어떤 사람은 10세에 출발하고 어떤 사람은 15세에 출발하며 어떤 사람은 40세에 출발하고 어떤 사람은 60세에 출발한다면 같은 시간에 출발해도 같은 시간에 도착할 수 없다. 그것뿐인가? 어떤 사람은 가족과 함께 가고 어떤 사람은 혼자 가며 어떤 사람은 무거운 짐을 지고 가고 어떤 사람은 아무것도 없이 간다.

이렇게 모든 조건이 다른데 동일한 잣대로 비교할 수 없는 것이다. 따라서 목표는 일단 해탈이지만 그곳까지 가는 길에 어떤 일이 있는가, 어떤 길로 가는가, 날씨는 어떤가, 갈 수 있는 체력은 어떠한가, 가고자 하는 의지는 얼만큼인가, 도착 지점에 대한 정보 유무 등 모두 다르니 가벼이 말할 수 없다.

처음에는 빨리 가다가 중간부터 쳐지는 사람도 있고, 처음에는 늦지만 가다가 빨리 가는 사람도 있으며, 시작부터 늦게 가는 사람도 있다. 가다가 중간에 깨달음을 얻을 수도 있으며 도착해서도 깨달음을 얻지 못할 수도 있다.

수행의 기본 조건

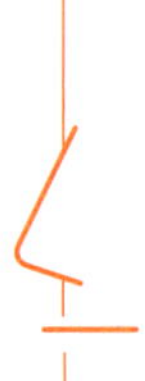

　수행을 하기 위해서는 우선 기본적인 생활 조건인 의식주가 해결되어야 한다.

　무슨 일이든 기본조건이 이행되지 않으면 그다음 단계의 실행이 어렵다. 부자일 필요는 없으나 생활에서 과도한 지장을 받을 정도는 아니어야 한다. 너무 부자도 수행을 하기엔 적합하지 않다. 어느 정도의 어려움은 자극을 주고 긴장시키므로 본인이 받아들이기에 따라 도움이 되는 경우가 많다. 우리가 살아가면서 모든 것을 편안하게 할 수는 없다. 원하는 것을 얻기 위해서는 반드시 그것을 얻기 위한 대가를 지불해야 한다. 합당한 노력이 수반되지 않는 공짜보다 비싼 것은 없다. 에너지 보존의 법칙, 등가교환의 법칙은 수행의 세계에서도 예외가 아니다. 배운 것만큼, 내가 얻은 것만큼 내가 지불해야 하는 것이 우주의 논리다.

　어떤 일을 하더라도 기본적인 조건을 갖추어야 한다. 수행의 조건으로 가장 먼저 들 수 있는 것은 정신적, 육체적 건강과 의식주의 해결이다. 이러한 기본적인 조건이 해결되지 않는다면 수행이 잘 될 수 없다. 정신 집중이 필요한데 계속되는 잡념은 오히려 역효과가 날 확률이 높기 때문에 권하기 어렵다.

수행에서 몸과 마음의 관계

이 세상에서 가장 중요한 것은 나 자신이며 내 몸을 건강하게 관리하는 것은 무엇보다도 스스로에 대한 가장 정중한 예의이다. 스스로 귀하게 여기지 못하는 사람이 누군가를 위하고 이 우주에 이바지 하는 것은 불가능하다. 내 몸은 태어나서 이 지구를 떠날 때까지 가장 중요한 것을 가르쳐주는 스승이자 평생을 함께하는 동료이면서 동반자이기도 하다. 이런 몸에 대한 소중함을 깨닫지 못하고 진리를 말하는 것은 설득력이 떨어진다.

이 세상 모든 것은 나로부터다. 삶의 모든 것을 실험하고 겪으며 경험치를 깨닫게 해주는 내 몸이야말로 나에게 가장 소중한 도구다. 그 몸을 통하여 배워야 하는 것들은 내가 '나'를 알아야 하는 이유이며 이것이 우리가 이 지구에서 한평생을 살아가야 하는 이유이기도 하다. 또한 몸이 아플 때 병원에 가야 하는 것은 몸만 치료하고자 하는 것이 아니라 그 치료 과정을 통해서 나의 소중함을 인식하고 내가 건강하게 살아가기 위한 지혜를 얻기 위하여 더욱 필요하다.

이 세상의 모든 사람이 타인의 아픈 마음을 어루만져주기 위해 노력하는 것을 훌륭한 덕목으로 알고 있지만 누군가의 몸을 치료함으로써 얻는 공덕은 그것에 못지않게 큰 공덕이다. 이러한 행위는 의사라는 자격증을 떠나서 모든 사람이 할 수 있는 일이며 우리가 추구해야 할 가장 소중하고 중요한 가치이기도 하다. 가장 중요한 것은 스스로 아프지 않도록 관리하는 일이며 두 번째는 아프면 빨리 스스로 내 몸을 낫게 할 수 있는 치료를 해주는 것이고 스스로 치료할 수 없다면 누군가의 도움을 받아서 빨리 낫도록 해야 한다. 온전한 몸을 가지고 있는 것은 자신에 대한 가장 기본적인 예의이기 때문이다.

내 몸에 병이 왔다면 몸에 왜 병이 왔는지부터 근본적으로 살펴봐야 한다. 그것을 알면 단편적인 치료보다 근본적인 치유를 할 수 있다. 나를 잘 살펴보면 내가 태어나 살아오면서 나의 식습관과 생활 습관과 태도, 내가 처한 환경과 자세, 인간관계에서 어떤 약점과 잘못된 패턴을 가지고 있는지를 알 수 있으며 그 모든 것을 대처하는 방식에 어떤 원인이 있었다는 것을 알게 된다. 이러한 것들을 끝까지 추적해 보면 그동안 내가 미처 깨닫지 못했던 나에 대해 좀 더 깊이 이해할 수 있게 되며 그동안 몰라서 바로 잡지 못했던 부분과 알고 있지만 방치하고 살았던 것들을 확인할 수 있게 된다. 잘못할 수밖에 없었던 모든 것들을 가슴으로 이해하게 되고 통렬한 반성과 감사함을 느낄 수 있게 된다. 이 모든 것들이 켜켜이 쌓여 몸으로 신호가 오고 이상이 생기고 병이 되는 것이기 때문이다.

내 몸에 어떤 위험 신호가 왔다는 것은 가장 알아차리기 쉬운 이상 신호다. 이 신호를 제대로 알아차리지 못하는 사람이 그보다 더 위험한 신호를 알아차릴 가능성은 없다. 내가 어디가 아픈지 온전한 나인지 여부를 확인할 수 있는 가장 간단한 방법은 그 사람이 건강한 몸을 가졌느냐 여부이다. 온전한 나를 유지하는 것은, 나를 아는 사람이라면 당연하며 이러한 이치를 모르는 사람이 남을 치료하는 것은 불가능하다.

우리는 걸음걸이 하나 손짓 하나, 눈짓 하나에서 그 사람의 생각을 알 수 있다. 몸은 나에 관한 모든 것을 보여주는 가장 확실한 도구다. 이러한 가장 간단한 것을 모르면서 그것보다 더 복잡한 것을 알 수는 없다. 내 안에 있는 것을 모르는데 내 앞에 있는 것도 아닌 바깥의 것을 알 수는 없다. 다리가 아프면 걸어갈 수 없듯이 내 몸이 아프면 무엇도 할 수 없다. 건강의 소중함을 알아야 하는 이유는 바로 내 몸이 곧 나이기 때문이다.

마음이 아픈 사람은 마음을 고치기에 앞서 몸을 먼저 고쳐야 한다. 마음공부보다 더 가까이 있는 것은 몸 공부이며 몸이 아픈 환자는 결국 마음도 약해져서 끝까지 갈 힘이 부족할 수밖에 없다. 수행에 들고자 한다면 마음만 보지 말고 몸을 함께 보아야 한다.

내 몸을 모르고 나를 알 수 없으며, 나를 모르고 우주를 아는 것은 더더욱 불가능하다.

의식주의 선결

종교인 등 소속 단체에서 의식주를 제공해 주는 경우가 아니라면 스스로 의식주를 해결하는 것이 가장 기본 조건이다. 먹고, 입고, 자는 것은 수행에 앞서 갖춰야 할 사항이므로 의식주를 해결하지 못하는 수준이라면 수행은 불가능하다. 풍족하지는 않더라도 타인의 도움을 받지 않고 생활이 가능한 정도의 경제적 활동을 해야 한다. 이러한 업무를 갖고도 어느 정도 시간적 여유가 있어야 한다. 시간적 여유라 함은 하루 8시간 근로를 하고 새벽이나 저녁시간을 이용해서 수행할 수 있어야 한다는 뜻이다. 최소한 하루 1~2시간 이상 여유를 가질 수 있는 일을 하고 있을 때 기본적인 수행이 가능하다. 너무 과로한다거나 건강을 해칠 정도의 무리를 하는 직장이라면 수행보다 생활 조건의 개선이 먼저다.

수행은 기본 조건을 충족한 후에 가능함을 전제로 하므로 직장인이거나 어느 정도 기반이 잡힌 자신의 일을 갖는 것이 필수조건이다. 만약 수행단체에서 현재 다니는 직장을 버리고 들어오라고 한다면 직장 생활이나 자영업 등으로 벌어들이는 정도의 급여를 보장한다는 조건이 아니라면 응하지 않는 것이 좋다. 정상적인 수행단체가 아닌 경우 집단의 이

익을 위해 수행자들을 희생시키는 경우가 많다. 이런 경우 불복종은 전혀 불이익의 대상이 아니며 그런 단체라면 아무리 배움의 내용이 좋은 것 같아도 일찌감치 그만두는 것이 나 자신을 지키고 내 주변을 지키는 길이다.

수련 단체 가입·탈퇴의 자율성

'깨달음을 얻기 위해서는 여기가 아니면 안 된다.'는 미사여구는 사이비 단체의 사기 수단이다. 이 세상에는 얼마든지 다양한 수행법이 있으며 심지어는 혼자서도 수행이 가능하다. '이 단체에서만 수행이 가능하다'든지, '여기를 나가면 수행이 안 된다는 말'은 사이비단체가 수행자들을 협박하는 수단이다. 그런 곳이라면 하루 속히 탈퇴할 것을 권한다. 그런 곳에서는 수행은 고사하고 자신은 물론 가정까지도 잃을 수 있다. 정상적인 수행단체라면 이곳에서만 진리를 구할 수 있다고 하지 않는다. 방법을 알면 어디서도 진리를 구할 수 있지만 방법이 다를 뿐이다.

가정과 수행의 양립

수행은 우선 수행자 본인이 행복하고, 그다음 가정이 행복하여야 하며, 사회가 건강하고 한 나라의 국민 역할도 잘할 수 있게 진행되어야 한다.

모든 수행자가 자신의 수행 방법을 선택할 수 있어야 하며, 나와 가정을 지키는 것은 수행자 이전에 한 인간으로서 기본적인 의무를 다하는 것이다. 수행을 위해 이혼을 권유한다거나 성생활을 하지 못하도록 하는 것은 사이비 단체의 특징 중 하나다. 깨닫기 위하여 성생활을 하지 않아야 한다는 것은 인간의 강박이 만든 잘못된 믿음이다. 성생활의 자제는 축기 단계에서 하는 것으로 충분하다.

　정상적인 인간으로서의 상식적인 모든 것은 수행에도 필요하다. 지구에서는 인간의 모습이 가장 최상위의 모습이므로 인간으로서 정상적인 모습을 갖춰야 그 이상의 단계를 추구할 수 있다. 인간의 기본도 갖추지 못한 상태에서 깨달음을 목표로 한다는 것은 어불성설이다. 수행은 자아실현의 수단이지 생계의 수단이 아니다. 상식적인 수준에서 생각해서 이상하다는 생각이 든다면 깊이 알아보고 가입하거나 주의하는 것이 좋다. 서두르는 것보다 옳은 길을 찾는 것이 중요하다..

수행에 대한 과학적 접근의 필요성

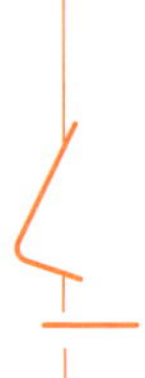

수행의 과학화가 필요한 이유

일상의 숨에서 수행이란 '심신의 에너지를 높여 자신을 단련함으로써 우주와 일체가 될 수 있도록 하는 수련 과정'으로 설명한다. 여기에서 말하는 우주란 우리가 태어난 본래의 출발지, 근원, 불교에서의 무無나 공空, 양자물리학에서 미시 세계의 끝, 영점장으로 설명하는 곳이다. 이 세계는 모든 존재가 태어난 곳이자 음양이 만들어지기 전 무극無極이며, 어떤 움직임도 없는 0Hz로 일컫는 곳이다. 여기에서 우주 만물이 태동하며 태양과 지구 등 모든 생명체가 생멸한다.

지구에 존재하는 유일한 지적 생명체인 인간은 정신세계를 갖고 있어 수행으로 인한 영적 진화가 가능하다. 수행은 심신 양면을 고도로 단련하는 과정으로 근원과의 합일을 위한 길이다. 이런 수행길을 지금까지 동양에서는 과학과 별개의 영역인 것으로 생각해 왔다. 말로는 통계이고 과학이라고 하지만 전혀 과학적이지 않은 방식으로 명상과 수행에 접근해 왔다.

그것은 수행의 본질에 대한 이해 부족에서 기인한다. 특히 수행으로 인한 결과를 확인하는 면에 있어서는 더욱 망설여 왔다. 오행도 인체에 미치는 영향을 측정해 보면 얼마든지 확인이 가능하지만 어느 누구도 이런 시도를 하지 않았다. 그러나 과학적인 시각으로 운명론이나 수행의 실체를 본다면 속속들이 진실이 드러날 것이다.

나는 운명이나 수행에 대한 논리를 과학적으로 입증하는 데 관심이 있었다. 그래서 오래 전부터 작명가들은 상상도 못하던 '이름의 힘'을 과학적으로 밝혀 본 경험이 있다. 그 결과 현재 작명가들이 사용하는 한자 획수 기준의 작명법은 일제강점기 조선인 말살정책으로 들여온 작명법이며, 한자의 오행도 실제로는 존재하지 않는다는 것을 확인하였다. 이런 작명법으로는 좋은 이름을 만들 수 없으며 이런 사실이 알려지면 양심이 있는 작명가들은 현재처럼 작명을 할 수 없을 것이다. 작명가들에게 이름을 받고 나서 의문을 갖고 있다가 나에게 와서 과학적으로 확인을 받게 된 많은 이들은 미망에서 깨어나 현실을 자각하고 있다.

이런 방식으로 앞으로 명상의 효과도 검증해야 한다. 명상 단체라고 하면서 실제로 명상의 결과를 확인해서 보여주지 못하는 것은 명상의 본질을 모른다는 것이다. 이러한 명상업계 전반의 비과학적 분위기를 과학적인 분위기로 바꾼다면 사이비 단체들로 인한 상당한 피해를 줄일 수 있다.

실제로 명상은 깨달음에 도달하지 않았지만 도달했다고 착각할 수 있는 요소가 다분하다. 겉으로는 최고의 경지를 말하는 듯 보이지만 영적 세계 역시 절대 진리를 빙자한 착각과 오판, 속임수와 허구의 내용들이 판치는 곳이기 때문이다. 이런 혼란을 방지하기 위해 이 길을 이미 갔거나 앞서가고 있는 사람들이 이 길을 가며 주의해야 할 것들을 잘 정리하여 후대에 전달해야 할 필요가 있다.

수행결과의 과학적 확인 필요성

과학이란 자연현상을 객관화하는 학문으로 물리, 화학, 생물, 천문학 등이 있으며 이 중 물리학은 자연현상의 법칙을 연구한다. 우주 또는 자연이 어떤 식으로 운동하는가를 이해하는 것이다.

과학이란 숫자로 설명할 수 있어야 한다. 빠르다 늦다가 아니라 96km, 103km, 마하2.3, 광속 등 규정된 단위로 속도를 표현하고, 길다 짧다가 아니라 3m 17cm, 10m 28cm로 설명하며 멀다 가깝다가 아니라 4.3km, 20.23km로 설명하여야 과학이다.

수행을 함으로써 무엇이 좋아졌는지에 대해 이제는 과학적으로 접근하여 의학적으로 밝힐 수 있어야 한다. 실제 장비로 확인해서 명상의 효과를 입증할 수 있어야 한다. 이런 노력을 하지 않고 '수행을 하면 좋아진다'고 막연히 말하는 것은 설득력이 없으며, 좋아진다고 했지만 나빠질 수도 있는 것이다. 데이터로 보여주지 않으니 가짜가 진짜의 탈을 쓰고 많은 사람들을 잘못 인도하는 경우가 비일비재하다.

인류의 물질적 발전은 더디지만 정신 분야의 진화는 상당히 속도를 높일 수 있다. 로켓은 아직도 Km 단위의 속도에 머물고 있지만 생각의 속도는 이미 광속을 넘어 사속思速의 단계로 진입한 지 오래다. 물질문명의 발달이 정신문명과 궤를 함께 한다면 우리는 한층 더 진화의 길을 바르게 갈 수 있다. 정신세계와 물질세계는 서로 영향을 미치고 있으나 사물의 이치를 따지는 학문이 물질과 정신을 나누어 설명한다는 가정이 더 이상한 것이다.

이 세상의 모든 것은 주파수이며, 그 주파수에 의해 공명을 일으키고 연결되며 이합집산을 이루어 간다. 모든 사물의 생성과 소멸도 모두 주파수로 분석이 가능하다. 같은 떨림의 세계에 존재하는 한 우리는 같은 매질로 연결되고 시공을 초월해서 연결이 가능하다. 이런 원리는 동양철학으로는 설명하기 어려운 물리학의 영역이다.

이처럼, 주파수, 공명, 간섭 등 우리가 많이 배우고 들었던 단어들로 수행의 내용을 설명한다면 훨씬 더 쉽게 이해할 수 있다. 이처럼 수행에서도 다양한 분야의 지식으로 관련 용어의 폭을 넓힐 필요가 있다.

수행은 주로 물리학이지만 생리학, 화학이 보조해준다면 의학과 과학으로 결론지어질 것이다. 수행의 목적은 나의 주파수를 근원에 일치하도록 만들어 나가는 것이고, 수행은 그것을 이루어가는 과정이며, 안내자들의 역할은 그 과정에서 시행착오를 줄이고 안전하게 도달하도록 하는 것이다. 그것이 성공적으로 이루어진다면 인간으로서 최상의 진화가 가능하다.

명상과 수행은 여전히 과학의 범위로 완전히 진입하지 못하는 단계지만 재야의 사람들에게만 맡기기에는 너무나 위험이 커서 물리학과 의학 분야의 전문가들이 함께 노력하며 안개를 걷어내는 것이 필요하다. 맑은 하늘 아래 환히 보이는 길처럼 모든 것을 밝혀 보다 많은 사람들이 이 길을 안전하게 갈 수 있다면 인류의 미래는 더욱 밝아질 것이다.

과학적 수행으로의 전환

우리가 수행을 바라보던 관점이 동양철학이라는 굴레에서 벗어나지 못하였던 것은 근원을 찾아가는 방법을 몰랐기 때문이다. 하지만 현시대는 사물을 보는 시각이 과거와 달리 구체적이고 과학적인 틀로 많이 바뀌었다. 그러함에도 동양철학이 기존의 사고에서 벗어나지 못함으로 동양은 서양의 과학적 사고에 밀려 뒤처져 있었다. 심지어 동양의 명상 수준이 그 깊이나 방법에서 월등히 훌륭함에도 거꾸로 서양의 용어로 배우고 역수입하는 낯 뜨거운 일까지 생기게 되었다.

우리의 것을 우리가 아닌, 손님이자 제자인 그들이 설명한 것을 다시 들여와 우리의 후손들이 배우는 어설픈 일은 없어야 한다. 현재 전 세계에 가장 널리 알려진 명상 단체는 미국에 있지만 그 단체의 수장이 스승으로 모시며 명상을 배웠던 사람은 한국의 스님이었다. 내 것이 얼마나 우수한지 모르면 자긍심이 사라지고 지식의 역전 현상이 발생하여 아류에게 고개를 숙이는 일이 생긴다. 이러한 일이 발생하는 이유는 수행하는 자들이 우리의 것이 얼마나 가치있는지를 몰라서 과학적으로 설명할 수 없다보니 생기는 현상이다. 추상적일 수밖에 없는 수행을 과학의 잣대로 분석해서 우리 정신과학의 탁월함을 정확하게 설명한다면 모든 이들이 충분히 이해하고 받아들여 우리의 근원적 시각을 인정할 수밖에 없을 것이다.

'근원에 다가서는 길'을 타인의 이야기만 듣고 도달하는 것은 불가능하다. 추상적인 도의 실체를 본인이 정확히 알지 못한다면 타인에게 이해시킬 수 없기 때문이다. 이런 난점을 해결하기 위해서는 현대과학의 기준으로 보다 구체적이고 실질적인 설명이 가능해야 한다. 과학적인 설명은 직접 경험해보지 않은 예비 수행자들도 비교적 쉽게 본질에 접근할 수 있게 할 것이다. 길을 찾고 싶은데 길이 보이지 않아 고민하는 중이라면 이 글에서 길이 보일 수도 있다.

호흡 수련을 위한 필수 장비

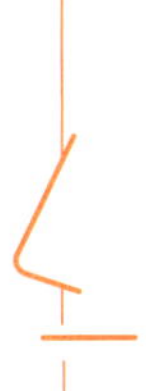

호흡의 중요성을 알았다면, 정확하고 엄격한 규칙에 의한 호흡만이 우리를 우리가 원하는 곳에 데려다 줄 수 있음을 알았을 것이다. 이런 호흡을 정확하게 하기 위해서는 주파수의 개념을 알면 더 잘 이해가 될 것이다. 절대로 그 주파수가 아니면 정보의 전달도, 에너지의 전달도 불가능하다. 호흡을 기계적인 수준까지 정밀하게 하기 위하여서는 어느 정도 장비의 도움이 필요하다.

초침이 있는 시계

호흡에서 가장 중요한 것은 날숨과 들숨의 시간이다. 내가 몇 초 길이의 호흡을 하고 있다는 것은 수련 중 어떤 점을 주의해야 할지 알 수 있으므로 상당히 중요한 기준이 된다. 호흡의 길이는 내가 지금 어떤 단계의 수행을 하고 있는지 알 수 있는 지표가 된다.

호흡에서 시간은 내 몸이 어떤 상태인지 알 수 있는 기준이다. 날숨이 길면 내보내야 할 탁기가 많다는 것이고 들숨이 길면 받아들여야 할 에너지가 부족한 것이다. 이것을 확인할 수 있는 것이 시계의 초침이다. 수련용도라면 눈을 크게 뜨지 않아도 잘 보여야 하므로 벽걸이용으로 제작된 커다란 시계가 좋다.

산소포화도 측정기

호흡 수련에서 중요한 사항은 천천히 호흡을 하면서도 산소를 충분히 받아들이는 것이다. 오랜 시간 천천히 호흡을 하다 보면 아무리 집중해서 해도 호흡이 얕아져서 산소 흡입양이 줄어들 수 있고 그렇게 되면 피로가 가중되어 환각 상태에서 허상을 볼 수도 있다. 따라서 산소포화도가 정상 수준이면 맑은 정신이 유지될 것이므로 그 시점에 보거나 느낀 것이 정확하다고 볼 수 있다. 수련자의 호흡은 길고 느리면서도 심호흡이 되어야 하는 이유다. 산소포화도는 수련 이전에 평소의 건강을 유지하기 위해서도 절대적으로 필요하다.

온도계와 습도계

호흡 수련에서 중요한 장부는 코와 폐다. 항상 건조하거나 습하거나 너무 덥거나 춥지 않도록 수련 장소의 온습도를 잘 맞춰야 한다. 춥거나 너무 더운 것도 바람직스러운 것은 아니다. 온습도계를 준비해서 호흡기의 상태가 이상 없도록 대비하는 게 좋다. 감기는 호흡 수련에서 가장 방해가 되는 증상이다. 적정 온도와 습도를 갖추고 호흡하는 것은 상당히 중요하다.

컨디션측정용 웨어러블 장비

요즘은 갤럭시 워치 등 다양한 웨어러블 장비들이 나와 있어서 이러한 장비를 이용하면 호흡을 잘 할 수 있도록 좋은 컨디션을 유지하는데 도움을 받을 수 있다. 수행이란 잠시 하는 것이 아니라 장기간 해야 하므로 컨디션 유지는 무엇보다 중요하다. 혈당측정기는 혈액의 성분에 이상이 있는지 확인할 수 있고, 초기에 이상을 발견하면 쉽게 치료할 수 있으므로 수시로 확인해 보는 것이 좋다.

다양한 수행 지원장비의 개발

호흡 수련은 장기적이고 지속적이어야 한다. 잠시 하다가 마는 것이 아니라 수년에서 수십 년, 그 이상 꾸준히 노력해야 결과를 얻을 수 있다. 쉽지 않은 수행길을 효과적으로 나아가기 위해 필요한 다양한 장비의 개발이 요구된다.

깊고 고른 호흡을 할 수 있도록 확인해주는 장비, 자세가 바른지 알려주는 장비, 현재의 컨디션이 어떤 상태인지 알려주는 장비, 건강상태의 변화를 확인해 주는 장비 등 다양한 장비가 개발되면 수행자들의 발걸음이 훨씬 가볍고 속도로 빨라질 것이다.

"평범함이 별것 아닌 것 같지만 너무나 중요한 이유는
평범함 속에 너무나 중요한 것들이 있기 때문이다.
이 평범함이라는 것은 태풍의 눈처럼 어떤 움직임도 없지만
그 자체가 이미 중심이라는 것을 알면 이해할 수 있다."

10

근원으로
걸어가다

'일상'의 생각

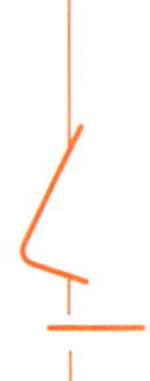

　동경은 하지만 아무나 가질 수 없는 것으로 생각하는 깨달음. 우리네 삶과 어떤 연결점이 있을 것 같기는 한데 그것이 무엇인지 알 수 없는 모호함. 나도 그것을 갖고 싶기는 한데 이것이 나의 삶에 도움이 안 될지도 모른다는 불안감. 그것을 얻기 위해 나의 아까운 시간을 사용해도 될 것인가 계산되지 않는 상태. 얻는 것은 있을 것 같기는 한데 잃는 것이 더 많지 않을까 하는 애매함. 하지만 뭔가 모르게 나를 끌어당기는 그 무엇.

　그걸 알게 되면 무엇이 다를까. 그걸 알아도 밥 먹고 잠자고 말하고 똑같이 생활하는 것 같은데 깨달음을 얻었다는 사람들을 보면 뭔가 다른 것 같다. 하지만 그것이 무엇인지 확실히 손에 잡히지 않기도 하다. 이러한 불확실성은 내가 그것을 얻기 위해 앞으로 나아가는 데 상당한 걸림돌이 되기도 한다. 하지만 왠지 가보고 싶기도 하다.

　어느 날 읽어본 책의 한 구절이 마음에 꽂혀 이것은 꼭 해야 할 것 같은 무의식중의 끌림. 무엇이 나를 이 길로 들어서게 하는 것일까. 나는 왜 그런 것에 끌리는 것일까. 이 길을 끝까지 가서 깨달음을 얻은 사람들의 경지는 어떤 것일까.

한 가지 확실한 것은 깨달음을 얻었다는 분들은 우리와 다른 차원의 삶을 살고 있다는 것이다. 어떤 격을 느끼게 한다는 것이다.

우리의 경지를 초월한 상태, 인간의 수준을 벗어나 신의 단계에 도달한 것 같은 분위기를 느끼게 한다는 것이다. 똑같은 인간이지만 살아 있으면서 남겼던 그들의 발자국 또한 다르다.

우리는 그냥 말을 하지만 그들은 진리를 말한다.

우리는 지식을 말하지만, 그들은 지혜를 말한다.

우리는 하늘과 땅을 말하지만, 그들은 우주를 말한다.

우리는 삶과 죽음을 말하지만, 그들은 영원을 말한다.

그들은 어디에 있는 것일까.

그들은 무엇을 보고 살고 있는 것일까.

그들은 우리와 무엇이 다를까.

그들의 생각은 어디서 나오는 것일까.

그들이 갖고 있는 온유. 그들의 편안함은 무엇이 만들어내는 것일까.

무언가 달라 보이는 저것은 도대체 무엇일까.

우리로 하여금 경외감을 갖게 하는 저 힘의 실체는 진실일까.

거기까지 가는 길은 어떻게 알 수 있을까? 나도 원하면 거기에 갈 수 있을까?

어떤 조건을 갖춰야 하고 어떤 길을 알아야 갈 수 있는 것일까?

많은 명상가들이 여러 가지 방법을 이야기한다. 모두 명상이란 굴레 속에 있지만 서로 추구하는 방법은 다르다. 하지만 '일삼의 숨'에서는 호흡으로 그 길을 갈 수 있다고 한다. 안내자가 가본 길이라고 한다.

호흡과 축기, 운기, 이것은 우리를 어디로 데려다주는 것일까.

무엇이 우리를 우주와 연결시키는 것일까. 인간으로서 궁극의 경지. 더 이상 도달할 수 없는 단계. 말로만 듣던 바로 그곳.

여기에 도달하는 것은 우리의 상상 이상의 노력이 필요할 수도 있다. 하지만 이것을 가능하게 하는 것이 최선을 다했음을 하늘에 인정받는 것이라면 '나도 해보고 싶다'라는 마음이 든다. 이것은 매일, 꾸준히, 마음의 중심에서 끈을 놓지 않고 나아가면 된다고 한다.

지구의 역사에서 많은 분들이 이 길을 갔다. 점점 이 길을 가는 것이 쉬운 것처럼 느껴지는 것은 많은 분들이 이 길의 기행문을 남기고 있기 때문이다.

그 오래전 어디에 무엇이 있을지 모르면서 죽음이 어른거리는 그 험한 산맥과 사막, 풍랑이 이는 바다를 헤쳐 나가야 했던 탐험가들의 행로와 달리 현대의 수행자들은 내비게이션을 가지고 저 앞에 무엇이 있는지 보면서 나아가고 있다. 다양한 수행법의 개발은 많은 이들이 더 빨리 더 높이 자신들이 원하는 곳에 도달할 수 있는 디딤돌이 될 것이다.

이 길에 들어섰다는 것은 이미 인연의 굴레 안에 존재한다는 것.

이제 남은 것은 먼저 가느냐, 늦게 가느냐, 어디까지 갈 것인가의 차이일 뿐이다. 이왕 가려면 끝까지 갈 것이라고 목표를 정해도 나쁘지 않다. 순례길을 들어서면서 가다가 말 것이라고 생각한 사람은 없을 것이다. 거기까지 갔다는 것은 이미 끝까지 갈 작정을 했기 때문에 그 먼 길을 간 것이다. 이 길은 그렇게 멀리까지 가지 않아도 된다. 이미 내 가슴 속, 내 마음 안에 목표가 세워지고 나서 들어선 길이기 때문이다.

여러 가지 방법 중에 호흡이 있다. 나는 호흡으로 이 길의 끝을 가본 경험이 있다.

전력으로 집중해서 호흡을 하다 보면 근원의 에너지와 연결되며 그곳의 정보를 읽고 도움을 받을 수 있다. 잘 시작하면 순서대로 모든 것을 이룰 수 있다. 내가 극한의 노력을 해도 될까 말까한 근원에 도달했던 것은 저절로 이루어진 것이 아니다. 기초적인 단계에서부터 오직 호흡에만 전력을 집중했기 때문에 그곳에 도달할 수 있었다.

이 길은 항상 '모든 단계가 마지막'이란 생각으로 최선을 다해 나가다 보면 거기서 바늘구멍보다도 좁은 문이 열리곤 했다. 그때까지의 모든 단계를 소홀히 하면 절대로 열리지 않는 문. 그 문을 열 수 있는 열쇠는 바로 그 전 단계에서 최선을 다했는가이다. 아무리 욕심을 낸다고 해도 1단계를 완수하지 않고 2단계에 갈 수 없다. 설령 어쩌다 운이 좋아 근처까지 갈 수 있었다고 해도 그 위 단계로 올라가는 것은 불가능하다.

이런 이치를 깊이 새기지 않으면 오랫동안 수행을 하고도 깨달음의 경지에 도달하기 힘들다. 절대로 건너뛰는 게 안 되는 이유는 아래 단계가 완성되고 나서야 그다음 단계로 올라갈 수 있기 때문이다. 이런 식으로 한 발 한 발 나아가다 보면 최종 목적지에 도달하게 된다. 그렇게 하지 않고 말로만 도달했다고 하는 것은 주변을 속일 수는 있어도 하늘을 속이지는 못한다.

어떻게 보면 뭐가 뭔지 모르면서 오직 최선을 다해 한 단계 한 단계 극복해 나가면서 그 경지에 도달했던 것이 나의 방식이어서 수련생들도 그렇게 하면 될 것이다. 그래서 지금 여러 수련생 앞에 다가올 과제들을 미리 알려주는 것이 도움이 되지 않을 수도 있다는 생각을 해보지만, 기초를 단단히 한다면 더욱 빨리 수행 길을 나아갈 수 있을 것이라는 결론이다.

'일상의 숨' 여러분들이 나와 똑같은 길을 가려면 절대로 앞서 가려 하지 말고 현재의 단계에 최선을 다하길 바란다. 현재의 단계에 충실하면 저절로 다음 단계가 열리지만 그렇지 않다면 절대로 다음 단계로 넘어갈 수 없기 때문이다. 지금 이런 이야기를 하는 이유는 내가 안내해 주지 않더라도 모든 수행자가 자신의 길을 끝까지 갈 수 있길 바라서이다. 이왕 이 길에 들어섰다면 모든 이들이 끝까지 가볼 수 있길 기원하는 마음이다.

내 호가 '일상'인 이유

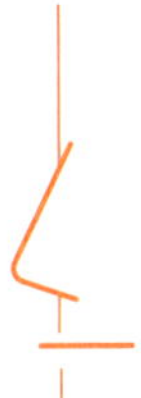

수련을 시작하고 3년여가 흐른 1994년 10월

공부와 운동을 병행하려면 호흡만이 해답이라고 생각하고 시작했던 호흡 수련, 그러나 머지않아 호흡의 힘을 알게 되면서 이 수련을 대충 하면 안 될 것이라는 생각이 들었다. 그 후 전심전력을 다해서 호흡을 하던 중 델타인 선생님들근원에서 전달되는 메시지를 전해주는 우주의 존재들과 만났다. 이 선생님들의 안내로 세타권영적인 존재들의 시공과 델타권근원 에너지의 시공을 통과하는 머나먼 길을 가면서 너무나 많은 가르침을 받았다. 그 길을 가면서 쓴 기행문이『선계에 가고 싶다』이며, 그 후 수련 중 받은 메시지가『한국의 선인들』,『천서 0.0001』,『본성과의 대화』등이었다.

선호仙號는 델타인 스승으로부터 받은 호로서 우주의 호출부호 같은 것이다. 이 호는 수련생으로서의 자격을 인정받은 후에 내려오는데, 중간에 자격을 상실하거나 수련하지 않아서 델타권의 메시지를 받을 수 없게 되면 저절로 사라진다.

직분 – 메시지

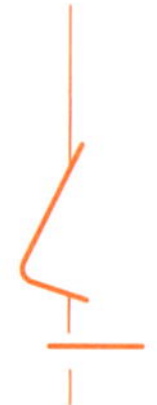

"• 사람은 모두 맡은 바 일이 있으니, 직분이라고 한다. 이 직분에 충실할 때 하늘은 인간을 인정하고 받아들인다. 아무리 어떤 일을 잘해도 그것이 직분이 아닌 다른 일일 경우 인정되지 않으며 오히려 본인이 노력한 결과를 깎아내리는 경우도 있다.

모든 것은 가야 할 방향으로 흘러 가게 되어 있으며 그 방향으로 인도하는 것이 바로 직분인 것이다. 이 직분을 통하여 사람은 자신의 길을 발견하여 실생활 속에서 도를 구할 수 있다. 도의 길은 곧 생활이 수련인 것이니 직분에 충실한 데서 나오는 것이다.

수련 중에서 가장 바람직스러운 것이 일상생활 속의 수련이다. 아무리 지혜가 깊어도 실생활에 소용이 닿지 않으면 소용없듯이 수련도 실생활을 통하여 그 특성이 나타나지 않으면 소용이 없다. 따라서 일상생활 속에서 하나하나 수련으로 터득해야 할 요체를 찾아 내 것으로 만들어야 하느니라.

– 알겠습니다.

• 일상이 중요하다. 그래서 네 호가 일상이니라."

두 마리 토끼를 잡으려다 호랑이를

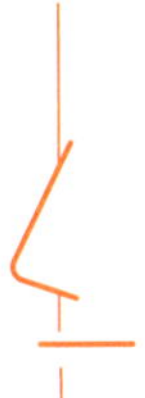

20대에 무리하게 공부하다가 건강이 악화되어 어떤 일도 할 수 없는 상태로 2년을 보냈다. 이제는 도저히 희망을 가지고 세상을 바라볼 수 없을 거라는 생각이 들어 삶을 포기할 정도까지 내려갔지만, 치열한 노력으로 건강을 회복하고 나서 다시는 그 전철을 밟지 않기 위해 '건강과 공부' 두 마리 토끼를 잡는 방법을 연구했다. 그 결과 호흡으로 결론이 내려졌다. 아래 내용은 내가 집필한 『과학과 의학으로 밝혀 본 이름의 힘』에 들어 있는 글의 일부다.

"필자는 30여 년간 호흡 수련과 더불어 명상을 해 왔다. 공부와 건강, 이 두 가지를 함께 해 나가려면 가만히 앉아 공부를 하면서도 건강을 유지할 수 있는 방법을 찾아야 했는데, 호흡은 내가 원하는 목적을 달성하는데 가장 근접한 것이었다.

그런데 호흡을 하다 보니 호흡이 엄청난 에너지를 다루는 방법임을 알게 되었다. 도道의 길을 가는 것도 이 호흡으로 가능하다고 하는데 도道란 과연 무엇일까? 도道는 많은 사람들을 수천 년간 매료시킨 화두가 아니던가? 이 세상의 이치를 연구하는 많은 방법 중에서 이것만큼 매력 있는 것은 없다. 모든 것을 다 아는 것을 '도통했다'고 하지 않는가?

도道士란 천하의 모든 이치를 앉아서 꿰뚫어 보는 사람으로 제갈공명처럼 동남풍이 분다는 것도 미리 알 수 있고 불지 않으면 불게 할 수도 있다, 내가 앞으로 무엇이 될지, 저 사람이 하는 일이 잘될지, 안될지를 미리 아는 능력을 갖추고 있는 사람이다. 보통 사람은 불가능한 일도 도사에게는 당연한 일처럼 여겨지는데, 그런 능력을 갖추게 되면 공부를 하지 않아도 답을 알 수 있지 않을까? 그렇다면 시험 문제 또한 이 세상의 원리 중 하나를 적어놓은 것일진대 영험한 도사에게 수능시험을 보게 하면 만점이 나오지 않을까? 하는 엉뚱한 생각을 해보기도 했는데, 필자는 만약 그럴 가능성이 조금이라도 있다면 이것은 연구해 볼만한 가치가 있다는 결론을 내리고 명상을 시작하였다."

   – 안동연 저, 『과학과 의학으로 밝혀 본 이름의 힘』, 타래, 24쪽

이렇게 그냥 단순히 '건강을 지키며 공부하는 법'을 찾다가 시작한 호흡 수련이었다. 그런데 호흡을 하던 중 집중이 깊어지며 전혀 생각지도 않았던 차원과의 연결이 시작되었다. 어떤 바램도 목표도 없었던 나에게 주어진 '델타인 선생님'과의 만남. 인간의 몸을 가진 선생님이 아닌 〈우주 최상단에서 에너지만으로 존재하는 선생님들〉과의 만남이 시작된 것이다.

그분들은 어떤 것도 모르는 것이 없었고, 필요한 모든 것을 시기적절히 알려줌으로써 멀고 먼 길을 오차 없이 갈 수 있도록 안내해 주었다. 인간이 아닌 완벽한 스승과의 만남은 내가 꾸준하고 깊게 수행할 수 있었던 가장 핵심적인 원동력이었다. 언제든 필요하면 텔레파시로 소통이 가능하였으며 필요한 어떤 것에도 답변에 막힘이 없었다. 더군다나 수십

만 이상 채널에서 주파수의 형태로 존재하는 델타인 선생님들은 질문마다 최고 수준의 답변을 해 줌으로써 항상 가슴 속까지 시원한 결론을 내려주었다.

델타인 선생님들이 하나를 알려주면 내가 하나를 더하면서 가속도가 붙어, 수련이란 개념조차 없던 나는 초고속으로 수련을 하게 되었고 결코 멈추지도 돌아보지도 않는 꾸준한 정진을 할 수 있었다. 모든 것이 듣지도 보지도 못한 새로운 일들이었지만 그렇다고 혼란스럽거나 불안한 마음은 전혀 없었기에 오직 앞으로만 나아갈 수 있었다. 이러한 과정에서 겪어 나갔던 일들이 매일 매 순간 너무도 많아서 모든 것들을 하나하나 잊지 않도록 열심히 기록해 나갔다.

보통 하루 평균 적어도 13~14시간 정도 호흡 수련을 하였고, 집중적으로 돌파가 필요할 때는 하루 19시간까지도 수련을 했는데 들숨 30초, 날숨 30초 길이로 지속적인 호흡을 할 정도가 되자 하루 종일 뇌파가 델타파4Hz 범위 이하의 주파수 상태가 되어 엄청난 진화가 가능하였다. 수련 장소도 동굴이나 암자 같은 세상과 격리된 공간이 아니었다. 책상머리에 앉아 서류 결재를 하는 등 정상적인 생활을 하면서 몸은 저절로 호흡 수련을 하고 있었다.

그러던 어느 날 신비한 현상이 나타났다. 상상해 본 적 없는 영靈들의 모습이 보이기 시작했고 심지어는 말까지 걸어왔다. 이른바 영통靈通의 단계였다. 이 정도면 세상에 나가 영능력자 대접을 받으며 우쭐거리며 살 수도 있을 것 같았다. 그러나 욕심을 버렸다.

그랬더니 더욱 깊은 단계로 들어갔다. 초능력이 찾아왔다. 삼국지의 제갈량이 동남풍을 부르고, 전우치의 호풍환우呼風喚雨 같은 도술이 마냥 허황된 것이 아님을 깨달았다. 호기심에 본인도 해봤기 때문이다. 그러나 인위적으로 도술 같은 것을 부리면 자연계의 질서를 어지럽혀 그 책임을 감당할 수 없다는 걸 직감했다.

https://www.donga.com/news/article/all/20151209/75274309/2

– 〈이름치료사 안동연 30년 명상해 영능력–예지력–초능력 얻었지만…〉의 일부, 동아일보 2015년 12월 10일자

그때 내가 도달했던 수준이 보통의 수행자들이 모든 일을 제쳐두고 수련만 해도 평생 도달할까 말까 한 경지였다는 것은 나중에 알았다.

당시에는 내가 공직에 있어서 이러한 기록을 공개적으로 출간할 입장이 안 되다 보니 타인의 명의로 대리 출간했는데 당시 나의 수행기와 문답을 기록한 자료가 『선계에 가고 싶다』, 『한국의 선인들』, 『천서 0.0001』, 『본성과의 대화』, 『소설 선』 등이다. 당시 나의 수행기를 내 이름으로 출간하지 못했던 이유는 직무에 전념하지 않고 명상이나 하고 있다는 오해와 비난의 대상이 될 수 있기 때문이었다. 당시의 나는 이러한 수련기의 내용을 알리는 것이 중요할 뿐 누구의 이름으로 발간되는지는 중요하다고 생각하지 않았다. 그러한 마음이 아니었다면 그렇게 할 수 없었을 것이다.

그 수행기가 발단이 되어 '수선재'라는 수행단체가 만들어졌다가 지도자의 잘못이 드러나 지금은 청산의 길을 가고 있다. 수선재의 문화영(이하 M)은 초기에는 모 명상단체 교주의 비행을 바로잡기 위해 법적인 다툼까지 갈 정도로 상당히 맑은 정신을 갖고 있는 수행자였지만 중간에 고비를 넘지 못하고 스스로 사이비의 표본이 되고 말았다. M의 일탈로 인해 나의 수행기가 많은 수행자들을 오도하는 도구로 사용되어 피

해를 준 것에 대하여 이 자리를 빌려 사과의 뜻을 전한다. 하늘의 진리는 나의 의도와는 달리 호도糊塗되었고 그 결과 많은 수행자들을 잘못 인도하였기에 결국 이렇게 원 저자인 내가 나서게 된 것이다.

수행을 하면서도 나의 업무에 소홀히 한 적도 나태한 적도 없음은 내가 그 자리에서 6년간이나 업무를 지속했다는 것이 증명해 준다. 이것은 내가 호흡을 하면서 누구에게도 배운 바 없고 보통은 불가능하다고 생각할 법한 다원 집중 호흡법을 개발하여 수행하였기에 가능했다. 한 가지 일에 집중하면서 동시에 다른 일을 하는 것 그러나 반드시 단전에 집중한 채로 호흡하는 상태가 이어지는 것. 이것은 지금 '일상의 숨'에서 수련을 하는 많은 수련생에게 알려주고 있는 수련법이다.

수행 길에서 가장 위험한 세타권영적 존재들의 시공을 지나는 동안 한 번도 저급한 영적 존재들로 인한 걸림이 없었던 것은, 단전에 에너지를 모으는 것에 전념하면서 앞만 보고 정진하므로 에너지가 충분했던 것이 가장 큰 이유일 것이다. 그 후 각종 동식물 등 다양한 생물체와의 채널링, 비, 바람, 눈, 비, 바위, 모래 등 무생물과의 교감, 우주여행과 선진 인류와의 교류 등 다양한 경험을 거치며 계속 정진한 결과 무無에 도달하고 보니 여기가 바로 많은 이들이 그토록 원했던 깨달음의 본래 자리였음을 알 수 있었다.

내가 호흡을 시작했고 여기에 도달했던 1990년대에는 호흡 수련의 진수나 우주의 중심에서 전달되는 델타권의 느낌 등을 설명하는 어떤 자료도 찾을 수 없었기에 그것을 설명할 수 없었지만, 많은 시간이 흐른 후에 과학자들이 바로 여기를 영점장ZPF이나 근원이라고 부르고 있음을 알 수 있었다.

우리 모두는 무의식중에 그곳을 알고 있고 그리워한다. 그런 느낌을 주는 그 존재가 바로 우주의 본체에서 나오는 완전성이다. 어떤 흠도 어떤 부족함도, 남음도 없는 완벽함 바로 그 자체, 무한한 에너지의 본산이면서 평온의 극치, 여기에서 나오는 어떤 것과도 비교 불가한 그 힘이 바로 깨달음의 실체이다. 자타도 미움도 없고 모든 것이 충만한 여기에 도달하는 것이 수행자들의 목표다. 영점장이라 불리는 그곳, 무無의 세계에 도달하는 방법은 여러 가지가 있겠지만 나는 내가 다녀온 호흡 수련의 경험을 '일상의 숨' 수련생들과 나누며 안전하게 그 길을 가도록 안내하고 있다.

나는 수행의 결과보다 경과가 더 궁금했다

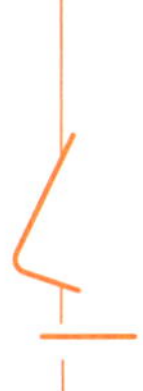

건강과 공부의 두 마리 토끼를 잡기 위해 시작한 단전호흡, 내가 원하는 일을 모두 하려면 단전호흡이 해답이라고 생각하고 호흡 수련을 지도한다는 유명한 수련 단체에 잠시 나가봤으나 수준이 낮아서 별로 배울 것이 없었다. 호흡을 배우기 위하여 또 다른 단체들의 호흡법도 검토해 봤으나 역시 비슷하였다. 명상과 호흡의 막강한 잠재력은 이미 알고 있었으나 기존 수련 단체에서는 결과를 얻기 어렵다는 생각이 들었고 혼자 호흡을 해보기로 하였다.

내가 호흡 수련을 시작한 1990년대 초에는 호흡 수련에 관한 책들이 거의 없었다. 있어도 그 책들이 나의 호흡에 도움이 된 것은 없다. 호흡에 관해 연구하면서 궁금했던 것은 단전호흡이 왜 이런 효과가 나는가였다. 나는 혼자서 호흡의 방법과 심신의 변화에 대한 상관관계를 연구하면서 매일 일어나는 변화를 일기로 기록해 나갔다. 수행이 고속 진행 중일 때는 이러한 변화가 매분 매시간 달라지므로 그것을 일일이 기록해 놓지 않으면 언제 어떤 과정을 경험했는지 알 수가 없었다. 너무 진도가 빨랐던 나는 순간순간 일어나고 느껴지는 모든 과정을 전부 기록하면서 호흡 수련을 해 나갔다.

호흡의 목적은 두 가지다. 첫째는 이산화탄소를 내보내고 산소를 받아들이는 것이다. 둘째는 심신의 안정상태를 유지하는 것이다. 호흡은 이 두 가지를 통하여 높은 에너지와 안정된 상태로 인도하므로 우리가 원하던 것을 얻게 해준다.

호흡 수행을 하다 보면 주파수가 낮아지면서 평소 보이지 않던 현상들이 보이고 들리지 않던 소리들이 들리게 된다. 이러한 과정은 수행의 진도가 나가면서 거쳐야 하는 과정이지만 사람에 따라 진도에 따라 호흡을 어떻게 하느냐에 따라 다르므로 일률적으로 설명할 수 없다. 개개인의 편차가 심하고 때에 따라서는 단계를 건너뛰기도 하며 중간단계에서 머물기도 한다. 도중에 시험을 통과하지 못하거나 더 이상 전진할 의지가 없다면 그 상태에서 모든 것이 사라지기도 한다. 이러한 수행 진도는 만인만태이므로 각자 자신의 상태에 따라 판단할 수밖에 없다. 나의 진도가 남달리 빨랐던 이유는 항상 집중 상태를 유지할 수 있었기 때문이었다.

대부분의 수행자가 스승의 지도하에 수행을 한다. 그리고 수행의 족보를 중시한다. 그들에게는 어느 선생에게 무엇을 배웠다는 것이 중요하다. 하지만 나는 인간의 모습으로 존재하는 스승이 없다. 모두 델타권우주의 근원 에너지 세계의 선생님들만 있었다. 그 선생님들은 내가 직접 가르침을 받은 분만 수만 분 이상이었다. 하나하나의 질문마다 거의 한 분씩의 선생님이 계셨다.

이런 수행은 전에도 후에도 들어보지 못한 방식이어서 그렇지 않아도 기록의 중요성을 알고 있던 나는 더더욱 기록하지 않을 수 없었다. 나의 이런 수행기는 상당히 많은 양이 있었는데 그중 일부가 대리 출간된 것들이 앞에서 언급한 책들이다. 이때의 기록들은 내가 언제 어떤 배움이 있었고 그 결과는 어떠하였는지를 알 수 있게 하였는데, 이러한 기록들은 당시 주변의 도반들에게 상당한 관심거리였다.

더군다나 호흡 수련과는 무관한 것으로 생각되던 동식물과의 교류, 모래알 등 무생물과의 대화, 호풍환우의 체험, UFO라고도 불리는 우주 여행선 탑승 경험과 선진 인류와의 교류, 그 후의 무無와 공空으로 불리는 근원의 경험에 이르기까지의 모든 것이 하나로 설명이 가능한 궤적에 있음을 알고 나니 호흡이 바로 깨달음에 다가서는 길임을 알 수 있었다. 이런 경험들은 호흡 수련의 모든 과정에 대한 기록의 중요성이 더 절대적임을 알게 하였다.

나의 수행기는 그 후 점점 더 세밀하고 빠짐없이 기록되어 나갔다. 호흡의 길이와 방법은 물론 그 외의 아주 작은 메시지까지도 일기로 적어 나갔다. 호흡은 심신에 영향을 크게 미치고 있었으며 이렇게 매일 보고 듣고 체감하며 심신의 변화를 적어 나가는 것이 나의 매일의 일과였다.

모든 수행자가 나와 같은 방식으로 하는 것은 쉽지 않다. 개개인이 자신의 건강 상태나 기타 조건에 따라 가능한 수행시간을 맞춰서 해야 하기 때문이다. 따라서 나의 기록이 모든 이에게 절대적으로 적용 가능한 사례일 수는 없다. 하지만 이런 기록들이 많이 쌓인다면 하나의 틀을 찾아낼 수 있을 것이다.

매순간 수행기를 적어나갔던 이유

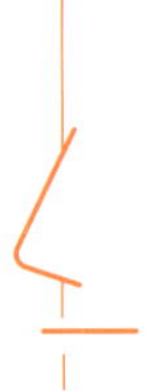

나의 수행은 모두 기록과 함께했다.

처음엔 하루 2시간, 점차 3시간~4시간, 그리고 5시간, 12시간, 나중에는 19시간.

수련의 수준이 깊어짐에 따라 자연스럽게 시간이 늘어나고 그동안에 느끼고 겪는 일도 너무나 많았다. 하루에 이렇게 오랫동안 수련한다는 것을 처음 듣는 사람들은 과연 이것이 가능할지 의심하기도 한다. 하지만 수련이 너무 재미있어서 잠자고 밥 먹는 시간도 아까울 정도로 빠져든다면 이것이 가능하다는 것을 이해할 수 있을 것이다.

일반인들도 재미있는 오락이나 도박, 마약 등 너무나 흥미로운 일을 할 때 1분, 1초가 아깝게 빠져드는 경우가 있다. 수련이 이것보다 몇백 배 더 재미있다면 어떻게 될 것인가?

보통 사람들은 하루 24시간 무의식적 호흡을 한다. 하지만 호흡 수련을 하면 수련 시간 내내 의식적 호흡을 하며 깨어있는 시간을 보낸다. 이 긴 시간 동안 내가 경험한 수련은 분초를 다툴 정도의 긴박감 속에서 초고속열차를 타고 지나가는 것처럼 속도감 있게 진행되었다.

하나하나의 질문과 답변이 상상을 초월할 정도로 깊이 있게 진행되며 하루에 나아가는 진도가 어떤 수업과도 비교할 수 없이 빨랐다. 그런 고속 수행에서 경험한 모든 것을 기억한다는 것이 도저히 불가능하다는 것을 알고 나서 아주 작은 하나하나까지도 적어놓아야만 한다는 생각이 들었다. 순간순간 일어나고 사라지는 수행 과정이 절대로 잊으면 안 될 내용들이었으나 그것을 모두 기억한다는 것은 애당초 불가능한 이야기였다.

그런 수행 과정에서 평소 내가 정확하게 생각하고 있지 않으면 통과가 불가능한 시험이 수시로 내려왔다. 그냥 수련이 아니라 과제이자 시험인 상황이 매 순간 이어지므로 그걸 하나하나 기억해서 답변한다는 것이 불가능하였다.

이런 상황 속에서 잠시라도 긴장을 풀었다가는 몇 시간이나 하루, 며칠이 순식간에 허송세월이 되는 것은 다반사였다. 적는다는 것은 기억하기 위한 방편이기도 하지만 후일 다시 그 기록을 들여다보면서 상기해야 할 내용들이기도 하였다. 호흡을 하지 않는 동안은 그때까지의 기록을 들여다보면서 다음 수련에 대비하는 일들이 당시의 일과였다. 하지만 그런 일들이 짜릿한 긴장 속에서 너무나 재미있고 흥미진진하였기에 가능한 일이었다.

하루 19시간의 호흡은 매일 수련을 더 하지 못하는 것이 너무나 아쉬울 만큼 재미있고, 그날의 수련을 마치는 것이 안타깝기 그지없었기 때문에 가능하였다. 이렇게 재미있는 것이 수련이라면 평생을 밥도 먹지 않고 이것만 하면 좋을 것 같다는 생각이 들기도 할 정도였다.

그러나 나도 처음부터 그랬던 것은 아니다. 앉아 있는 것이 힘들고 다리 아프고 잡념 속에서 헤매일 때는 하루 한 시간을 버티기도 힘들었다. 그러나 점차 앉아 있는 자세를 바로잡고 힘겨운 순간을 견디기를 일상화하면서 수련 중 불편함을 하나하나 이겨나가는 과정에서 점점 새로운 경지가 열리고 그러한 과정을 겪어 넘기면서 또 다른 차원으로 들어간 이후의 수련은 너무나 흥미진진하였지만 즐겁기 그지없는 고난의 연속이기도 하였다.

이런 재미를 모르는 사람들은 상상할 수도 없는 수행길이므로 목표는 알지만 방법을 몰라서 고행이라고 하였을 것이다. 하지만 수행이란 하기에 따라 고행이란 단어가 전혀 어울리지 않는다. 이렇게 재미있는 고행이라니? 그런 고행이라면 하지 못해 안달일 것이다. 수행을 하는 그 긴 시간 동안 일어나는 하나하나의 대화나 현상들이 모두 흥미진진하고 놓칠 수 없는 일들이었다. 이렇게 모든 질문과 답변, 시험과 극복의 시간들을 기록하고 비록 대리 출간이었지만 책으로 출간하였었기에, 이 기록들이 남아 수련의 길에서 느끼고 보았던 델타권우주의 근원, 선계의 에너지를 많은 사람들이 느껴볼 수 있기는 하였다.

이런 수행기는 처음에는 펜으로 종이에 적지만, 다시 PC에 입력하는 과정이 번거롭다 보니 나중에는 키보드로 바로 입력하게 되었다. 호흡과 채널링과 타이핑이 동시에 이루어진 것이다. 수련 시간 내내 타이핑 소리가 계속된다. 남들은 내가 뭔가를 입력하고 있는 줄 알지만 나는 고도의 집중 상태에서 수련 중이다. 하지만 호흡도 집중도 깨지지 않고 극도의 차분함 속에서 일정한 흐름을 유지한다. 타이핑은 무의식 속에서 이루어지고 있어서 내가 타이핑을 한다는 사실조차 잊고 있다. 내가 집중하고 있는 것은 매 순간의 호흡과, 단전의 열감, 들리고 보이는 현상, 텔레파시를 통한 채널링으로 전달되는 메시지일 뿐이다.

초침을 보면서 호흡을 한 지 오래돼서 시계가 무의식에서 작동되고 있다 보니 나 자신이 이미 시계가 되어 있어 따로 시계를 볼 필요도 없었다. 항상 날숨 30초, 들숨 30초의 호흡을 정확하게 하고 있고 습관적으로 호흡수와 시간을 세고 있어서, 열 번 호흡을 하고 시계를 보면 정확히 10분이 지나고 있고 60번 호흡을 하고 나서 살짝 시계를 보면 한 시간이 정확하게 지나고 있었다. 시계를 보는 것과 근원의 정보를 수신하는 것, 타이핑이 동시에 이루어진 것이다.

내가 수행하면서 느끼고 들은 바를 모두 세밀히 기록했던 이유는 수련 중 너무나 많은 것들을 보고 듣고 겪었지만, 그런 내용들이 어디서 쉽게 찾아보거나 물어볼 수 없는 일들이 많았기 때문이다.

실존하는 도道의 세계를 찾아서

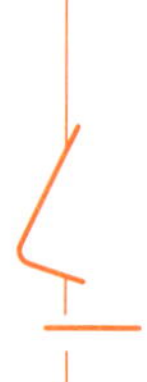

보통 사람들에게 도는 미신이자 환상의 세계일 수 있다. 하지만 수행자에게 道는 진리를 찾아 떠나는 길이다. 양자의 차이는 도道의 길에서 무엇을 보았는가이다.

도道를 득한 사람과 일반인의 차이는 무엇일까? 일반인의 존재는 입증할 필요도 없다. 하지만 득도를 한 사람도 분명히 존재한다. 그들은 세상과 우주의 이치를 터득하고 그것을 펴 나가는 삶을 살아간다. 수행의 길을 가는 사람은 득도의 실존을 구하는 사람들이다. 그러나 이 길에는 너무나 많은 위험이 있다. 진짜 수행자 0.1%를 사칭하는 99.9%의 사이비들이 있다. 이들을 쫓던 수많은 수행자가 그 길에서 너무나 허무한 종말을 맞이하기도 한다.

나의 수행기록으로 만들어진 '수선재'가 내가 알려준 내용을 제대로 전달하지 못하다가 여러 가지 허위 사실로 제자들을 호도하여 결국 청산의 길을 가게 되었듯, 많은 수련 단체들이 좋지 못한 결과를 맞이하기도 한다. 이 세상은 바보인 것처럼 보여도 결코 바보가 아닌 많은 사람들이 주류를 이끌고 있다. 명상했다 하여 일시적인 주목을 받을 수는 있지만 계속 속일 수는 없다. 그것도 남의 수행 일기에 대한 권한을 위임받아 자신의 이름으로 냈다 하여 그 안에 담긴 내용까지 가져갈 수는 없다. 이런 과정을 지켜보면서 대부분의 수행자가 목표 지점을 잘못 찾고 있음을 알 수 있다. 델타권이 목표임에도 영적인 단계인 세타권을 목적지로 잘못 알고 허술하기 그지없는 술수 몇 개를 수행의 종점으로 알고 있다. 수행하고자 했던 이들은 물론 영적 지도자 일부도 영적 존재와의 대화를 최종 목적지로 잘못 알고 있다.

근원델타권, 선계이라는 곳, 무無, 공空의 세계가 존재하는 곳이 있다는 것은 알지만 실증적으로 보여주는 방법을 찾지 못함으로써 자신도, 이 길을 가는 후학도 헤매는 일이 반복된다. 이런 길에 들어가는 수행자들은 영적 존재와의 대화가 목적지인 것으로 생각하지만 여기는 진리가 존재하는 곳이 아니다.

영적 시공은 속세와 가장 유사한 세계다. 이승의 훌륭한 분들도 생전의 본성을 그대로 가지고 가지만 이승의 사기꾼, 범죄자들도 죽어서 그들의 본성을 그대로 가지고 간다. 이러한 속성은 윤회의 사슬에서 벗어나지 않는 한 그대로 반복된다. 영계와 속계의 연장은 바로 윤회로 이어지고 있다. 수행자들의 최종 목표는 여기에서 벗어나고자 함이다. 수행의 과학화는 바로 이것을 위해 필요하다.

『선계에 가고 싶다』 등은 내가 호흡 수련을 하면서 겪었던 일들과 영적 스승님과의 문답을 적은 실제 수행일기다. 이 일기를 쓸 당시에는 일체의 가감 없이 있는 그대로 작성하였다.

이 수행기를 정리해서 출간한 M이 내용의 일부에 자신의 이야기를 넣으며 오차가 발생했다. 그 후 M이 독자적으로 수선재를 이끌어가며 본래의 방향을 상실하고 가르침에서 이탈하며 너무나 큰 업보를 만듦으로서 원래의 내용까지도 오해의 소지가 있었다. 만약 그가 올바른 수행자였다면 내가 전달한 내용으로 더 좋은 일을 할 수도 있었을 것이다. 그는 당시 수행기를 정리하면서 나로부터 전달받은 원고의 내용을 직접 경험하지 못하였으므로 어림짐작과 나름의 해석으로 설명할 수 있었을 뿐, 그것이 어느 단계에서 어느 정도의 중요성을 갖는 메시지인지 독자들에게 정확히 설명하지 못하였다.

당시 나는 매일 텔레파시로 채널링을 하는 과정에서 수신한 너무나 많은 모든 내용을 쉽게 넘길 수 없었다. 하지만 M이 자신의 의도로 변경한 자료들에 대해서는 원자료의 제공자로서, 이 길을 오는 사람들이 참고할 수 있도록 『선계에 가고 싶다』의 내용을 중요도에 따라 구분하고, 재정리하는 일이 필요함을 느꼈다. 이 글이 중간에 바뀐 것에 대하여 일부 오해가 있는 분들이 있는데 대장장이가 주방용으로 칼을 만들어 제공했는데 그 칼로 강도가 살인을 했다고 해서 대장장이가 강도의 책임을 함께 할 수 없는 것과 같은 이치로 생각하면 된다. 이 세상은 어떤 것도 선의로 사용할 수도 있고 악의로 사용할 수도 있다. 책임은 행위자가 지는 것이다.

"또 실패한다면 앞으로 다시 올 기회는 없다.
중요한 것은 절대 서두르지 않는 것이다.
가장 빨리 가는 방법은 차근차근 가는 것이다.

11

'일상의 숲'
호흡 수련 안내

수련 지도와 수행 가능성 – 메시지

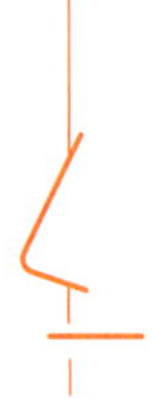

"– 타인에게 도의 길을 권할 수 있는지요?

• 아무에게나 권하면 헛수고가 될 것이다. 도의 향기는 어느 정도 인연이 되어야 맡을 수 있고, 도의 향기를 맡으면 저절로 이끌려 오게 되어 있으며, 온다고 하더라도 단계의 상승은 또 다른 차원이니 모든 것이 거의 지정되어 있다고 볼 수 있다. 이런 중에도 자신의 노력으로 변할 수 있는 변수는 상당하다고 하겠다. 수련이란 인연이 있어야 하는 것이니만큼 아무에게나 권할 것 없다.

– 인간의 수준을 높일 수 있는지요?

• 호흡으로 마음이 가라앉으면 정도의 차이는 있으나 진전을 볼 수 있다. 가라앉는 정도가 다르긴 하나 어느 정도는 가능하다. 호흡마저도 불가한 상태라면 그 이상의 진전은 생각지 않는 것이 좋다.

– 하늘의 뜻을 가장 효과적으로 펴는 방법은 어떤 것인지요?

• 스스로 행동에서 모범을 보이는 일이다. 자신의 마음에 걸리는 것이 없도록 하고 자신의 기준이 올바른 것인지 항시 확인토록 하라.

- 알겠습니다.

아무리 멀어도 그보다 가까운 것이 없고 아무리 가까워도 그만큼 예의를 지켜야 하는 것이 없으니, 이것이 사제지간의 관계이니라. 사제지간이란 이 세상우주에서 가장 가까우면서도 또한 가장 어렵기도 한 것이다. 사제지간의 예의로서 모든 사람을 대함은 대인관계에서 참으로 원을 남기지 않는 자세가 될 것이다.

이런 관계 속에서 한을 익혀라. 한은 한이요, 恨이요, 閑이요, 寒이요, 限이요, 韓이요, 루이요, 汗이요, 閑이요, 閒이요, 쭈이니, 이 한의 의미를 알고 수련에 다시 들어라.

- 알겠습니다."

나는 이 길을 알고 가는 것일까

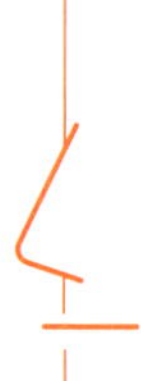

무엇을 찾아 혼자 그 오랜 세월 힘겹지만 즐거운 길을 걸어야 했을까.

내가 무엇을 원하는지 알기는 한 것일까.

어디로 가고 싶은지도 모르면서 걸었던 것은 아닐까.

내가 원하던 그것이 그곳에 있기는 한 걸까.

어떤 확신도 없이 그냥 걸었던 것은 아닐까.

가르쳐 줄 그 누구도, 지도地圖도 없는 초행길. 누군가가 걸어간 흔적도, 쉬었던 자리도, 어떤 이정표도 없다.

그냥 이쪽인가 보다 생각하면서 걸어갔던 길. 가다 보면 물어봐야 할 것이 너무나 많다.

무엇을 먹어야 할지, 무엇을 입어야 할지, 어떻게 살아야 할지, 어떻게 죽어야 할지에 이르기까지 우리는 늘 미로 속에서 헤맨다. 지금까지 내가 갔던 길은 걸어서도 간신히 갈 수 있는 길이었다. 누구에게 물어볼 수 없었던 것은 이런 길이 있다는 것을 아무도 모르기 때문이다.

길 없는 길을 가면서 길을 잃지 않은 것만도 다행이었다.

가끔은 누군가 걸어갔던 흔적이 있기도 했지만 대부분 누구도 걸어간 적이 없는 길을 걸었다. 노숙을 하기도 하고 맹수를 만나기도 하며 때로는 굶기도 하고 때로는 굴러떨어지면서 오직 앞만 보고 갔던 길처럼 그 누구의 보호도 받지 못하고 알려주는 그 누구도 없었던 길. 이런 길에서 목적지를 알려줄 누군가를 만난다는 것은 정말 어렵다. 그것도 정확하게 알려주는 사람을 만난다는 건 쉽지 않다. 길을 알려줄 수 있는 사람이 있다면 어디까지 알려주는 것일까? 하지만 길을 알려줄 아무도 만나지 못했다. 헛짚어 넘어지기도 하고 길을 잃기도 하는 험하디험한 길을 가다가 결국 무와 공의 경지에 도달해 보고 나서 그곳에 갈 수 있는 대동여지도 같은 수행 지도를 만들었다.

그 길을 손잡고 아주 자세히 알려주어도 가지 못하는 사람도 있었다. 중간에 내 손을 놓고 혼자 간다고 했지만, 길이 아닌 곳으로만 가다가 결국 목적지를 찾지 못해 사고를 당하고 말았다.

일상의 숨 수련생들이 가는 길은 고속도로다. 내가 이미 가본 길이므로 알려주는 대로만 한다면 더 이상 방향을 잃을 일도, 걸려서 넘어질 일도 없을 것이다. 여기저기 이정표도 있고 내비게이션도 있다. 그들은 누구보다 빨리 갈 수 있을 것이다. 중간중간 쉬면서 가도 남들이 뛰어가는 것보다 빨리 갈 수도 있다. 함께 가는 많은 도반들도 있다. 이 길은 그저 알려 주는대로만 가면 된다. 갖춰야 할 것은 나의 의지뿐이다.

앞으로 이 길을 더 빨리 가는 사람도 나올 것이다. 아무것도 없던 길에서 내가 찾아낸 길이 있었던 것처럼 내가 한번 갔던 길에서 누군가는 더 빠른 지름길을 찾아낼 수도 있을 것이다.

걸어가는 속도, 뛰어가는 속도, 말 타고 가는 속도, 차 타고 가는 속도, 고속철 속도에, 비행기 속도에, 광속에, 그 이상의 속도까지 우리의 수행 진도는 점차 빨라진다. 한번 놓치면 다시 잡기는 어렵다.

우리가 존재하는 이유는 진화다. 그저께보다 나은 어제. 어제보다 나은 오늘. 오늘보다 나은 내일. 내일보다 나은 모레를 위해 지금도 우리는 또 다른 지름길을 찾는다.

이제는 정말 그동안 낭비한 시간을 생각해서라도 더 이상 지체할 수 없다. 일 분, 일 초를 아껴가며 정진할 일만 남았다. 오늘도, 내일도, 모래도 쉼없이 가야 한다.

길도 알고 가는 방법도 알았으니 이제 더 이상 망설이지 않아도 될 것이므로.

일상의 수련지도 방식

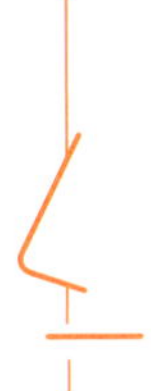

지금까지의 경험으로 보면 수행이란 만인만도가 될 수밖에 없다. 개인별 세부적인 지도가 따라야 신속한 효과를 거둘 수 있다. 모든 사람의 신체 조건이 다르며 습관이 다르고 수면시간이 다르며 식사 내용이 다르고 환경이 다르며 수행 경력이 다르다. 경험이 다르며 오감의 감도가 다르고 지식의 유형이 다르며 반응이 다르고 익숙해지는 시간이 다르다.

호흡의 길이가 다르고 축기의 정도가 다르며 기혈 순환의 강도가 다르고 순환의 시간이 다르며 순환 시 느낌도 다르다. 단순히 줌 강의만으로 도제식으로 해야 할 수행을 한다는 것은 쉽지 않다. 따라서 개괄적인 내용은 줌으로 하지만 개별적인 수행 과정에 대한 점검은 호흡일지 제출과 이를 통한 진도 분석 그리고 중요한 단계에서 대면 점검을 통한 개인지도의 형식으로 해 나간다. 지금까지 어느 단체에서도 해본 적이 없는 방식의 지도로 개인별 최대한의 역량을 발휘할 수 있도록 진행하고 있다.

수행은 선생이 아무리 잘 알려줘도 본인이 체득해야 진도가 나간다. 일상의 숨에서는 그 과정에서 거의 개별적이고 지속적인 지도 점검을 한다. 수련생들은 자신의 수행일지를 세밀히 작성해서 개별 피드백을 받고 특이 사항 발생 시 즉각 전달해서 지침을 받고 있다.

이 과정에서 모든 질문은 최대한 신속한 답변을 우선으로 한다. 수련 지도는 내가 확실히 알고 있는 것의 80% 정도 알려주고 그 이상 본인이 터득하도록 하는 것이 좋다. 수련 과정에서 얻는 느낌은 반드시 확인하고 말하는 것이 좋다.

일상의 숨에서는 수련법에 대한 방법론도 복잡하지 않으며 수련복은 물론 정해진 수련 시간도 없고 수련을 위한 이론이나 복잡한 준비 과정 등도 필요치 않다. 호흡 수련은 그야말로 다른 어떤 것도 필요 없이 내 몸 하나로 내가 편안한 곳에서 내가 편안한 복장으로 할 수 있는 가장 간편하고 단순하며 편안한 수행이기 때문이다.

불필요한 것은 하지 않으며 오직 수련에만 집중하게 하는 것. 모든 단체에서 하는 흔한 회식 하나 없다. 모든 것은 수행에만 초점이 맞춰져 있으며 회원들 간의 사적 교류나 만남 또한 잡념의 요인이 될 수 있기에 꼭 필요한 것이 아니라면 하지 않도록 하고 있다.

수련은 수련으로 하는 것이다. 수행자는 수행으로 말하면 된다.

수련지도에 대하여 – 메시지

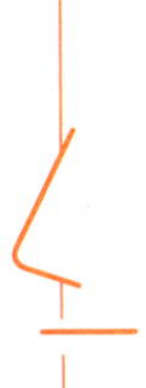

"– 본격적인 수련 지도에 대하여 여쭙고자 합니다.

• 정말로 네 마음에 거리낌이 없느냐?

– 없습니다.

• 진정 거리낌이 없느냐?

– 없습니다.

• 정말 없느냐?

– 없습니다.

• 좋다. 그러면 해라. 하되 모든 것은 하늘의 일이지 누구의 일이 아니다. 하늘의 일을 함에 망설임이나 주저함이 있을 수 없다. 하늘의 일은 자기 일인 것이다. 하늘의 일을 내가 대신하는 것이 아닌, 나의 일을 내가 하는 것이다.

하늘은 나이며, 내가 하늘인 것이지, 하늘이 따로 있고, 내가 따로 있는 것이 아니며, 선생이 따로 있고, 내가 따로 있는 것이 아닌 것이다. 모든 것은 하나이며, 그 하나 안에서 일어나는 일인 것이다.

하늘을 봄에 거리낌이 없는 것은 그것이 바로 나이기 때문이다. 하늘은 곧 자신自信이요, 자신自身이며, 나이고 우리인 것이다. 하늘의 뜻은 곧 나의 뜻이요, 나의 뜻은 곧 하늘의 뜻이다. 하늘의 뜻이 따로 있고, 나의 뜻이 따로 있는 게 아니며, 모두 한 뜻이다. 인간이 모두 어느 정도 이상의 등급에 속한다면 이러한 뜻을 가르칠 필요가 없었다.

하늘이라고 해서 선의 세계만 있는 것은 아니며 한편에는 악의 존재들도 있다. 그러나 우리가 지향하는 바는 바른 길이며 따라서 우리가 가고자 하는 곳도 바른 길인 것이다. 격에 어울리지 않는 인간이 있다면 호흡으로 가다듬도록 해 주고, 격에 맞지 않는 인간이 있다면 호흡과 기운의 변화로 자신의 길을 찾아갈 수 있도록 하여 주는 것이 도를 펴는 입장에서 해야 할 일이다.

멀리한다고 멀리 되는 것도 가까이하고자 해서 가까이 되는 것도 아닌 그저 그만큼의 자리에서 자신의 길을 가고 있음이나, 깨인 영으로 밝음에 다가갈 수 있도록 하여 주는 것이 먼저 간 사람의 도리이니라.

－ 알겠습니다.

• 망설임은 곧 포기를 의미하는 경우도 있느니라. 주저함이 없는 자신감만이 살려줄 수 있을 것이다.

－ 알겠습니다."

고르고 긴 호흡 – 델타권으로 가는 조건

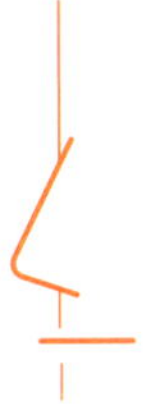

고른 호흡

호흡을 고르게 한다는 것은 전신의 상태를 고르게 한다는 것이다. 호흡을 고르게 하다 보면 내 몸의 상태가 상당히 안정된다. 호흡이 길고 느리게 안정되면 몸도 더욱 평온한 상태로 변하며 호흡이 아주 고른 상태로 지속되면 몸의 리듬도 고르게 변화한다. 이 리듬은 무의식에까지 영향을 미치고 나의 모든 것이 그 리듬에 맞춰 조절된다.

호흡만이 뇌파의 상태를 세타파, 델타파로 진입하게 하는 것은 바로 이런 고른 상태가 나를 그 주파수와 공명하도록 만들기 때문이다. 우리가 평소 하는 무의식적 호흡을 몸의 상태가 결정하는 것과 달리 의식적인 고른 호흡은 몸의 상태를 고르게 한다.

시작할 때나 마칠 때나, 어제나 오늘이나, 한 달 전이나 한 달 후나, 시간이 갈수록 점점 고르게 호흡을 해야 한다. 호흡을 고르게 하는 것은 한석봉 어머니의 떡 썰기와 비교할 수 있다. 한석봉의 어머니는 불을 끄고도 고른 크기로 떡을 썰었다. 그에 비해 한석봉은 스스로는 글자를 고르게 쓸 자신이 있다고 생각했지만, 그가 쓴 글자는 고르지 않았다. 숙련이란 결코 짧은 시간에 이루어지지 않는다. 오랜 시간 갈고 닦은 것은 언제나 결정적인 시점에 빛을 발한다. 호흡에서 가장 필요한 것이 바로 오랜 시간 다져진 내공으로 만들어낸 고른 호흡이다.

호흡의 핵심은 정밀화, 균일화이다. 날숨과 들숨이 고르게 되어야 하며, 속도도 동일해야 한다. 대량생산을 하는 공장에서 제품을 생산할 때 필요한 용어 같지만, 이 단어들은 호흡을 설명할 때 필요한 용어들이다. 호흡을 고르게 하지 않으면서 나의 심신을 고르게 할 수는 없다. 내가 최고의 균일한 호흡을 하지 않으면서 델타권과 공명을 일으키는 것은 불가능하다. 내가 불량 제품의 수준인데 우주 최상의 경지인 델타권과 일체가 될 수는 없다. 최고의 상근기들이 최고의 노력으로도 도달할까 말까 한 곳이 델타권이다. 마음을 강하게 갖고 있어도 실제로 행동화하는 것은 또 다를 수 있다. 그 오차를 줄이는 것이 수행자가 해야 할 일이다.

검법을 익힌 사람이 눈을 감은 채 앞에 있는 콩알을 느낌만으로 정확하게 절반으로 쪼갠다면 어떻게 생각할 것인가? 실제로 이런 것을 가능하게 하는 것이 우리에게 잠재된 능력이다.

길이와 무게를 정확하게 측정할 수 있는 장비가 없을 때는 동일한 크기와 무게를 가진 물건을 만드는 것이 쉽지 않았다. 그러나 과학기술이 발전되고 측정 장비가 고도화된 이후에 백만분의 1mm 이상까지도 측정이 가능한 세상이 됐다.

우주 최고의 진화를 이루는 길에서 오차는 절대 허용되지 않는다. 우리의 목표는 델타파 최하단에 존재하는 주파수 0, 즉 오차 Zero의 경지다. 우리가 인간의 몸으로 있는 한 이런 오차를 극복하는 것은 쉽지 않다. 하지만 최선을 다해서 거기에 다가서려고 노력했을 때 우주의 일원으로 인정받을 수 있다. 0.0001은 오차를 최소화하기 위한 인간의 노력을 설명하는 단어이다.

긴 호흡

호흡이 아무리 고르다고 해도 그 호흡이 길어야 한다. 호흡이 길어지는 것은 단시간에 되지 않는다. 우리가 하는 호흡에서 강도의 기준은 산소포화도이다. 체내의 산소포화도가 유지되어야 수행의 수준이 향상된다.

평소 우리는 분당 12~20회 정도의 호흡을 한다. 보통 날숨이나 들숨을 합쳐서 3초에서 5초 정도의 호흡을 한다. 이런 호흡은 알파파 정도를 느끼는 것은 가능하지만 그 이상은 어렵다.

호흡의 길이가 날숨 15초, 들숨 15초 정도가 되면 한 호흡에 30초 정도가 된다. 이 정도의 호흡이 수행 초기의 호흡으로 보통 세타권 진입이 시작되는 호흡이다.

그 이상 호흡을 고르고 길게 해서 날숨 30초, 들숨 30초의 호흡을 서너 시간 이상 유지할 수 있어야 델타권 진입이 가능하다. 초침이 있는 시계를 보면서 내 호흡 시간을 확인해 보고 숨이 가쁘지 않을 때 1초씩 늘리는 호흡을 하다보면 점차 호흡의 길이가 익숙해져서 시계를 보지 않고도 나의 호흡 길이를 알 수 있게 된다. 나의 경우는 초침이 있는 벽시계를 앞에 놓고 서너 달 이상 호흡의 길이를 측정하면서 단련했다. 나중에는 눈을 감고 호흡을 하면서 지금 20초가 되었다고 생각하고 살짝 눈을 뜨고 보면 초침이 정확하게 20초를 지나고 있고, 30초가 되었다고 생각하고 초침을 보면 30초에 가 있었다. 그 후에는 한참 있다가 바늘을 보아도 거의 내가 예상한 시간에서 벗어나지 않는 시간이 이어졌다.

우리 몸의 안정상태를 유지하는 데 가장 중요한 도구인 호흡을 들쭉

날쭉하게 한다는 것은 내 몸의 상태를 고르지 않게 하는 것이다. 처음부터 호흡의 길이는 재보지 않고 느낌만으로 동일한 길이의 호흡을 하는 것은 불가능하다. 호흡을 통하여 철저한 안정상태로 진입하며 그것이 나와 일체화가 되어 무無의 경지와 일체화하는 것은 더더욱 훈련이 필요한 일이다. 이런 길을 넘어서 가는 것이 수행자의 길이다.

단전열감과 다원집중

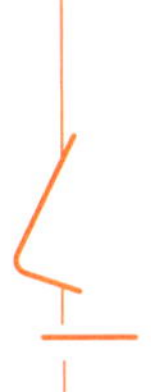

단전열감: 축기와 집중의 지표

집중도와 축기 정도는 단전의 열감으로 확인된다. 단순히 열감을 느끼는 것만으로는 안 되며 그 열감이 지속적으로 강도높게 유지되어야 한다. 균일한 긴호흡을 하면서 단전의 따끈따끈한 열감이 호흡을 시작해서 마칠 때까지 고르게 유지되어야 한다. 열감은 단전에 집중하는 정도를 측정하는 방법의 하나이기도 하다.

지금은 단전의 열감을 측정하는 방법이 마땅치 않지만, 앞으로는 단전의 열감을 측정하는 방법도 개발될 것이다. 그렇게 되면 호흡 수련의 과학화가 진일보할 것이다. 단전의 열감이 없거나 오르락내리락한다면 아직 집중도가 충분치 않다는 것이다.

동물원에서 아기의 머리가 호랑이 우리 안으로 들어가고 호랑이가 슬슬 다가오고 있을 때 장정 몇 명이 덤벼들어서 철창을 벌리고 아이를 꺼내려고 해도 못 꺼냈는데 아기 엄마가 한순간에 창살을 벌리고 아기를 꺼냈다는 초인적인 이야기가 있다. 이렇게 우리는 상상하지 못했던 힘을 발휘하는 몸과 마음을 가지고 있다. 몸과 마음이 합쳐지면 상상할 수 없었던 힘이 발휘되는 이유는 무엇일까? 그 힘은 원래 내가 가지고 있었는데 사용하지 않았던 힘일까? 나와는 관계가 없던 힘일까? 그 힘은 내가 가지고 있었지만 사용하지 않았던 힘이다. 이런 힘을 우리는 어디에 사용했을 때 가장 값어치 있게 썼다고 할 수 있을까?

내가 할 수 있는 마지막 진화의 길. 이제 나에게 줄 수 있는 가장 큰 선물, 델타인이 되는 길 그 길을 위해 최선을 다해 보는 것은 어떨까.

다원집중: 축기의 생활화

호흡 수련을 할 때 축기와 운기 등 모든 과정에 동시에 집중하는 것이다. 이것을 하게 된 동기는 수행의 여러 단계를 동시에 하지 않으면 효율적인 수행을 할 수 없다는 것을 알고 나서부터이다. 단전에 집중하고 호흡을 하면 단전에 열감이 생기는데, 집중이 깨지면 바로 열감이 식어 버린다. 다른 일을 하면서도 단전의 열감을 식지 않도록 하기 위해서는 단전에 집중한 상태에서 동시에 다른 수행도 할 수 있어야 했다. 그중에 가장 중요한 것은 단전 집중을 놓치지 않는 것이었다. 단전 집중을 놓치지 않은 상태에서 평상시 업무를 처리하기 위해서는 상당한 노력이 필요했다.

다원집중 연습을 할 때 처음으로 습관화하는 것이 시간 측정인데 시계를 보면서 호흡을 함으로써 날숨과 들숨을 일정하게 하는 습관을 만들기 위함이다. 처음부터 시계를 보지 않고 날숨과 들숨의 시간을 확인해서 동일하게 맞추는 것은 불가능하며 호흡의 길이를 맞추지 않은 상태에서 내 몸의 상태를 균일하게 만드는 것도 불가능하다. 호흡이 들쭉날쭉하면 몸의 상태가 고르게 되지 않으며, 몸의 상태가 고르지 않으면 내가 받고자 하는 주파수의 정보를 계속 이어서 받을 수 없다.

벽시계를 사용하라고 하는 이유는 시계가 커서 눈을 살짝만 떠도 초침이 보이기 때문이다. 처음에는 시계를 보면서 시간을 확인하지만, 점차 내 몸이 시계가 된다. 나중에는 눈을 감았다 뜨면 25초, 30초가 지났음을 저절로 알게된다. 이런 식으로 내 몸과 시계가 하나가 되어야 한다.

인간의 몸은 우리가 상상하지 못했던 것을 가능하게 하기도 하고 우리의 마음은 평소에는 생각하지 못했던 것을 생각할 수 있기도 하다. 이런 초인적인 능력은 집중에서 나온다. 집중은 무념으로 가는 지름길이다.

다원집중의 고도화는 우리가 생각지 않았던 여러 가지를 가능하게 하는데 그것이 익숙할수록 더욱더 큰 일을 할 수 있다. 그중에 가장 큰 일은 나의 진화를 결정적으로 앞당기는 일이다. 진화의 정점에 무無나 공空, 영점장과 일치되는 길이 있다.

축기, 수련의 시작이자 끝

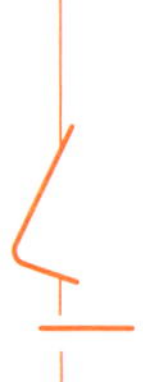

축기란 집중해서 내 몸 안에 에너지를 모으는 것이다. 축기는 수련의 시작부터 끝까지 함께 해가야 한다. 한순간도 멈추지 말고 지속적으로 해 나가야 하는 것이 축기다. 비움에 집중하는 과정에서 에너지를 모으는 것을 잊으면, 무無가 아닌 허虛가 되어 부작용을 초래하게 되므로 수련하지 않은 것만 못할 수도 있다.

잡념의 강도와 에너지의 순도는 반비례하며, 비움의 정도와 에너지의 순도, 집중의 정도와 에너지의 밀도는 정비례한다. 이러한 관계 속에서 순도 높은 에너지가 강도 높게 모이면 결국 그 어느 것도 일도양단할 수 있는 우주 최강 마음의 검을 만들어낼 수 있다.

수련이란 하나하나의 모든 과정에 에너지가 필요하며 에너지가 있어야 진도가 나간다. 손가락 하나 움직이고 호흡 한 번 하는 모든 동작도 에너지가 필요하다. 수련이 진행될수록 난이도가 점점 높아지며, 따라서 필요한 에너지량도 점점 더 많아지고 강도도 높아져야 한다.

초등학교 과정과 대학원 과정의 난이도가 다르고 교수진도 다르며 등록금도 다르듯 수련의 난이도가 높아지고 집중도가 높아질수록 순도 높고 강력한 에너지가 더더욱 많이 필요하다. 따라서 끊임없이 에너지를 모아서 비축하는 과정이 필수적이다.

그럼에도 호흡 수련에서 에너지를 모으는 과정은 축기뿐이고 나머지 모든 과정은 에너지를 사용하는 과정이다. 이 우주에서 어떤 것도 에너지를 사용하지 않고 이루어지지 않는다. 하물며 범인凡人에서 무無와 공空의 경지에 도달하는 것은 최고의 노력을 기울여야 하는 과정이다.

산속에서 발원한 물줄기가 개천이 되고 강물이 되며 점차 바다로 흐른다. 우리는 이렇게 흐르는 물을 식용이나 농업용수, 공업용수로 사용해 왔다. 하지만 이런 수준에서 좀 더 노력을 기울여서 댐을 만든다면 그 댐에서 흐르는 물로 발전해서 어둠을 밝히고 공장을 돌리며, 많은 물자를 생산할 수 있다. 수행하지 않은 범인을 자연 하천에 비유한다면 수행자가 수련해서 축기를 한 경우는 큰 강에 만들어진 다목적 댐과 같다. 따라서 필요한 경우 필요한 만큼 적절하게 물을 사용해도 고갈되지 않도록 하는 것과 같다.

자연 하천에서 흐르는 물은 가뭄이 들면 사용할 수 없기도 하고 홍수가 나면 피해가 발생하기도 하지만 다목적 댐이 만들어지면 가뭄이나 홍수가 와도 필요한 곳에 필요한 만큼 용수를 사용할 수 있다. 단전에 축기를 하는 것은 수행자가 수련하는 과정에서 필요할 때 필요한 만큼 에너지를 사용할 수 있도록 에너지의 댐을 만드는 것이다.

선과 악이 공존하는 세타권 통과도 어렵지만 절대 선의 경지인 델타권을 통과하는 것은 정말 숨 막히는 긴장의 연속으로 충분한 에너지의 공급 없이는 절대로 곱게 지나갈 수 없는 시공이다.

수련의 단계가 올라가면 주어지는 문제의 난이도 역시 높아진다. 조우하는 문제의 수준이 점차 어려워지다가 나중에는 도저히 풀 수 없을 것처럼 생각되는 문제들에 직면할 때 해결의 실마리는 기어이 해답을 찾고야 말겠다는 멈추지 않는 끈기에서 나온다. 이 끈기를 만들어내는 것이 에너지이며 그 에너지를 만들어 주는 것이 축기다.

수없이 부딪치는 난제를 격파하면서 나아가다 보면 드디어는 여기가 끝임을 알 수 있는 단계에 도달한다. 하지만 그곳에 도달하기 위해 가장 필요한 것은 꾸준히 에너지를 모음으로써 절대로 나의 에너지가 고갈되지 않도록 하는 축기다. 이 길에서 에너지의 고갈은 너무나 무서운 것이어서 한번 어긋나면 다시 도전할 수 없기도 하고 목적지를 한 발짝 앞두고 무릎을 꿇게 할 수도 있다.

에너지란 마치 통장 속의 잔고와 같아서 절대로 한도 이상 사용하는 일이 없어야 한다. 정상적인 수행을 하지 않은 자들이 축기를 하지 않고 기초적인 장난에 에너지를 사용하다가 에너지가 고갈된 나머지 건강을 잃고 비명횡사를 하기도 한다. 에너지의 고갈은 결국 수행 자체를 할 수 없도록 주화입마에 들게 하기도 하고, 수행자를 더 큰 괴로움 속으로 이끌기도 한다.

수행 길은 편하고 즐거운 일만 있는 꽃길이 아니다. 오히려 우리에게 배움을 주는 것은 어렵고 힘겨운 과정이다. 그런 과정을 이겨내면서 내가 진화하고 그 진화의 끝에 지금까지의 모든 업보조차도 벗어나게 되는 것이다.

이 길에서 우리는 지금 3차원 세계에 있다. 완성은 15차원이다. 시공을 벗어나는 것은 7차원 이상에서 가능하다. 하지만 지금은 4차원도 설명도 잘 이해가 안 될 수 있다. 오직 경험만이 그것을 가능하게 한다. 알파권에서 세타권으로, 세타권에서 델타권으로 들어가서 시공을 벗어나게 될 때까지 하나하나의 과정을 밟아 올라갈 때마다 우리가 필요로 하는 에너지의 순도와 밀도, 강도는 비교할 수 없이 높아진다.

아무리 에너지가 많아도 필요할 때 적절히 사용하지 못한다면 없는 것과 같지만 필요할 때 필요한 만큼 사용할 수 있다면 양이 적더라도 수련이 멈추는 일은 없을 것이다. 축기가 수련의 시작이자 끝임은 바로 이렇게 전력을 다하여 순도 높고 강력한 에너지를 지속적으로 모을 수 있도록 해주는 가장 중요한 방법이기 때문이다. 이러한 축기가 가능할 때 우리는 모두가 그토록 염원해 마지않았던 무無의 경지에 도달해서 진화의 여정을 마무리할 수 있다. 하늘은 스스로 자신을 지킬 수 없는 수행자를 지켜주는 경우는 절대 없다.

자신을 지킬 수 있는 길은 오직 축기에서 시작되고 축기에서 마무리된다.

질문수준이 그 사람의 수행경지

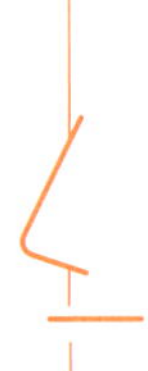

수행을 하면서 가장 필요한 것은 질문을 할 줄 알아야 한다는 것이다.

수행을 시작하면서 평소에는 생각지 못했던 여러 가지 상황을 만난다. 사람이 아무도 없는데 평소 들리지 않던 목소리로 누군가가 말을 걸어온다든가, 들리는 곳도 귀가 아닌 머리로 들린다던가, 갑자기 보이지 않던 무엇이 보인다던가, 시각이 평소처럼 눈으로 보이는 것이 아닌 머리로 보인다던가, 바람도 안 부는데 갑자기 생각지 않았던 기적인 움직임이 느껴진다든가, 매일 수련 중 불편했던 것이 어느 날 불편하지 않았다던가 등등의 새로운 경험을 하게 된다. 누구에게서도 듣지 못했던 새로운 경험들을 하고 그 이야기를 도반들에게 전했을 때, 자연스럽게 받아들이는 경우가 있는가 하면 이상하게 취급을 받기도 한다.

수행 중에 일어나는 현상은 타인의 상상을 불허하기도 한다. 그래서 어떤 질문이든지 터놓고 논의할 수 있는 분위기가 수행의 진행에 영향을 준다.

수행 분위기가 안 좋으면 아무 질문이나 할 수가 없다. 어떤 질문도 가능한 분위기는 선생이 만들어야 하는데 선생에게 질문했을 때 선생이 답을 모르면 정확한 해답을 말하지 않고 엉뚱한 말로 돌려대거나 제자에게 공부를 덜했다는 등 책임 전가를 할 수 있다. 제자들의 질문에 답을 하지 못하는 시점은 선생이 그 자리에서 내려와야 하는 때이다. 실력 없는 선생이 모르면서 계속 자리에서 비켜주지 않으면 그 단체는 발전이 어렵고 계속 후퇴할 수밖에 없다. 정신계란 물질계와 달라서 물질적인 사고에 젖어 있을 때는 상상하지 못했던 일들이 생길 수도 있다. 물질은 하나+하나=둘이지만, 정신계는 하나+하나=수백, 수천이 되기도 한다.

물질계에서 불가능한 것이 정신계에서 다반사로 벌어지고 그것이 우리의 의식을 발전시키는 데 큰 역할을 하는 이유는 우리의 고정관념이 어느 범위에서 벗어나지 못하지만, 어떤 동기가 부여되었을 때 극적인 변화가 가능할 수 있기 때문이다. 하지만 정신 수련을 하면서 그 세계에서 벗어나 보면 너무나 많은 것을 우리가 알지 못했음을 알 수 있다. 이런 발전의 계기는 대부분 깊은 명상 상태에서 일어난다. 차분한 상태에서 느껴지는 의문은 우리가 수행에서 정말 필요한 질문이 되기 때문이다.

이러한 질문은 점차 많아지다가 나중에는 점점 없어진다. 모든 것이 하나로 귀결되면서 모든 질문의 해답이 하나로 정리된다. 그 하나는 바로 영0이자 공空이며 무無라고 하는 수행자의 목표다.

이렇게 목적지를 찾아가는 과정에서 만나는 상황은 들어본 적도 없고, 어디에서도 근거를 찾을 수도 없는 경우가 많다. 사람마다 다른 경험을 하는 만인만색의 질문을 모두 책으로 써놓을 수는 없다. 그래서 '이게 뭐지?' 하는 질문에 부딪힐 때 정확한 답변을 해주는 선생이나 도반이 옆에 있다는 것은 상당히 중요하다. 정상적인 수행을 정법으로 해 나간 도반은 너무 큰 도움이 된다.

항상 질문거리를 찾아내고 그 질문에 대한 해답을 추구하고 정답을 찾아내며, 한 발짝씩 나아가는 것은 수행의 가장 큰 즐거움이자 나의 경지를 확인하는 방법이기도 하다. 수행자가 질문이 없다면 수련이 진전 되지 않는다는 말과 같다. 매일 물어보는 것은 그래서 아주 중요하다. 하지만 수련을 제대로 하지 않는다면 몇 달이 가도 물어볼 것이 없을 것이다.

수련은 의문점을 해결한 것만큼 앞으로 나아간다. 질문이 없다면 진 도가 나가지 않은 것이며 의문이 있음에도 해결하지 않았다면 그 단계 를 극복하지 못한 것이다. 어떤 느낌도 그 느낌의 원인을 분석하고 과정 을 이해하며 결과를 끌어내는 것을 습관화하지 않는다면 그 과정에서 경험한 것들이 내 것이 되지 않는다. 한낱 동작 하나를 익히는 데도 제 대로 하려면 많이 노력해야 하는데, 정신적인 것이라고 해서 그런 노력 이 필요하지 않다는 것은 오산이다.

보이지 않으므로 더 노력해야 하고, 더 느낌을 살리기 위해 노력해야 하며, 결과를 추구하기 위해 애써야 한다. 완전히 이해하고 내 것으로 만들지 않아도 내 것이 되는 것은 없다.

질문할 줄 모르면 답을 찾아내는 것은 절대 불가능하고 답을 찾아내 지 못한다면 영영 수행은 제자리에 있을 것이다. 선생의 수준도 영향을 미치지만, 모든 해답을 스스로 찾아낼 수 있게 되는 것이 최선의 수행이 다. 이런 것이 바로 화두참선과 일맥상통하는 것이며, 수행의 속도를 높 이는 방법이다. 모든 질문에 스스로 생각해서 해답을 찾을 수 있게 되면 선생이 필요 없는 경지에 도달하게 된다.

델타권에 도달하면 선생이 없다. 스스로 해답을 찾아낼 수 있어야 자 신의 역할을 할 수 있는 곳이 바로 이곳이기 때문이다. 있기는 하지만 스스로 풀어나가는지 지켜보기만 할 뿐 어떤 질문도, 답변도 하지 않는 다. 모든 것을 혼자 답을 찾으면서 해결하는 것은 장차 선생이 될 수 있는 자격이 있는지 검증하는 과정이기도 하다. 최종 단계에 도달할 때까지 해도, 달도, 별도 없이 지도도, 나침반도, 이정표도 없는 머나먼 길을 어떤 동료나 선후배와의 교류 없이 오직 혼자 간다고 생각해 보라. 수행의 단계는 직접 겪으면 왜 그런 커리큘럼으로 되어 있는지 체감하면서 알게 된다. 델타권에 가보지 않은 사람에게 델타권을 설명하라고 하면 지상의 일들을 비교해서 설명할 것이다. 하지만 인간 세상은 델타권의 지식에 비하면 1/천억 조도 되지 않는다. 델타권은 절대자의 시각으로 완성된 자를 길러내는 곳이란 것을 알면 그 구조와 기능이 짐작이 갈 것이다. 이러한 델타권에 대한 이해는 수행의 척도를 확인하는 가장 직접적인 방법이기도 하다. 가봤는지 가본 척하는지 말만 들어도 바로 알 수 있기 때문이다.

"우리는 그냥 말을 하지만 그들은 진리를 말한다.
우리는 지식을 말하지만, 그들은 지혜를 말한다.
우리는 하늘과 땅을 말하지만, 그들은 우주를 말한다.
우리는 삶과 죽음을 말하지만, 그들은 영원을 말한다."

일상호흡을 세상에 펴는 이유

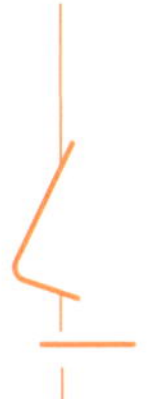

수행 초기 함께 수행을 했던 도반들과 내 사무실에서 이런저런 도담을 나누곤 했는데 내 수행기를 출간하면 어떠냐는 제안들을 했다. 그중 원고 출간에 관심을 보이던 문화영^{이하 M}이 정리해서 출간하는 것으로 진행되었다. 수행기를 정리할 시간이 없는 나로서는 차선의 대안이었다. 원고가 마무리되자 제목을 고려하다가 『선계에 가고 싶다』로 하기로 하였다.

출간 며칠 후 저자와의 대화가 있었고 독자 몇 명이 M에게 수련 지도를 요청한 것이 발단이 되어 이 모임이 수선재의 시작이 되었다.

M을 통해 출간되었지만, 나의 수련기이다 보니 M은 작은 일이라도 나에게 매사를 세세히 물어보면서 진행하였다. 평균 하루에 한 번 이상 물어보고 지도받았다.

『선계에 가고 싶다』를 정리해서 출간할 당시에는 나도 그때까지 정리한 수행기를 수행하는 사람들에게 알려주고 싶다는 순수한 마음이었다.

S 단체 초기 나에게 매사를 세세히 물어보면서 진행하던 M은 6~7년 후에 자신이 S 단체를 독자적으로 운영해 보겠다고 해서 그렇게 하라고 하였다. 당시 M에게 아직 핵심 수행법을 전해주지 않았으므로 혼자

서 수련생들을 이끌 수는 없을 것이니 얼마 가지 않아 스스로 잘 모름을 깨닫고 다시 물어볼 것이라 생각하였다.

그 후 M이 "수행자들에게 그릇된 지도를 하고 있다."라는 이야기가 간간이 들려왔다. 일부 오해에서 비롯된 이야기일 것이라 생각하고 흘려 넘겼으나 그 후 수련생들에게 이혼을 권장하는 등의 비상식적 주장으로 수많은 제자가 경제적 고난을 겪게 만드는 등 되돌릴 수 없는 과오를 범하였다는 것을 알게 되었다.

하늘의 가르침이 잘못 전달되는 것을 보며, 어느 시점에서 M과 이야기하여 모두의 오해를 풀고 올바른 방향을 제시하려 했으나 그가 바람직스럽지 않은 방법으로 세상을 등졌음을 후에 알게 되었다. 이제는 나의 역할만이 남아 있었다.

『선계에 가고 싶다』 책을 다시 보니 출간된 내용에서 수정해야 할 부분이 많이 보였다. 소중한 수행기록을 사장시키는 것보다는 낫다고 생각하여 시작했던 대리출간이었으나 M이 실제 수행을 하지 않은 상태에서 잘못 전달함으로 여러 도반에게 생각지 못한 피해를 주게 되었다. 그 모든 것을 바로잡고자 2023년 여름에 시작한 개인 블로그 일상의 숨-선계에 가고 싶다. 진실를 통해 사람들은 진실을 알게 되었고 잘못 전달된 내용이 올바로 전해지는 계기가 되었다. 아래 글은 M이 나의 수행기를 정리하여 대리출간하도록 전권을 위임해 준 것에 대한 감사의 마음을 『선계에 가고 싶다』, 『한국의 선인들』에 기재한 내용이다.

선도수련의 선배이신 일상日常 사형께는 마음 숙여 큰절을 올린다.

1997년 11월 서울 잠실에서 문화영

『선계에 가고 싶다』 에필로그, 1999년도판 393쪽이 책이 감히 "다큐멘타리 한국의 선인들"이라는 거창한 제목을 달고 나오게 되기까지 도움을 주신 모든 분들에게 감사드린다.

──────── 나의 공부를 검증해 주신 일상日常 사형께는 마음 숙여 큰절을 올린다.

『한국의 선인들』에필로그, 1999년도판

이 책은 이미 이승을 떠난 사람과 다투고자 함이 아니라, 고인이 내 수행기로 저지른 과오를 바로잡고 수행의 길에서 자신의 목표를 이루고자 하는 사람들에게 도움이 되고자 하는 마음에서 시작되었다. 인연이 된다면 이 책을 통해 올바른 해답을 찾을 수 있을 것이다.

"호흡의 정확한 지식과 그것을 사용하는 방법은
호흡을 배우는 사람들에게 가장 큰 선물을 준다.
그러나 인연이 되지 않는다면 바로 옆에 왔다가도
배우지 못하고 떠나갈 것이다. 그것은 바로 그동안
본인이 어떻게 살아왔는지가 결정할 것이다."

호흡으로 닿은 진화의 끝

나는 지구에 존재하는 한 끝없는 도전과 극복을 하며 살아갈 것이다. 여기는 선과 악이 절반씩으로 구성되어 있으며 계속 인간의 역량을 시험하고 진화의 길을 갈 수 있는 자들을 걸러내는 거대한 시험장이기 때문이다. 고향을 찾아 길을 나섰던 많은 수행자가 이 길에서 시험에 걸려 다시 윤회의 장으로 돌아가고는 한다.

선善의 방향으로 가는 자들은 진화의 길을 갈 수 있을 것이다. 하지만 반대의 길을 가는 자들은 퇴보의 길을 갈 것이다. 우주의 중심을 향해 가는 자들은 깨달음의 경지에 도달하여 윤회의 사슬을 벗어낼 수 있겠지만 그렇지 않은 자들은 또다시 끝없는 윤회의 쳇바퀴 속으로 돌아갈 것이다.

우주의 존재 목적은 진화다. 진화는 오늘보다 나은 내일, 내일보다 나은 모레를 의미한다. 수행자들은 누구나 자신이 할 수 있는 최선의 노력을 다함으로 궁극의 단계인 무無와 공空의 경지에 도달하는 것을 목표로 한다. 아무런 움직임도 없는 이곳은 아무것도 없는 것 같지만 사실 모든 것이 있는 곳이다. 끝없는 지혜의 바다, 무궁한 에너지의 장, 진화의 최종 목표인 그곳, 우리가 감히 바라보기 어려운 신神의 경지도 이곳에서는 인간보다 조금 나은 수준일 뿐이다.

나는 여태껏 지구에서 호흡으로 무無의 세계에 도달했다는 사람을 본 적이 없다. 지금까지 그 길을 가며 누구에게도 확인을 받을 수 없었지만, 나를 인도해 주신 수많은 델타권의 스승님들이 계셨기에 외롭지 않게 이 길을 갈 수 있었고 그곳이 끝임을 알 수 있었다. 내가 갔던 길이 보통 사람들이 쉽게 갈 수 있는 만만한 길이 아님을 안다. 중간에 너무나 혼란스럽고 험한 길도 있다. 그런 과정을 지나온 경험이 있는 나는 그 길을 보다 많은 사람들이 안전하게 갈 수 있도록 안내자로서 여기에 있다.

모든 사람이 수행을 할 수 있는 것은 아니다. 수행할 인연이 되어야 무無와 공空이 가슴에 들어오고 이것이 동기를 부여하면 그것을 움켜잡고자 그곳을 향한 걸음을 시작한다.

많은 수행자가 역사 이래 이곳에 도달하기 위하여 너무나 많이 노력해 왔다. 하지만 이 경지에 도달하는 것은 절대 쉽지 않다. 대부분 방법을 모르거니와 알아도 실천하는 것이 쉽지 않다. 안다고 하는 이들도 실체를 밝혀 보면 낮은 영적 수준에 머물러 있는 경우가 대부분이다.

인간은 본래 근원의 창조물이므로 누구나 내 안에 고향을 찾아갈 수 있는 나침반을 하나씩 갖고 있다. 그것을 다시 발견하고 갈고 닦아 내 것으로 만든 후 일체를 이룬다면 그토록 갈망하던 근원의 경지로 회귀할 수 있다.

세상에는 다양한 가르침들이 하늘의 별들처럼 존재한다. 그리고 많은 수행법이 최종 목표에 도달하기 위한 징검다리 역할을 한다. 하지만 중간까지 갈 수 있는 수행법이 있고 끝까지 갈 수 있는 수행법이 있다. 어떤 길을 갈 것인가는 본인의 인연이 결정해 줄 것이다. 인연이란 주파수의 공명에 의한 연결이다. 아무리 멀어도 인연이 되면 찾아올 것이다. 아무리 가까워도 인연이 아니면 몰라볼 것이다. 주어진 기회를 살리는 것은 본인의 역량이다.

한 번뿐인 이 기회가 언제 다시 올지 모른다. 이 천금 같은 기회를 본인의 것으로 만드는 것은 자신의 몫이다. 그때 주어지는 선물의 크기를 지금은 짐작할 수 없을 것이다. 하지만 한 숨 한 숨 호흡을 따라가다 보면 간절함의 크기만큼 정성 또한 깊어질 것이다. 그리고 어느 순간 완전한 정적이 찾아오면 그때, 내가 한 모든 말들의 의미가 헤아려질 것이다.

그 길 위에서 기억해야 할 것은 대단한 것이 아니다. 누구보다 나를 사랑하며 나 자신을 잃지 않는 것. 지금 이 순간 여기에서 호흡을 놓치지 않는 것. 그것을 매 순간 실천할 때 우리는 조금씩 앞으로 나아갈 수 있다. 그렇게 나의 손을 내가 꼭 잡고 있을 때 하늘도 나의 손을 놓지 않고 잡아줄 것이다. 지금 이 책을 읽고 있는 당신이 그 주인공이 되기를 바란다.

나의 이야기가 여러분들이 그토록 가고자 했던 길을 가는 데 도움이 되기를 바라며, 이 생을 넘어 우리의 고향에서 함께 만날 수 있기를 기원해 본다.

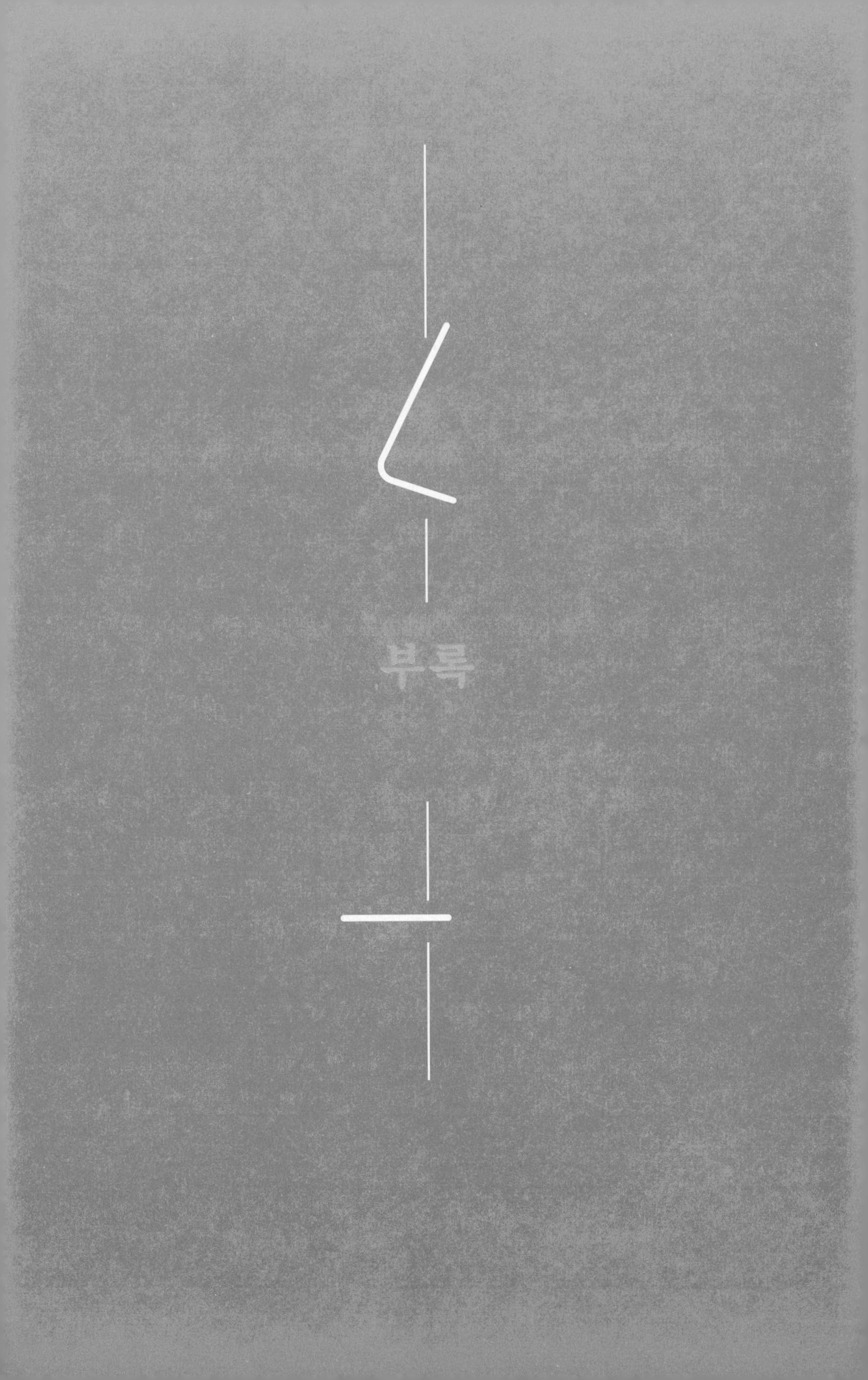
부록

월간 정신세계 2000년 7월호 인터뷰

우리는 대부분 호흡을 숨을 쉬는 것으로 알고 있다. 그러나 호흡의 기능은 그렇게 단순하지 않다. 칼이란 어떤 물건을 자를 때 사용하는 것이다. 일반인들은 대부분 연필을 깎거나 식재료를 조리할 때 사용하는 것이라고 생각할 것이다. 하지만 병사는 국가를 지키는 도구로 생각할 것이고 의사들은 환자의 목숨을 구하는 도구로 생각할 것이다. 이렇게 하나의 사물이 용도가 다양한 것처럼 호흡도 시공을 초월하는 역량으로 온갖 우주의 미물에서 조물주에 이르기까지 두루 연결하는 기능을 가진 도구다. 호흡이란 모든 것을 베어버릴 수 있는 최고의 칼과 같이 우리에게 가장 유용한 도구로 곁에 있었다.

우리는 보통 호흡을 이 세상과 만나는 순간 교감하는 첫 번째 신호이자 세상을 떠날 때 마지막 고별을 하는 기능 정도로 알고 있지만, 호흡은 이 우주의 모든 것을 관통하고 우리를 깨달음이라는 최후의 목적지까지 인도하는 수단이기도 하다. 호흡은 인간이 진화하는 여정에서 가장 끝까지 인도하는 유일한 방법이다.

이런 호흡의 광범위한 역량을 경험하면서 내가 느끼고 체감했던 것 중의 한 부분이 월간 정신세계 2000년 7월호에 실린 것이 엊그제 같은데 이 인터뷰를 한 지 벌써 25년이 되었다. 아래는 당시 인터뷰한 기사의 내용 전문이다.

내 마음의 라디오에서 울려 퍼진 우주의 웃음소리

– 〈월간 정신세계〉 인터뷰, 손인호 기자 취재·정리

본지 편집부는 국내에는 채널러가 없을까 촉각을 곤두세웠다. 다행히 한 채널러와 조우할 수 있었다. 그는 자신의 채널링이 호흡 수련을 통해 얻어진 결과라고 했다. 91년부터 수년 동안 '그'는 여러 차원에 존재하는 수많은 외계인과 만났고, 필요한 모든 우주 정보를 얻을 수 있었다고 한다.

'그'와 만나 나눈 이야기를 녹취한 본문으로 독자들은 그가 채널링을 통해 얻었던, 아니 도의 길을 가면서 알게 된 '나'의 본질과 우주의 법칙들과 만나게 될 것이다.

'그'는 지극한 범인이었다. 김치찌개를 먹을 때는 음식을 남기면 안 된다고 더 먹으라고 권했고, 찻집에서 대화를 나눌 때는 시원한 콜라를 주문했다. 1,000개의 전화번호가 기억되는 핸드폰이 나왔다고 반가워하기도 했다.

한 가지 독자들에게 양해를 구한다. '그'는 좀처럼 세상에 자기를 드러내고 싶지 않다고 말했다. 사진을 찍는 것도, 신분을 밝히는 것도 원치 않았다. 취재 기자의 입장에서는 기가 막힐 노릇이었지만, 그렇게 하겠다고 했다. 그는 또 이렇게 말했다. 도인의 형태는 어떻게든 나타날 수 있으며, 우리 주변에서 지극히 평범해 보이는 사람이지만 바로 그가 도인일 수도 있다고. 그러면서 자기도 그 길을 가는 사람이며, 그 끝까지 가보고 싶다고……. 그 평범한 범인 앞에서, 그러나 왠지, 아무런 질문을 할 수 없었다. 그의 이야기를 마음의 귀로 들으며, 거침없고 잔잔했던 그의 이야기를 이렇게 정리한 뿐이다. 그것은 어쩌면 한 채널러와의 채널링이었을지도 모른다.

"채널링이 별게 아니에요. 옛날얘기에 보면 새하고도 얘기하고, 나무하고도 얘기하고 하잖아요. 그건 가까이에 있는 사물하고 하는 거고, 그게 범위가 넓혀지다 보면 전혀 다른 세계하고도 통할 수가 있는 거죠. 그런데 통하는 수단이 뭐냐. 우리끼리야 휴대폰으로도 하구 편지로도 하구 이메일로도 하는데, 뭘 가지고 그 세계하고 통할 것인가? 간단히 말하면 채널링은 다 버려서 가벼워지면 저절로 돼요. 만물에 대한 집착이 없어지고 호흡이 아주 길고 가늘어지면, 그 길고 가늘어진 호흡에 자기의식이 묶여가는 거지요. 호흡의 파장이 거의 보이지 않을 정도의 진폭만 갖고 나가게 될 때 서로 상호작용을 하는데, 처음에는 호흡이 의식을 끌어내리다가, 나중에는 의식이 호흡을 끌어내리다가. 이렇게 아주 종잇장같이 얇아졌을 때, 그때는 어디로 밀어넣어도 다 들어가게 돼요.

그리고 채널링의 교신 속도는 거의 무한대지요. 전파라는 것도, 광속이라는 것도 우주에서는 정말 우스운 거예요. 그건 세발자전거 타고 가는 것보다도 느리지요. 500억 광년, 이게 무슨 속도입니까. 바로 통해야지요. 우리가 갖고 있는 빛의 속도 개념, 이건 태양계에서도 못 써먹어요. 빌게이츠는 '생각의 속도'라는 얘기를 했잖아요. 생각의 속도는 무한대라고 봐요. 여기서 100조 광년 대라고 생각하는 순간 거기로 즉시 가는 거죠. 그러니까 그런 시스템을 갖고 있어야 우주 내에서 교신이 가능해요.

그럼 어떻게 해야 할까요? 자기를 계발하면 어디고 갈 수 있죠. 우주에는 우리가 전혀 상상도 못했던 세계들이 그냥 널려 있어요. 황무지처럼요. 그런데 그냥 황무지가 아니라 아주 절묘한 원리에 의해서 짜여진 것을 알 수 있죠. 다시 말하지만, 호흡과 의식을 같이 묶어서 그걸 타고 가야 해요. 그걸 타고 가면 누구하고도 만날 수가 있지요. 새하고 얘기하고 싶으면 새의 주파수를 찾으면 돼요. 나무하고 얘기하고 싶으면 나무의 주파수를 찾으면 되고요. 주로 무생물일수록 파장이 낮죠. 고등생물일수록 파장이 높고요. 모래알 이런 거는 아주 낮아서, 바위보다도 더 낮아요. 저 방송국의 주파수가 얼마인지 알아야 내 라디오를 거기에 맞춰서 듣지요. 그런 파장을 알고 나면 서로 통할 수 있는 방법이 있거든요. 그렇게 하려면 자기가 라디오를 만들어 갖고 다녀야 해요. 어느 주파수든지 수신이 가능한 라디오를요. 그래야 튜닝을 할 수가 있거든요.

그런 라디오를 만드는 방법에 이런 게 있습니다.

숨을 생각과 같이해서 쉬는 거지요. 숨 쉬는 것이 세상에서 제일 어려워요. 우리가 무의식 중에 쉬는 것은 호흡이 아니에요. 그건 그냥 바람이 부는 것과 똑같아요. 호흡에 의식이 실렸을 때 그게 진짜 호흡이죠. 붓글씨를 쓰는 사람들이 나무판 위에다가 화선지를 펴놓고 붓글씨를 쫙 쓰잖아요. 종이를 들면 나무판 위에 글씨 자국이 남아요. 붓 끝에 힘이 들어간 거예요. 그게 기氣인데, 기라는 거는 의식 가지고 하는 겁니다. 그러면 기를 어떻게 주입시키냐면, 호흡에다가 정신을 묶어서 끌고 가는 거예요. 그 집중력으로 뚫고 나가는 거죠.

그 집중력으로 초능력도 만들어내고요. 의식을 계발하는 수단으로 호흡을 이용하고, 호흡을 이용해서 다시 의식을 계발하고, 이렇게 둘이 주고받는 거죠. 둘을 딱 묶어서 파장을 쭉 낮춰 들어가다 보면 기이한 경험을 많이 하게 돼요. 채널링도 그런 경험 중의 하나일 뿐이죠. 의식과 호흡을 묶어서 한번 완전히 떨구고 나면, 나중에는 의식만으로 어디든 들어갈 수가 있어요. 그땐 이미 튜너가 생겼기 때문이죠. 그게 열쇠입니다.

한편, 호흡과 뇌파를 낮추지 않고 의식만으로 끌어내리는 것은 오래가지를 못해요. 알파파의 맨 밑바닥, 그 상태로 내려가서 보면 수천 가닥의 길이 보이는데, 그때는 들어가고 싶은 대로 들어가면 다 통할 수가 있어요. 파장이 낮은 존재일수록 고급입니다. 물론 무생물의 파장도 낮지만, 그건 의식 없이 낮은 거죠. 살아 있는 의식을 가진 생물체가 낮은 파장을 유지해야만 놀라운 힘을 가질 수가 있어요. 초능력이란 파장이 말해주거든요.

거기로 내려가서 느껴보면 어디에 자기 동지가 있구나를 알게 돼요. 어디에 누가 있고, 어느 쪽에 누가 있고, 이 사람들이 나하고 통할 만한 사람이구나 하고요. 하지만 그렇다고 만날 필요는 없어요. 멀리 있어도 통할 건 통하고, 붙어 있어도 안 통하는 건 안 통하죠. 통하려고 하면 미국에 있어도 통하는 거잖아요. 그리고 그 소통은 쌍방향이에요. 예컨대 무당들을 보면 을지문덕 장군을 모신다, 이순신 장군을 모신다 하죠. 그러나 그들은 그 하나가 끊어지면 안테나 자체가 없어지는 게 돼요. 그런 건 아니죠. 어느 하나 하고만 통하게 되면 무당이 되는 것과 같아요. 그렇게 매어있으면 안 됩니다. 우주 전체의 주파수에 맞출 수 있어야 합니다. 자기의식의 안테나를 쫙 뻗어서 몇 킬로미터니 몇 광년이니 이런 걸로 잴 수 없는 그 먼 데까지 휘저어보는 거죠. 그렇게 하다 보면 우주 전체의 파장을 알 수가 있어요. 그 파장 속에는 모든 뉴스와 정보가 다 들어 있어요. 지구 차원이 아니죠. 여기서 지지고 볶고 하는 것은 우주 공간에서는 뉴스거리가 못됩니다. 예로 남북 정상회담 같은 건 인간들의 뉴스일 뿐이죠. 통일로 가는 도중에 작은 징검다리 하나 건너는 것과 같은 거죠. 우주 차원의 뉴스라면 인간의 정신문명이 어느 정도까지 고도화할 수 있느냐, 이런 것입니다. 하지만 남북회담으로 즐거움의 파장이 엄청나게 늘어난 것만큼은 우주 전체도 받아들이고 있을 테죠.

우주의 미소는 염화시중의 미소랍니다. 기분 나쁜 것과 기분 좋은 것의 딱 중간에서 약간 웃고 있는 거죠. 바로 그 상태에서 채널링도 가능한 겁니다. 모두 파장을 낮추는 훈련을 부단히 하다 보면 그렇게 될 수 있죠. 저의 경우, 처음에는 내가 어떤 소리를 듣고 싶어서 신경을 썼는데, 어느 날 갑자기 미지의 목소리가 들렸어요. 그건 귀로 들리는 것이 아니었습니다. 우리가 말하는 이 파장하고 다르기 때문에 귀로 들리는 것이 아니거든요. 스테레오 헤드폰을 쓰면 양쪽에서 소리가 나고,

모노 헤드폰을 쓰면 머리 가운데서 소리가 나죠? 후자처럼, 그렇게 들려요. 머리 안에서 바로 들리죠. 처음에는 잘못 들었나, 이런 생각도 했지만, 저쪽에 내 메시지를 보내면서 소통이 된다는 걸 알 수 있었어요. 그러다가 상대방이 누구인지 알아보고, 상대방이 어느 정도인가, 나한테 무슨 역할을 하기 위해서 왔는지 알아보기도 했죠. 그런데 상대가 계속 바뀌어요. 저의 단계가 올라감에 따라 그에 맞는 상대가 계속 오는 거였어요. 그리고 상대방을 따라 우주로 가기도 했어요. 그러면서 전혀 상상치 못했던 커다란 세계를 보았지요. 블랙홀도 가서 보면 거기가 끝이 아니더군요. 다른 세계로 빠져나가는 문이었어요. 그러면서 인간의 상상력이 얼마나 빈곤한가를 알게 됐죠.

이 넓은 우주에 지구가 생긴 게 한 45억 년 되었다는데, 그 세월은 우주로 봐서는 웃기는 시간이죠. 빅뱅이라는 것도 우주의 입장에서 보면 불꽃놀이 한 방이라니까요. 우리가 몇억 광년이라는 시간을 생각하지만, 우주에서 보면 째깍하는 한 순간일 수도 있거든요. 그래서 우리가 가진 기준으로 우주를 재려고 하면 안 돼요. 당장 지구를 벗어나는 순간부터 아무런 쓸모가 없어져요. 이렇게 우주의 기준으로 봤을 때는 그리 즐거워할 것도 없고, 슬플 것도 없고, 그저 당연한 것 같으면서도 약간, 더 어긋나지 않은 게, 즐거운 것일 뿐이죠. 그래서 살짝 웃을 수밖에 없어요. 그러나 아무리 큰 능력을 갖게 되었고, 아무리 큰 세계를 보았다 할지라도 정말 하늘의 뜻에서 벗어나지 않아야 합니다. 그게 실은 자기 것이 아니거든요. 무얼 갖고 있더라도 버릴 줄을 알아야 해요.

모든 소유권은 우주 공간이 갖고 있는 거죠. 다만 내가 거기에 다가

가기 위해서 그쪽에서 대여해 준 장비를 쓰고 있는 거나 마찬가지예요. 채널링도 그래요. 그쪽에서 빌려준 무전기 하나 잠깐 쓰는 것과 같죠. 다른 사람은 전화기를 잡고 있을 때, 그저 무전기를 잡았던 거죠. 그 경험이 제 진화의 시간을 단축시킨 것은 분명하지만, 채널링이라는 그 자체가 중요한 건 아닙니다. 도道의 길을 가면서, 천안 지나가면서 호도 과자, 그거 하나 먹는 거하고 똑같을 따름이죠. 이제 저는 채널링을 하지 않습니다. 왜냐면, 그것도 버려야 할 것 중에 하나거든요. 우리가 미분 적분을 배우지만, 고등학교 졸업하면 소용이 없어지죠? 그와 같이 도道는 계속 비워나가는 과정이거든요. 술잔을 자꾸 비우는 사람이 많이 먹듯이 저에게 채널링이 담긴 잔이 왔을 때, 그 잔을 비운 거죠.

그런데 잔을 한 번 비우면 말이죠, 예를 들어 소주잔을 비우면 그 다음에는 맥주잔이 와요. 그리고 맥주잔을 비우면 생맥주잔에 가득 담겨서 오고, 맨 나중에는 무엇이 올까요? 전부 다 오는 거지요. 온 우주가 다요. 소주잔을 못 비우고 벌벌 떨고 있으면 평생 그러다 끝나는 거죠. 그러니까 가장 소중한 것을 버릴 수 있을 때 더 소중한 것이 온답니다. 그런데 수련하는 사람에게 있어서 가장 소중한 게 뭐겠어요? 수련하면서 하나하나 알지 못하던 것을 알게 되는 거, 자기가 하지 못했던 것을 하게 되는 거겠죠. 잠재력, 숨어 있던 자기 능력을 개발해 내는 것, 그걸 자꾸 개발해 내면서 그게 너무 귀하고 좋고 소중한 거, 그런데 그걸 버리기 싫어서 거기에 딱 머물러 있으면 거기서 끝나버려요.

눈 한번 꽉 감고 버려보면, 그다음에 어떻게 되는지 알게 될 거예요. 옛날에 나무꾼이 연못에다 도끼를 빠트렸잖아요. 산신령이 도끼를 세 개 들고나와서 금도끼냐? 아닙니다. 은도끼냐? 아닙니다. 쇠도끼냐? 나무꾼이 제 것은 쇠도끼입니다, 하니까 다 주었잖아요. 그런데 다음에는 한 엉뚱한 놈이 가서 연못에 도끼를 빠트렸죠. 산신령이 금도끼가 네 도끼냐? 바로 네, 하니까 이번에는 하나도 안 주잖아요.

맨바닥, 다 비우고 나서 아무것도 없는 그 바닥에 있을 때라야만 위를 다 볼 수가 있어요. 또 내가 도의 길을 가면서 이 테크닉만은 가져가고 싶다. 의통이니 뭐 그런 능력을요. 그러나 바로 그걸 버릴 때 더 큰 게 오는 거죠. 물론 쉬운 일은 아니에요. 사람 마음의 무게가 얼마나 무거운지 아시죠? 죽어라고 사랑하는 사람에게 탁 채였을 때는 땅이 꺼지라고 하루 종일 한숨만 쉬잖아요. 온 지구를 다 짊어진 것 같죠. 그런데 기분이 좋으면 뭐라고 해요. 날아갈 것 같다고 하잖아요. 그게 바로 마음의 무게죠.

마음이 가벼울수록 위로 올라갈 수가 있는 겁니다. 마음을 자꾸 비워야 해요. 그리고 또 하나. 멋있게 떠나는 방법을 익혀야겠죠. 미련을 두지 말아야 해요. 집에다가 엿을 잔뜩 쌓아두고 친구네 집에 가면, 그놈의 엿 생각 때문에 제대로 놀 수가 있겠어요? 아무것도 없으면 어디 가도 마음이 편하잖아요. 그런 것을 평소에 자꾸 익혀야 해요. 어떤 사람이 도사가 한 번 돼 봐야지 한단 말이죠. 도사가 되면 둔갑도 하고, 뻥 하면 뭔가 나오게도 하고, 재밌을 것 같죠. 그런데 그런 맘을 갖고 가면 시작하다 끝나버려요. 초능력은 볼펜 하나만도 못한 건데요. 그런데 대개는 그것 하나 구하면 재밌어가지고 펄쩍펄쩍 뛰게 되죠. 바로 그게 나중에는 가장 큰 걸림돌이 되는 줄도 모르고 말이죠.

연필로 써야 되는데, 그것도 아주 희미하게 써야 되는데, 그래야 지우고 또 쓰고, 지우고 또 쓰고 하는데요. 그런데 작은 능력에 너무 재미를 느끼고, 돌돌돌돌 쫓아가다가 볼펜으로 확 써버리면, 나중에는 지우지도 못하죠.

그러니까 컴퓨터로 말하자면 델리트 키delete key가 좋아야 한다는 거죠. 엔터 키enter key만 좋아서 되는 게 절대 아니에요. 하지만 어떤 기능이 자기한테 오면 완전히 숙달시켜서 써먹을 만큼 써먹고 버려야지, 맛만 보고 확 버리면 그건 제대로 버린 게 아니에요. 그럼 초능력을 어떻게 써먹어야 할까요? 처음에는 나를 바꾸는 데 써먹어야 하고, 나를 바꾸고 나서는 주변 사람을 바꾸는 데 써먹어야겠죠. 예를 들어 예수나 부처는 지구를 바꿔놓은 사람이에요. 그게 진정한 파워겠죠. 장풍? 그게 초능력일까요? 자꾸자꾸 훈련하면 몸도 공중에 뜨잖아요. 그런데 몸만 뜨고 마음은 안 뜨면 무슨 소용이 있겠어요. 결국 우리가 몸을 벗어버리면 남는 건 마음밖에 없는데 말이죠.

우리는 아무것도 아닌 것에 현혹되기가 쉬워요. 수련을 조금 하다보면 몸 안에 기가 움직이는 것을 느끼죠. 그런데 정신적인 기반이 먼저 성장하지 않은 상태에서 체내에 축기를 하다보면 유치원 아이가 장군이 쓰는 칼을 휘두르는 것과 같아요. 자기가 다치고 말죠. 권법을 모르는 아이가 칼 갖고 놀다가 자기를 베듯이요. 초능력, 초능력 하지만 초능력을 강조하는 팀은 부산까지 가야 하는데 천안에 가서 눌러앉게 돼요. 그게 정 필요하면 한 번쯤 보여줄 수는 있죠. 모세가 애굽을 떠나면서 한번 보여줬듯이요. 초능력은 그야말로 슈퍼급으로 써먹어야 합니다. 그러고 나서 또 과감히 버릴 수 있을 때, 더 큰 게 구해져요. 뭘 구하겠다는 개념이 없이 버릴 때 구해지죠. 이게 굉장히 쉬우면서도 헷갈리는 얘긴데, 도라는 거는 주머니에 잔뜩 넣고 다니는 게 아니고 빈 주머니로 그저 돌아다니는 거예요. 저는 도를 이렇게 생각합니다.

'나'라는 존재가 있잖아요. '나'는 원래 있었고, 앞으로도 있을 겁니다. 우리가 지금―여기에 있는 건 불과 짧은 기간에 불과해요. 이 기간만 생명인 거예요. 죽으면 생명이 아니라 명命이죠. 그러나 결코 끊어진 게 아닙니다. 계속 이어져 나가는 건대, 다만 몸만 벗어나왔을 뿐이죠. 몸이란 건 우리가 일정 지점을 여행하기 위해 빌린 렌터카하고 똑같아요. 이 차를 타고 얼마큼 좋은 데를 돌아다니고 나서 반납하느냐, 정말로 훌륭한 사람들 있는 데만 계속 쫓아다니다가 반납하느냐, 아니면 술집만 평생 돌아다니다가 반납하느냐, 이런 차이가 있는 거죠. 이 차를 잘 써먹으면, 살아 있는 기간 동안 엄청난 효과를 발휘할 수가 있거든요. 우리는 명의 격을 계속 높여야 해요. 바로 진화죠. 진화는 우주의 목표고 속성이에요. 또 우주 자체가 진화해 나가고 있어요.

그 진화의 흐름에 맞춰나가는 게 우주를 구성하고 있는 모든 개체들의 의무이기도 해요. 우리가 지금 이만큼 와 있다면, 저 앞부분에 UFO를 마음대로 운용할 수 있는 인종도 있고, 또는 완전히 이 길에서 벗어나 우주의 일부가 되어 있는 존재도 있죠. 우린 지금 그 뒤에서 또 타박타박 걷고 있는 거죠. 그런데 앞 단계, 앞 단계의 앞 단계에 있는 사람들이 때론 와서 우리를 살펴보기도 해요. 고체일 경우도 있고, 기체일 경우도 있는데, 고체일 경우에 레이다에 잡히기도 하고, 우리는 그걸 UFO라고 하는 거죠.

　　채널링은 바로 이 길의 전 대역을 커버하는 통신 기술이죠. 우주의 파장, 우주의 정보를 알아내는 프로그램이에요. 야후 yahoo.com: 세계적인 인터넷 정보 검색 프로그램의 천만 배쯤 강력한 검색 프로그램이 한번에 돌아가는 것과 같아요. 우주의 과거에서 미래까지 모든 정보를 알아낼 수가 있는 거예요. 그런데 그걸 다 들여다보면 시간 낭비겠죠. 필요한 것만 딱딱 짚고 끝내면 그만입니다. 중요한 건 현실을 진화시켜 나가는 것이거든요. 딱 중간에서 약간 위로 기준을 세우는 거죠. 그래서 내가 그곳으로 조금 이동하면, 다시 약간 위로 기준을 세우는 거죠. 이게 진화 사이클이에요. 조금씩, 조금씩, 조금씩 옮겨가는 거요. 이게 만법귀일萬法歸一이고, 그 자체가 염화시중의 미소고, 일체유심조一體唯心造지요.

　　다시 말하지만 진화는 우주의 법칙입니다. 조금 더 좋게, 조금 더 좋게, 조금 더 즐겁게. 그게 진화의 길이에요. 이 모든 걸 줄 하나에서 설명을 했는데, 이게 바로 도道겠지요. 그리고 우리는 도에 대한 환상을 버려야 해요. 도는 우리가 살아 있는 현실 세계에 다 섞여 있거든요.

　　도는 계룡산 산신령이 닦는 게 아니고, 우리 삶 곳곳에, 과학자들이 하는 일, 기술자들이 하는 일, 아니 모든 사람이 하는 일에 전부 스며 있는 거죠. 그리고 각자 나름대로 거기에서 싹을 틔우고 열매를 맺어가면서 타박타박 걷는 것 자체가 우주의 스케줄에 맞춰서 진행되고 있는 것이고요. 그게 지구별이 존재하는 의의이기도 합니다. 지구는 언제나 양과 음이 함께 있어요. 빛이 있기 때문에 그림자가 있듯이 말이죠. 그래서 지구에는 늘 어떤 일이 벌어지게 되어 있어요.

착한 사람이 있으면 나쁜 사람이 있고, 그 가운데에서 선線을 지켜주는 사람도 필요하고요. 그렇게 가운데를 지키려고 노력을 하다보니까 정신문명의 수준이 중요해질 수밖에 없는 것이죠. 우리 앞의 세계로 가면 사실 재미가 없어요. 과수원엘 가봐도 쓸데없는 게 하나도 없어요. 흙 자체가 100% 영양분이거든요. 완벽 그 자체라 재미가 없어요. 술 먹고 비틀대는 사람도 없고, 길엔 신호등도 없어요. 지금까지 여러 얘기를 했지만, 결론은 우리 모두 진화하자 이겁니다. 그리고, 채널링을 한 번은 해볼 필요가 있고, 수련도 한 번은 해볼 필요가 있어요. 나무가 바로 서야 높이 클 수가 있듯이, 마음을 바로 먹어야 높이 올라갈 수가 있습니다. 욕심을 자꾸 버릴수록 높이 올라갈 수가 있어요. 자꾸 버리고, 버리고, 버리고 하면서 가지치기를 자꾸 하세요.

공부하겠다는 그 목적 하나만 갖고 올라가야 해요. 그러다 보면 나중에 딱 닿게 되겠죠. 사실 앞으로 다가올 지구 진화의 축제에 함께 하기 위해 높은 영적 존재들이 우리 곁에서 아주 평범한 모습으로 살고 있습니다. 그런 진짜 도인들은 이렇게 저처럼 나와서 떠들지 않아요. 말이 아닌 다른 수단으로 진화의 메시지를 계속 던지고만 있죠. 애들이 노는 거를 옆에서 씩 웃으면서 지켜보는 유치원 선생님같이, 지구가 그저 잘 굴러가기를 바라고 바랄 뿐이에요. 흔적 안 나게 돕고 있는 거죠. 피라미드 같은 걸 뚝딱 갖다 세우는 게 아니고, 지구 자체의 흐름을 그대로 유지하면서, 조금 더, 조금 더 진화할 수 있게 도와주는 거죠.

우주의 프로젝트는 지금 이 순간에도 계속 진행되고 있고, 스케줄대로 착착 움직이고 있습니다. 저 역시 그 길을 함께 가고 있을 뿐이고, 그리고 언젠가는 그 끝에 한번 가보겠다고 하는 사람 중에 하나지요. 그래서 언젠가는, 이쪽에 발을 아주 깊숙이 담근 사람들을 알아볼 수 있는, 단지 그 정도만인, 범인이 되어 있겠지요."

일상 수행기 대리 출간서들

이후에도 수많은 텔레파시 교신 기록들이 있지만 그중 일부가 나의 수행기로 대리 출간된 『선계에 가고 싶다』, 『한국의 선인들』 6권, 『천서 0.0001』, 『소설 선』, 『본성과의 대화』 등의 책에 실려 있다.

『선계에 가고 싶다』, 1997년.

『소설 선』(3권), 2003년.

『한국의 선인들』(6권), 2006년.

『천서 0.0001』(2권), 2006년.

『본성과의 대화』(2권), 2010년.

내가 수신한 델타권 메시지 대리출간서들

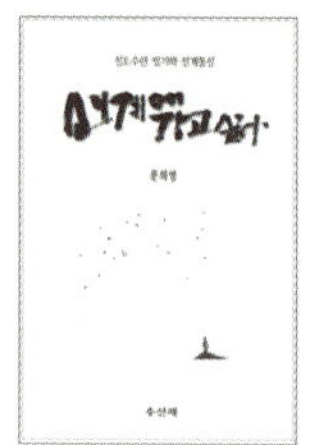 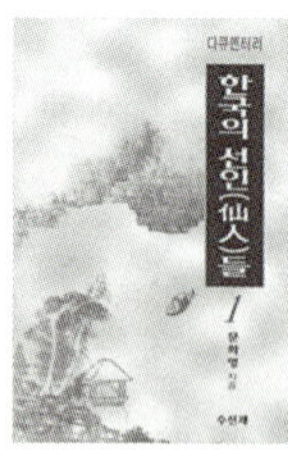 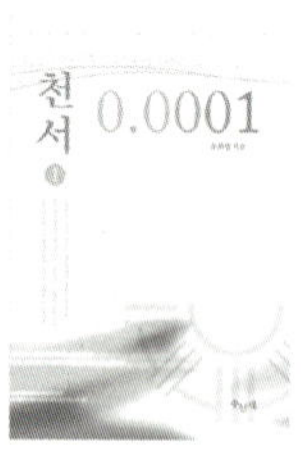 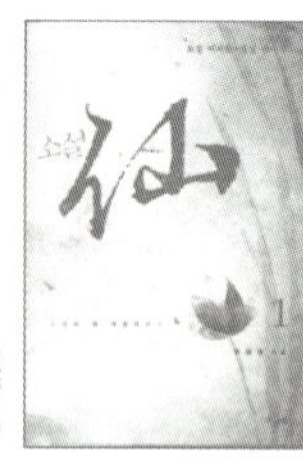 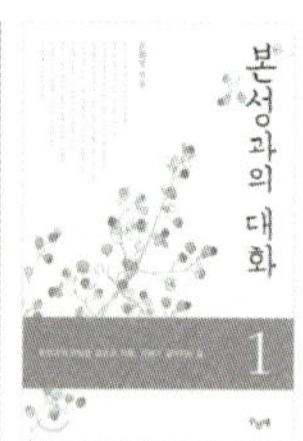

일상의 숨 수련생들 수행 후기

수행기 적는 법

아프면 아프다고, 좋으면 좋다고 있는 그대로 써야 한다. 환자가 증상을 있는 그대로 말하지 않으면 의사가 고쳐주고 싶어도 고쳐줄 수가 없다. 사실은 중병이 들어 죽을 지경인데도 "나는 아무 데도 안 아파요. 이제 다 나았어요."라고 말하는 환자는 더 이상 병원에 올 필요도 없고 의사는 "축하드립니다. 오늘 퇴원하세요."라고 말할 수밖에 없다.

환자가 할 일은 자신이 어디가 아픈지 의사에게 정확하게 설명하는 것이다. "허리가 아픈 것 같아요."가 아니라 "왼쪽 허리 중간쯤 (손가락으로 가리키면서) 여기가 통증이 심한데 잘 때는 돌아누울 수가 없을 만큼 아파요."라고 말해야 한다. 스스로 나을 수 있음을 확신한다면 더 이상 물어보지 않아도 된다. 하지만 자신이 어디가 아픈지도 모르고 설명할 수 없을 정도라면 초민감 상태에서 선계의 주파수를 수신해야 하는 수행길에서 끝장을 보기는 어렵다.

솔직함은 가장 큰 용기이자 수행길에서 가장 필요한 혜택(?)이기도 하다. 나의 잘못이나 부족함을 감추기보다 드러낼 수 있다면 여기저기서 도움의 손길이 올 것이지만, 나의 부족함을 감추고 드러내기를 겁낸다면 영원히 나의 결점을 보충하지 못한 채 수행의 끝을 보지 못하고 말 것이다. 가장 두려워해야 할 것은 나의 결점을 드러내지 못하는 용기 없음이며, 그런 상태는 수련의 가장 큰 걸림돌이기 때문이다. 여기서 더 나아가 자기 행동에 대하여 비난과 질책을 받을 수 있는 용기는 진실을 가리는 거짓보다 훨씬 값어치 있는 것이며, 자신의 병증을 알아내고, 그것을 말할 수 있는 용기는 가장 빨리 난관을 벗어나게 할 것이다.

이렇게 모든 것을 드러낸 나와 다른 도반들의 수행기를 통하여 우리는 서로 어디에서도 구할 수 없는 보석 중의 보석을 얻을 수 있을 것이다.

수련기에서는 '나 이거 잘했어요.'도 필요하지만 '난 이게 잘 안돼요.'가 더 필요하다. 그럴 듯이 기인 행세로 도의 지식을 늘어놓으며 도사인 척하는 사람 말고 진짜 도사가 필요한 것이다. 그렇다면 일상의 숨은 어떻게 수행하고 있을까?

아래는 '일상의 숨'에서 호흡 수련을 하고 있는 수련생들의 수행기다.

A.

이전 단체에서는 호흡 수련을 하며 나타난 증상에 대해 해결책을 제시하지 못하거나 오랫동안 배워 익힌 수련법이 오래도록 어떤 효과도 없었다. 그것은 단체의 선생이라는 사람이 호흡 수련을 제대로 이끌 능력이 없다는 방증이었다. 일상의 숨에서는 단전축기의 중요성과 정확한 호흡에 대한 가이드를 통해 호흡으로 인한 증상의 변화에 대한 실마리를 갖게 되었고, 이제야 내가 진짜 호흡을 하고 있다는 것을 느낀다.

B.

제대로 된 단전호흡의 중요성에 대하여 다시 인식하게 되었다. 처음 단전호흡을 시작할 때 이런저런 호흡법을 실행해 보면서 결국 조식의 중요성을 인식하고 조식 호흡을 주로 하였지만 제대로 확인을 받을 데가 없었다. 하지만 일상의 숨에서 수련하면서 수련일지를 통한 끊임없는 피드백을 통해 어떤 것이 바른 방법인지 확신하게 되었다. 예전에는 모르고 지나갔던 것들을 하나하나 점검하게 되었고, 호흡을 통해 몸에 나타난 불편한 증상들도 해결할 수 있겠다는 자신감이 생긴다.

C.

단전축기의 중요성과 올바른 단전호흡의 방법에 대한 확신으로 궁금증이나 불안감이 없어지고 어느 정도 자신감이 생겼다. 심리적 미혹이 없어졌고, 수련에 대한 의혹이나 잡스러움이 없어졌다. 안내자님 블로그를 읽으며 무와 공의 자리에 대한 막연함이 없어졌다. 영적인 능력은 대단한 것이 아니며, 진정으로 무의 자리에 다가가려는 수련생이라면 그것들에 미혹되지 않아야 한다는 것을 마음에 새기게 되었다.

D.

어느 수련 단체에서 궁금한 것을 거리낌 없이 계속해서 안내자^{수련 단체의 수장}와 직접적으로 질의응답할 수 있을까? 선생과 제자의 절대적인 권위와 절대 충성, 절대 예의, 의문을 허락하지 않는 고정관념화된 동양적인 수행 체계의 관습이 아직도 심신 곳곳에 남아 있음을 느낀다. 하지만 일상의 숨 안내자님은 그러한 권위가 없다. 이런 스승이 과연 세상에 얼마나 될까?

E.

"편하게 적어서 제출하세요."라는 안내자님의 피드백이 들어왔다. 편하게 적어서? 이 문구가 불쾌하게 느껴졌다. 수련은 필사적으로 하는 것이지 편하게 하는 것인가? 다른 분들은 편하게 수련하고 편하게 과제를 썼는가? 필사적으로 해도 될까 말까 하는 수련인데 편하게? 나중에 알게 되었다. 안내자님의 '편하게'라는 말뜻에 담겨있는 의미는, 무엇이든 정도를 벗어나지 않고 나의 몸과 마음의 상태에 맞게 하나씩 해 나가야 함의 중요성을 뜻하는 말이었다.

F.

나의 호흡은 단전의 힘이 생기기 전과 후로 나눌 수 있을 것 같습니다. 단전 열감은 아직 뜨겁거나 뜨끈뜨끈하진 않아도 미약하나마 온기가 느껴지는 정도이고 조금 축기가 된 것 같습니다. 축기가 되니 그만큼 단전에 밀도가 높아져 숨이 점점 더 부드럽고 고요해지고 있습니다. 지난 주쯤부터는 하루 명상 중 평균 1시간 정도는 순도가 높은 집중 상태에 들기도 했습니다. 단전에 힘이 좀 생기고 나니 힘을 주는 게 아닌데 단전에서 미세하게 숨을 들고 나게 조절하면서 자동 호흡이라고 느껴지리만큼 약간 리드미컬하게 숨과 몸의 자세를 컨트롤하는 것이 느껴집니다. 단전호흡을 통한 명상이 단순한 듯하지만 얼마나 힘든 것인지 왜 "도를 닦는다."는 표현을 할까. 이제 2개월 된 수련 초보생이지만 벌써부터 조금이나마 실감이 납니다. 선생님께서는 항상 서두르지 말고 꾸준히 열심히 하면 다 된다고 말씀하시는데 그 속엔 초심을 잃지 않고 꾀부리지 않는 순수함이 전제되어 있습니다. 그것은 기본에서의 끊임없는 노력밖엔 다른 도리가 없음에 귀결됩니다. 그때 비로소 "아~이거였구나!"가 되고 다음 단계로 나아가는 게 정말 말씀해 주시는 그대로입니다. 중년기로 접어들며 여러 신체 변화와 환경 변화로 심리적으로 혼란스런 때가 있었는데 다시금 나를 찾아 중심을 잡고 진리를 향해 나아가고 있다는 그 자체만으로도 요즘은 너무 감사합니다. 요즘엔 시계를 보며 하는 것이 오히려 더 집중되어 또 그 의미가 더해지기도 합니다. 초기엔 처음부터 눈을 뜨면 자꾸 집중이 안 되는 것 같아 눈을 감고 하다가 어느 정도 되어서야 눈을 뜨고 하면서 익히기를 했는데 뒤돌아보니 눈을 감고 호흡할 때 느껴지는 약간의 기적 현상들이 초보 단계인 나에게 동요가 심해 단전에 몰입하는데 더 방해가 됐던 것 같습니다. 눈을 뜨고 시계를 보면서 하는 것은 초 수를 확인하는 것도 있지만 일단 단전에만 집중할 수 있는 확률이 더 높아져 한 번 익숙해지고 나면 더 효율적임을 느낍니다. 집중을 위해 닭이냐 달걀이냐 같지만, 저는 단전이 생기고 나서부터 집중이 더 잘 되고 그야말로 단전이 호흡을 하는 '단전호흡의 시작'이 된 것 같습니다. 단전에 에너지가 조금 생기니 나를 휘두르는 생각들로부터 많이 해방 되어가고 있고 잡념이 올라와도 그냥 스치고 가는 걸 내가 바라보거나 정도로 많이 얇아지고 있습니다.

수행 후 달라진 신체 변화는 노안이었던 눈이 맑아져 핸드폰 텍스트 크기도 다시 몇 년 전 원래 크기로 설정해 사용하고 있으며, 갱년기 이후 생긴 갖가지 이상 증상들이 많이 좋아졌고 가끔 몸이 붓거나 손 저림이 있던 것도 거의 잊고 지내고 있습니다. 호흡을 위한 스트레칭의 생활화가 주는 부수적인 시너지도 많은 것 같습니다. 수행 후 점점 더 건강하고 웰빙이 되는 것을 느낍니다. 또한 매일 몸과 마음에 있어 자기 관리를 해야 한다는 것, 이 점이 제가 수행을 하면서 가장 도움을 받고 앞으로도 지켜나가야 할 부분이라 생각합니다.

살기 위한 호흡이었는데, 호흡 수행을 통해 나를 깨워 변화시키고 깨달음에까지 이르는 핵심 열쇠라는 것에 내 삶의 중심이 수행으로 자리잡고 있으며 이런 나의 삶은 매일 성장의 기회라는 점에서 하루하루가 축복이 아닐 수 없습니다. 게다가 최고의 선생님을 만난 것에 더욱 감사하지 않을 수 없습니다. 이 모든 것을 신의 은총이라 생각하고 늘 감사한 마음뿐입니다.

G.

30대 중반 명상을 시작하여 두 곳의 명상 단체를 거쳐 지금 이곳에서 50대 후반의 나이가 되어 갓 한 달 된 초짜 호흡 수련생이다. 앞선 명상 단체 역시 단전 호흡을 강조하며 자신들이 최고이며 정통이라고 하였다. 그러나 난 그곳에서 오랜 세월 단전호흡을 배웠지만 단전호흡에 대해 아무런 감도 잡지 못하고 막연히 호흡만을 하며 그들이 제공하는 호흡 이외의 것들도인법, 활공, 하늘에 관한 지식 등에만 매몰되어 가며 많은 시간과 비용을 지급하여야만 했다. 물론 전혀 도움이 되지 않은 것은 아니지만 그 정도의 이득에 비해 너무 많은 시간과 비용이 낭비되었다는 것이다.

이곳에서 한 달은 나의 기준으로 볼 때 2곳에서 보낸 시간들과 비교되지 않을 정도다.

시간에 맞춰 수련장이란 곳을 가지 않아도 되고, 수련복이니 방석이니 그 외 번잡스러운 것들도 필요하지도 않고 그냥 평상복에 내 집에서 아무 시간대에 내가 편한 대로 내가 할 수 있는 시간만큼 호흡만 하면 되는 곳이니, 구속되지 않은 자유로움과 알려주신 단전호흡의 정확한 방법만 체득하면 되는 것이다.

단전호흡은 방법론이 핵심이다. 앞의 단체에서는 단전호흡이란 이름만 있을 뿐 구체적인 방법론이 없으니, 회원들을 붙잡아 두기 위해 단전호흡이란 본질 외의 주변 가지들을 강조하며 고가의 비용을 요구하고 또 그렇게 하여야만 수련의 진도가 나아간다고 말했다. 보이지 않는 세계는 과학적, 혹은 보편타당한 증명을 할 수 없으니 우매한 나는 오랜 시간 그 길이 올바른 길이라 생각하며 엉터리 단전호흡을 붙잡고 있었던 것이다.

나의 성격은 아주 조급하다. 조급함으로 인해 항시 몸과 마음이 긴장의 연속인 경우가 많으며 그로 인해 사소한 것에도 근심 걱정을 많이 하는 편이다. 이러한 조급함을 고쳐보려 오랜 시간 내 나름대로 노력하였으나 아무런 성과를 얻지 못하였다. 그런데 호흡을 한 지 얼마 지나지 않아 마음이 전보다 안정화되며 나의 조급함이 인지되고 완급 조절이 가능함을 경험하고 있다. 며칠 전 아내와 대화 중에 나의 감정적 요소가 표출되려는 순간 나 스스로 감정을 알아차리고 표출하지 않았다. 신선한 경험이었다.

지금 나는 이곳에서 단전호흡의 실마리를 찾았으며 일상의 생활 속에서 시시각각 변화하는 나의 모습과 감정이 인지되고 분석되는 미미한 경험을 이어가고 있다. 그로 인해 내가 나에게 넘기 어려운 벽들습관, 감정 등이 충분히 극복 가능한 것들임을 알아가고 있다. 일상의 숨에서의 한 달 여의 시간은 나에게는 경이로움 그 자체다. 오랜 세월 극복하지 못한 나의 모습들에 대해 이제는 넘어갈 수 있다는 가능성을 단순한 '호흡'에서 배워가고 있다.

H.

체계적인 호흡 수행을 하게 되면서 방법이 얼마나 중요한지를 다시금 알게 된다. 운동을 처음 배우며 하나하나 깨닫는 과정과 비슷했다. 나는 허리 디스크로 일상생활에 많은 지장을 받았다. 물리치료와 운동을 병행하며 근육에 대해 공부했다. 등 근육과 둔근을 느끼고 활용하는 데 고군분투하며 1년 이상의 시간이 걸렸다. 근육과 뼈를 유용하게 움직이고, 기립근을 강화하는 데 노력했다. 절묘하게도 거의 완치가 될 무렵에 호흡 수련을 시작하게 되었다.

근육을 단련하는데도 지루함을 이겨내고 재미 요소를 찾아야 했다. 허리통증의 고통이 감소하고 육체가 제자리를 찾아가고 보기 좋은 몸으로 탈바꿈하는 과정이 재미있었다. 그래서 꾸준히 3년간 지루함을 이겨내고 운동이 습관화되어 갔다. 단전호흡도 이와 마찬가지였다.

처음에 5분 동안 호흡해 보았다. 막막하고 지루함이 밀려왔다. 내 성향은 지루하면 어떤 핑계를 대서라도 그만두게 된다. 호흡 수련의 재미 요소를 찾아야 했다. 첫 번째 목표는 습관화시키는 것이다. 운동은 혼자 했던 것과 달리 호흡 수련은 안내자가 있고 혼자가 아니다. 이것이 의외로 한결 편안함을 주었다. 특히 과제 제출 마감일에 대한 압박감은 좋은 동기부여가 되었다. 수행기록은 긍정적인 원동력이 되었다. 호흡을 하면서 몸의 반응을 기록하는 것이 상당히 재미있었다. 아주 작은 것도 적으려고 했다.

석 달이 지난 지금은 앉아서 호흡하는 것이 일상이 되어갔다. 새벽에 해보고, 저녁과 낮에 해보았다. 시간대별로 능률을 비교하고, 식단을 짜고 무엇을 먹어야 좋은 지도 체크했다. 수련 출발선에 있는 내 몸은 먹거리가 큰 영향을 주었다. 가공식품보다 과일채소가 가장 좋았고, 소식을 하면서 공복 4시간 이후 완전히 소화되었을 때 수련 효과가 가장 좋았다. 스트레칭을 10분 이상 하고, 호흡하는 예열시간이 필요했다. 예열시간도 점점 짧아지고 있다. 특히 운동하면서 식욕을 절제하는 게 힘들었다. 조금만 방심하면 과식하고 맛있는 음식을 주체할 수 없었다. 그렇게 되면 호흡 수련을 뒤로 미루거나 진도가 더디게 나가는 느낌이었다.

호흡 수련은 복잡했던 머릿속을 단순화시키면서 많은 아이디어가 떠올랐고, 행동으로 옮기는 힘을 주었다. 너무 많은 아이디어가 생겨나 내 책상 벽지에는 온통 메모가 가득하다. 여기저기 떠다니던 생각들이 구슬을 끼워 맞추듯이 하나로 이어졌다. 연결고리가 생겨나고 성과들을 만들어 나가는 과정 중에 있다. 그러나 과거 수행 실패의 불안함이 계속 올라온다.

작년 처음 호흡을 시작할 때 나는 아무런 기대도 없었다. 그렇게 시작되었다. 호흡 수련 3개월간 참 많은 일들이 일어났다. 이렇게 다채로운 일상을 보내는 것이 얼마 만인지 모르겠다. 10분 앉아 명상하는 것이 힘들었는데, 이제 1시간은 금방 지나간다. 눈을 감고 가만히 호흡하면 어색했던 조용함이 이제 친근하다. 관점을 달리하면, 상당히 시끄러운 고독이다. 매우 쓸쓸하고 외로울 것 같지만, 나는 정반대로 느껴진다. 내 몸은 여기저기 증상을 나타내고 말을 건다.

내 옆에 누군가 있고 지켜보고 있으며, 간혹 모습을 드러내 이야기하고 싶어 한다. 나는 묵묵히 호흡을 하며 때를 기다린다. 나의 세계와 저쪽 세계는 한 끗 차이지만, 거대한 벽과 같이 느껴진다. 나는 이제 나를 위해 살기로 했다. 타인에게 의지하지 않고 내 발걸음으로 증명하고 이해하는 시간이 되기를 빌어본다.

I.

대학을 다니면서 건강한 체력과 맑은 정신으로 시험공부를 준비하기 위해 여러 방법을 찾던 중 D선원의 홍보 전단지에 "정신이 맑아지고, 초능력이 생기고"라는 문구를 발견하고 곧바로 공개강연 참석 후 입회를 시작으로 단전호흡을 처음 하게 되었다. 이렇게 잠시 D선원을 다닌 것을 시작으로 선도수련에 대한 관심은 시작되었다.

그 후 80년대의 丹 열풍속에 仙道에 점점 매혹되어 그 당시 시중 서점에 있는 정신세계 관련 서적은 모조리 섭렵하면서 각종 정보를 얻게 되었으며 정신세계의 스승을 찾아 수없이 많은 곳을 기웃거리기도 했다. 김태영 선생님의 수련을 지도받기 위해 지방에서 서울까지의 먼 거리에도 직접 다니면서 수련의 재미에 심취하기도 했다. 이때는 30대 젊은 시절이라 기운의 느낌도 좋아 대주천까지 완성하여 때로는 동물령의 빙의까지는 해소할 수 있었으며 선생님께서도 많은 관심을 가져 주셨다. 도인이신 함양 인산 선생님의 전통 한의학에도 관심을 가지면서 침술, 죽염, 쑥뜸 등 각종 한방의술에 관한 지식을 배우기 시작하여 지금까지의 건강관리에 조금씩 활용해 오고 있다.

종교에는 불교에 관심이 많았지만 그 제도권으로 들어가는 것은 도저히 마음에 내키지 않았다. 그 후 『선계에 가고 싶다』 책을 보고 S단체에 입회하게 되었다. 처음 5년 정도는 기운도 좋고 "생활 속에서 구도"라는 목표가 마음에 들어 넉넉하지 않은 여건 속에서도 나름대로 단체에 금전 기부도 하고 틈틈이 봉사업무도 맡으며 수련을 하였지만, 점점 상식적으로도 납득할 수 없는 사이비종교 행각에 회의감과 마음의 큰 상처를 받고 수련을 중단하고 도우들과도 연락하지 않게 되었다.

그 후 수련과 거리를 두고 직장생활만을 전념하다 보니 경제력과 생활환경은 좋아졌지만 행복감을 느낄 수 없었다. 항상 중단전이 편하지 않으면서 마음에 우울증이 자주 찾아왔다. 그러다 우연히 S단체 소식이 궁금하여 인터넷을 검색하던 중 충격적인 실상과 일상의 숨을 만나게 되었다.

일상 안내자님은 과거 김태영 선생님께 수련을 다닐 때『선도체험기』를 통하여 높은 수련경지에 계신다는 것을 이미 알고 있었기에, 언젠가는 선도 수련을 지구별에 크게 한번 펼칠 것을 기대하고 있었다. 반가운 소식이었다. 일상님 블로그 글을 읽으며 일상의 숨에 아직 입회도 하지 않았는데도 엄청난 기운이 쏟아져 단전을 비롯한 온몸에 기운이 느껴지면서 단전호흡이 저절로 되며 내 몸 전체를 정화시켜 주는 놀라운 경험도 했다.

입회 후 8개월이 지난 지금, 일상의 숨 수련을 통해 몸 전체에 아픈 곳과 불편한 곳을 계속 치유하며 몸을 정화해나가고 각 혈이 열리고 있다. 또한 수련에서 몸의 건강이 매우 중요하다는 것을 새삼 알게 되어, 몸을 건강하게 관리하기 위한 근력운동 등 여러 가지를 조금씩 실천을 해나가고 있다. 그동안 한 달에 몇 번씩은 한 의원을 다녀야만 건강을 유지해 왔지만, 호흡을 다시 시작한 이후로는 한 번도 한의원을 찾은 일이 없었다. 또한 수련 후 중단전 혈이 열리며 많은 눈물도 흘러내리고 있다. 일상의 숨 호흡 수련이 다른 어떤 수련법보다 빠르게 가고 있다는 것이 느껴진다.

과거에는 매일 수련장을 나가거나 장거리에 수련을 가는 것에 힘들고 불편함이 많았지만, 일상의 숨에서는 원격시스템으로 편안하게 강의를 듣고, 개인적으로 수련하면서 호흡일지까지 피드백으로 섬세하게 검증받으니 수련시간을 확보하기가 좋다. 호흡일지 피드백 지도는 학교에서 시험 답안지 첨삭지도를 받는 느낌이면서 수련의 나태함을 해소 해주기에 항상 결과가 기다려지고 있다. 이러한 수련 시스템을 운용하는 것은 타 수련단체와는 비교할 수 없는 차이점이며 큰 장점이다.

또한 이름 에너지의 힘에 대한 기대는 많이 하였지만 안내자님께 개명 이후 몸과 호흡 수련의 변화는 표현을 할 수 없을 정도로 놀라웠다. 시간 있을 때마다 이름을 불러주고 무의식 속에 집어넣을 때마다 단전과 몸의 각 혈자리에 느껴지는 기운의 변화는 호흡 수련 이상의 큰 변화를 가져와 명현현상이 자주 찾아오기도 하였다.

일상의 숨 수련을 시작한 이후 바른 수련 방법으로 몸과 마음을 동시에 수련해가야만 한다는 것을 알게 되었다. 잘못된 단전호흡은 축기가 되지 않은 상태에서 눈감고 의념수련만 계속했기 때문이란 안내자님의 말씀 명심하면서 우선적으로 단전에 축기와 열감을 높이는 기본수련을 꾸준히 하려한다. 지금까지의 시행착오와 역경들은 모두 내가 겪어야 할 수련 과정으로 생각하고 일상의 숨에서 길을 찾은 것을 큰 위안으로 삼으면서, 이제 지구별에서의 마지막 수련기회라고 생각하고 끝까지 재미있게 가보고 싶은 마음이다.

J.

대체로 우울하고 외로웠던 유년시절, 덕분에 사회성이 부족하고 타인과의 교감 능력이 한참 떨어진 성인이 되었다. 사회와 단절된 수녀원이나 절에 들어가야 할 것 같았다. 그게 운명같았다. 명상, 호흡 뭐 이런 얘기에 끌렸던 건 자연스러운 것이었을 것이다.

명상, 호흡을 내세우는 D단체에서 수련은 운명같았다. 그곳 수련을 하는 동안 몸이 건강해지면서 열성분자가 되었다. 열심히 쫓아다녔다.

나를 구원해줄 줄 알고... 그러다 나는 단순 영업의 대상이었다는 사실을 깨닫고 박차고 나왔다. 10년 세월이었다. 허전하였고, 좋았던 건강은 급속도로 나빠졌다. 상기가 내려가지 않았다. 그러다 우연히 특이한 제목의 『천서 0.0001』을 접하게 되었고, 읽는 내내 등과 허리가 바로 세워지더니 단전에 열감이 느껴지는 신기한 경험을 하게 되었다. 책의 내용은 듣도 보도 못한 새로운 것들이었으며 나를 완전히 사로잡았다. 책에서 안내하는 S단체에 연락하여 비치된 모든 책을 읽었다. 이거다! 의심없이 그 단체에서 수련을 시작하였다. 여기서는 '진짜 나'를 찾을 수 있을 것 같았다. 창시자가 사망하고 그 누구도 수련을 안내해주지 않았다. 호흡이 중요하다니 해야겠는데, 그 책으로는 호흡을 배울 수 없었고 알려주는 이도 없었다. 그래도 기다렸다. 수련은 시간이 많이 걸리는 일이라 했다. 조급해하면 안 된다고 했다.

그러다, 24년 5월말 수련동료로부터 그 책의 진짜 저자가 따로 있다는 것을 들었다. 진실을 말하지 않은 S단체나 창시자에 대한 분노보다는, 진실을 알아보지 못한 내 자신에 대한 실망감과 또다시 10년의 세월을 그렇게 보내버렸다는 허탈감이 차올랐다. 그럼에도 그대로 있을 수 없었다. 얼마가 될지 모를 남은 나의 삶이 있었다. 놓치고 싶지 않다는 절박함에 본 저자를 하루라도 빨리 만나고 싶었다. 그리고 24년 6월 본 저자를 뵈었다. 너무나 평범하여 그 비범함을 단번에 알 수 있었다. 나에 대한 의구심이 단번에 해결되었다.

진짜구나! 그리고 이곳에서 호흡이란 걸 제대로 배우게 되었다. 의욕적으로 열심히 하려고 했다. 만인만도라고 하셔서 나는 나의 길을 가면 된다고 생각하고 있었다. 4개월째 거의 쉬는 날 없이 조석으로 호흡을 하고 있다. 호흡할 몸이 아니니 하는 말을 듣지 않아도 되고 바로 앉아서 호흡을 하면 된다는 것에 반가웠다. 단전에 집중하며 고르게 숨을 쉬는 단순한 것이라 놀랐고, 그 단순한 것이 쉽지 않음에 당황하였다. 호흡하면서 일어나는 현상과 생각들을 메모하는 것도 신선하였다.

수동적인 수련 태도를 버려가며, 안내자의 안내에 따라 적극적으로 스스로 해야 하는 일상의 숨 호흡은 지난 20여 년을 보냈던 수련단체에서 잃어버린 게 세월만이 아니라는 것을 일깨워주었다. 정말 중요한 '혼자 하는 힘'를 잃어버렸다는 것을 알게 하였다. 소실된 혼자 하는 힘의 근육을 부지런히 키우리라.

그동안 '깨달음과 잊음'을 반복했던 되돌이 공부들로 인해 의욕이 많이 저하되어 있었다는 점과, 현재의 자신에 적당히 만족하는 것에 길들여져 있었다는 점, 그리고 적당히 자신을 속이고 꾸미는 것에 익숙해져 수련에서마저 솔직하지 못하게 되었다는 점을 일상의 숨에서 하나하나 깨닫고 있다. 이렇게 된 요인이 '호흡'이 받쳐주지 않아서였음도 알게 되었다.

일상의 숨을 만나는 행운이 없었다면 나는 과연 어떻게 되었을까? 그럴듯한 겉모습에 인생 말년에는 공허함으로 괴로워하다 공허함을 채워줄 무언가를 찾아 방황만 하다 생을 마감했을지도 모른다. 나는 나를 찾게 될 것이고, 결국 나의 길을 가게 될 것이다. 일상의 숨과 만난 것은 태어나 가장 큰 행운이며, 가장 잘한 선택이다.

K.

지금까지 살아오면서 제 인생을 관통하는 몇 가지 큰 주제가 있었습니다. 첫 번째는 종교에 대한 깊은 관심이었습니다. 저는 기존에 알려진 많은 종교를 두루 경험하며, 각 종교가 추구하는 본질을 이해하려 노력했습니다. 두 번째는 대학교수로서의 역할이었습니다. 지난 33년간 학자로서 연구자의 삶을 살며, 과학과 농업 발전에 기여하기 위해 노력했습니다. 세 번째는 예술에 대한 열정이었습니다. 예술을 통해 삶의 아름다움과 깊이를 느끼며, 인간의 창조성과 감성에 대해 생각해왔습니다. 마지막으로, 네 번째는 수행에 대한 열망이었습니다. 돌이켜보니, 이 모든 주제는 결국 네 번째 주제로 통합되었습니다. 저는 이제 모든 것이 그 자체로 연결되어 있으며, 수행이 곧 제 생활 자체임을 깨닫게 되었습니다.

대학생 시절부터 지난 45년간 저는 정말 열심히 살았습니다. 상고를 졸업하고 대학에 입학한 후에는 신문 배달을 하며 학업을 이어갔고, 미국 유학 시절에는 장학금과 태권도 지도자로 생활비를 충당하며 박사 학위를 취득했습니다. 30세에 국립대 교수가 되었고, 그 후에는 창업에도 도전했습니다. 한때 25억 원의 투자를 받아 코스닥 상장을 눈앞에 둔 성공한 벤처기업을 운영했으나 실패를 경험하며 수십억 원의 부채를 짊어지게 되었고, 신용불량자가 되는 고통을 겪었습니다. 그런 어려운 시기에도 저는 포기하지 않았습니다. 채권단과의 협의를 통해 12년간 회생 절차를 거쳐 2023년에 모든 부채를 청산하게 되었습니다. 저는 그러한 시간들이 저를 겸손하게 만들었고, 마침내 수행을 할 수 있는 길로 안내를 했다는 것을 믿습니다.

그 과정은 결코 쉬운 여정이 아니었습니다. 너무나 힘들었던 시절에는 개명도 하고, 사찰에서 법사로 생활하며, 토굴에서 1년을 보낼 만큼 세상과 단절된 삶을 선택하기도 했습니다. 그럼에도 불구하고 제 안에는 항상 마음 공부를 하고자 하는 열망이 있었습니다. 제가 일상 안내자님을 만난 것도 바로 그 어려운 시기였습니다. 안내자님은 저에게 새로운 이름을 주셨고, 본격적으로 마음 수행을 시작할 수 있도록 도와주셨습니다. 하지만 수행을 시작하기 위해서는 먼저 제 업장들을 해결해야 했습니다. 아무리 수행을 하고 싶어도, 하늘 문이 열리지 않으면 그 길을 걸을 수 없다는 것을 알게 되었습니다.

그러나 저는 또 하나의 진리를 깨달았습니다. 하늘 문이 열렸을 때, 그 기회를 놓친다면 세세생생에 다시 그런 기회가 올지 알 수 없다는 것입니다. 지금 이 글을 읽고 계신 분들은 이미 하늘의 기회를 잡으실 준비가 된 분이라고 생각합니다. 전생이든 현생이든, 마음의 준비가 되었기에 이 자리에 오신 것이겠지요. 저 역시 일상 안내자님이 처음 〈일상의 숨〉을 시작하신다는 소식을 들었을 때 참여하지 못한 것을 지금은 조금 후회하고 있습니다. 그러나 모든 일에는 때가 있다는 것을 믿습니다. 지금 이곳에 오신 여러분은 그 기회를 놓치지 않기를 바랍니다.

수많은 종교와 수행 단체를 경험해온 사람으로서, 〈일상의 숨〉은 일상 안내자님의 진솔한 가르침이 빛나는 공간이라고 자신 있게 말씀드릴 수 있습니다. 안내자님은 출가하신 분도 아니고, 도인처럼 특별함을 과시하지도 않으십니다. 오히려 우리와 다르지 않은 평범한 분으로, 사회적으로 성공하신 분이십니다. 법학박사 이시며, 경찰청에서 높은 직책을 맡으셨던 공인이기도 하십니다. 이러한 일상 속에서 수행을 지속해오신 안내자님의 수행 경험은 저에게 큰 친밀감을 주었습니다. 우리도 세상 속에서 일과 수행을 병행할 수 있다는 자신감을 얻게 되었지요.

수행이 특별한 것은 아닙니다. 하지만 내가 가는 길을 먼저 걸어본 분이 안내해준다는 것은 정말 큰 축복입니다. 우리는 부처님이나 예수님을 존경합니다. 그분들이 몸소 경험한 하늘의 이치를 우리에게 전해주셨기 때문입니다. 마찬가지로, 현대 사회 속에서 우리의 수행을 안내하시는 분이 있다는 것은 우주의 축복이라고 생각합니다. 그 기회를 흘려보내지 마시기를 간절히 권합니다.

저는 평생 마음 공부를 해왔다고 자부하며, 나름 수행에 대한 지식도 있다고 생각했습니다. 그러나 그것들이 얼마나 위험한 자만심인지 이제는 알게 되었습니다. 앞으로 남은 시간 동안 제가 할 수 있는 한 최선을 다해 수행하며 살고자 합니다. 여러분이 저보다 더 젊으시다면, 여러분은 저보다 훨씬 많은 복을 지닌 분들입니다. 하루라도 빨리 자신을 찾아가는 소중한 여정을 시작하시기를 바랍니다.

L.

어디까지 갔던 걸까. 나는 무엇을 찾아 그리도 먼 길을 떠났던 걸까. 돌아보면 나의 그동안은 단 한 점을 향한 여정이었다. 그것이 수행이었는지조차 모르고 있던 모든 순간조차.

사람들은 화두를 찾아다니고 스승을 찾아다녔지만 나는 그렇지 못했다. 내 삶 자체가 화두였고 그것을 풀기 위해 나는 일찍이 홀로 길을 떠났다. 속에서는 남들과 똑같이 섞여 있었지만, 내 안에서는 내 집을 떠나 우주의 가장 머나먼 곳들을 헤매다녔다. 그 길은 보이지 않고 들리지 않기에 의지할 곳이 없었다. 내가 '도'의 길을 가고 있다는 것조차 인식하지 못했다. 하지만 그 극한의 외로움이 그것이었음을 나중에 알았다. 내가 하고 싶던 건 그저, 나의 고통을 끝내는 것이었으므로. 그것이 내 화두의 출발이었다. 그러다 한 고통 앞에 산산이 부서졌을 때 나는 또다시 죽음을 생각했다. 스스로 생을 단념하는 것. 그것이 아니라면 길은 하나였다. 기성 종교에서 가리키는 것이 아닌 완전하게 다른 방식. 신에게 의지하는 것이 아닌 스스로 서는 것. 눈에 보이지 않는 진리를 찾아 나서는 것. 인간의 인식 너머의 진짜 세계와 접속하는 것. 신과의 직접 접촉. 그것이 명상이라는 것을 알았고 그것을 해야만 내가 살 수 있다는 것을 알았다. 그렇게 내 첫 사이비 명상 단체와의 인연이 시작되었다. 너무나 진짜 같았던 가짜. 너무나 인간적이고 따뜻했던 도반들. 가족보다도 더 많은 시간을 함께했던 사람들. 무위법의 인연으로 만났다고 여겼던 사람들. 아무것도 모르던 시절의 순진함과 무지가 빚은 결과였다.

그것들을 통과하며 알게 되었다. 나를 찾아오는 배신과 시련들은 내가 나 자신을 온전히 책임지지 않았기에 찾아왔다는 것을. 나는 지금껏 내 존재 의의를 '그들 모두'에게 떠넘기고 있었다는 것을. 하지만 나를 책임질 수 있는 존재는 하나뿐이었다. 나의 고통과 삶의 짐은 누구도 나 대신 짊어질 수 없는 것이었다, 설사 그것이 신神일지라도. 모든 건 나에게서 나온 것이니 나만이 거두고 끝맺을 수 있다는 각성. 어떤 것도 원망할 것은 없으며 나는 오직 나만 책임지면 된다는 자각. 나를 온전히 책임질 때 내 주변의 모든 것도 제자리로 돌아간다는 앎. 나는 절벽 끝에 다다라서야… 간신히 매달려있던 절벽에서 두 손을 떼었다. 그리고 그 밑으로 나를 던졌다. 그때 일상 선생님을 만났다. 진정으로 나의 의식적인 모든 의지를 완전히 놓았을 때. 나라 여겨진 모든 것에서 나를 떼어 나를 0진공의 상태에 두었을 때.

인연은 주파수가 같아야 이루어진다고 한다. 그때 내가 두려움을 꽉 쥔 채 버티고 있었다면 선생님이 계신 그 자리에 가지 못했을 것이다. 내가 나의 존재를 스스로 책임지겠다고 결심하지 않았다면 성립하지 못했을 만남이다. 내가 나를 완전히 놓았기에 나를 하늘 의지에 맡겼기에 선생님을 만날 수 있었다. 그 경험은 순전히 내가 나를 깨고 나아가기 위한 가장 효과적인 장치였을 뿐이다. 그 안에서 상처받고 웅크려있는 내 안의 괴물을 발견하지 못했다면 나는 진짜 나의 길로 나아갈 수 없었을 테니까.

그래서 감사하다. 거기서는 배워본 적도 없던 진짜 명상을 이렇게 배울 수 있는 오늘에. 이렇게 다시 수행이라는 말을 꺼낼 수 있는 오늘에. 내 안 깊이 감추어놓았던 불을 다시 꺼낼 수 있는 오늘에. 큰소리 한번 내시지 않았지만 호흡 수련의 정수가 녹아있던 엄청난 에너지로 가득 찼던 강의를 들을 수 있는 오늘에. 그래서 나는 다시 가슴이 뛴다. 일상의 숨을 통해 처음으로 '진짜 숨'을 만난 이 순간들에. 자유에 다가서는 실체적 방법을 오직 자신의 경험만으로 이토록 잔잔하게 전하여줄 수 있다는 것. 그러한 안내자를 만났다는 것. 먼 길을 돌아와 본 사람들이라면 그 의미를 알 것이다. '의식만이' 오로지 이 우주의 실체라는 것을 확인한 오늘이, 고요한 시냇물 같은 강의를 들을 수 있는 이 순간이 지닌, 감사함의 깊이 말이다

힘주지 않고 거들먹거리지 않고 세력 만들지 않고, 그저 있는 그대로 담백하게 자신과 세상을 바르게 관觀하는 존재. 일상 선생님이 내 앞에 계시는 한 나는 다시 힘을 내어 걸을 수 있을 거 같다. 내가 그토록 가고자 했던 그러나 찾지 못했던 길, 스스로 자유가 되는 길. 그리하여 나의 밝은 숨이 온 만물에 따뜻이 스며들기를 바랐던 꿈 말이다.

델타 호흡

초판1쇄 발행 2026년 1월 20일

지은이   안동연

펴낸이   이연숙
펴낸곳   도서출판 덕주
편집주간 안영배
진행   양영광
디자인   우홍만

출판신고 제2024-000061호
주소   서울시 종로구 삼일대로 457 1502호(경운동)
전화   02-733-1470
팩스   02-6280-7331
이메일   duckjubooks@naver.com
홈페이지 blog.naver.com/duckjubooks

ISBN   979-11-993462-3-9 (03510)

© 안동연, 2026